Physiologie und Anatomie

Grundlagen der Humanbiologie für Pharmaziestudierende

3., überarbeitete Auflage

Lars Werntz
Eva Greiner

Physiologie und Anatomie

Grundlagen der Humanbiologie für Pharmaziestudierende

3., überarbeitete Auflage

Lars Werntz

Eva Greiner

Govi

3., überarbeitete Auflage 2023
ISBN 978-3-7741-1672-6 (eBook: ISBN 978-3-7741-1673-3)

Apothekerhaus, Eschborn, Carl-Mannich-Straße 26, 65760 Eschborn
www.avoxa.de; www.govi.de

Satz: Fotosatz H. Buck, Kumhausen/Hachelstuhl
Druck: Medienhaus Plump GmbH, Rheinbreitbach

Bibliografische Information der Deutschen Bibliothek
Die Deutsche Nationalbibliothek verzeichnet diese Publikation in der Deutschen Nationalbibliografie; detaillierte bibliografische Daten sind im Internet über http://dnb.ddb.de abrufbar.

Aus Gründen der besseren Lesbarkeit wird auf die gleichzeitige Verwendung der Sprachformen männlich, weiblich und divers (m/w/d) verzichtet. Sämtliche Personenbezeichnungen gelten gleichermaßen für alle Geschlechter.

Inhaltsverzeichnis

Vorwort

Liebe Leserinnen und Leser,

ein Buch zu schreiben, das sowohl die Grundzüge der Anatomie als auch der Physiologie speziell für Pharmazeuten zusammenfasst, war so verlockend, dass wir uns dieser Mammutaufgabe stellten. Ein konkreter Anlass war, dass uns in der eigenen Studienzeit ein Buch gefehlt hat, das einen Einstieg in das Thema bot und speziell auf die Bedürfnisse von (zukünftigen) Apothekerinnen und Apothekern zugeschnitten war. Unser Ziel war es daher zunächst ein Buch anzubieten, das auf den ersten Abschnitt der pharmazeutischen Prüfung vorbereitet. Das Verständnis physiologischer Zusammenhänge wird aber auch in pharmazeutischen Berufsalltag immer wichtiger, sodass wir davon ausgehen, dass das Buch auch „gestandenen" Pharmazeuten als Nachlagewerk, zur Auffrischung verschütteter Kenntnisse oder einfach zum „Nachlesen" eine wertvolle Hilfe sein kann.

Das vorhandene Werk orientiert sich primär am Gegenstandskatalog und den Fragensammlungen des Instituts für medizinische und pharmazeutische Prüfungsfragen (IMPP), der diese Inhalte unter dem Punkt „Humanbiologie" zusammenfasst. Aus unserer Sicht ist diese Benennung allerdings zu weit gefasst. Folglich enthält unser Buch beispielsweise die Histologie nur in der Kürze, die für das Verständnis dieses Buches notwendig ist – der grundlegende Zellaufbau wird vorausgesetzt.. Das unterstreicht den angestrebten Charakter eines „Repetitoriums", das unmittelbar zur konsequenten Prüfungsvorbereitung eingesetzt werden kann, ohne sich langatmig mit weniger wichtigen Details aufzuhalten.

Die Kapitel sind nach Organsystemen gegliedert, wobei auf einen anatomisch-histologischen Teil die entsprechende Physiologie folgt. Merkkästen fassen das Wesentliche für die Prüfungen zusammen und Eselsbrücken erleichtern das Einprägen.

Wir sind überzeugt, dass dieses Buch eine Lücke in der zügigen Examensvorbereitung schließt und Sie es auch im späteren Studienverlauf und Berufsleben immer wieder gerne zur Hand nehmen werden.

Heidelberg und Homburg/Saar, im Dezember 2016
Lars Werntz und Eva Wagner

Vorwort zur zweiten Auflage

Liebe Leserinnen und Leser,

seit der ersten Auflage unseres Kurzlehrbuchs sind 3 Jahren vergangen. Inzwischen haben viele weitere Pharmazeuten die Prüfung zum ersten Staatsexamen absolviert. Die Prüfungsfragen haben wir auf Lösbarkeit mit unserem Buch geprüft und wo nötig in der neuen Auflage Inhalte ergänzt.

Zudem haben wir von einigen Lesern Anregungen und Rückfragen bekommen. Besonders zu nennen ist Prof. Rainer Nobiling, der uns mit konstruktiver Kritik gute Denkanstöße für die nun vorliegende zweite Auflage geliefert hat.

Wir hoffen Sie haben weiterhin viel Spaß mit diesem Lehrbuch und nehmen es auch nach dem Studium zum Nachschlagen wieder gerne zur Hand.

Ihre
Lars Werntz & Eva Wagner
Im März 2020

Vorwort zur dritten Auflage

Liebe Leserinnen und Leser,

weitere 3 Jahre sind vergangen – Zeit, unser Kurzlehrbuch nach den Inhalten der letzten Examensfragen und Fragen unserer Leserschaft anzupassen.

Wir freuen uns jederzeit über Rückmeldungen und Ideen und wünschen viel Spaß beim Lernen und Nachschlagen.

Ihre
Lars Werntz & Eva Greiner
Im Januar 2023

1 Einführung

1.1 Grundlegende anatomische Orientierung

Zur Orientierung am und im Körper werden verschiedene Richtungsbezeichnungen und Körperebenen verwendet, deren Kenntnis unerlässlich ist (vgl. Tabelle 1.1 und Abb. 1.1).

Tabelle 1.1: Lage- und Richtungsbezeichnungen im Körper

Fachterminus	Übersetzung
Kranial	Kopfwärts
Kaudal	Steißwärts
Ventral	Bauchseitig
Dorsal	Rückseitig
Medial	Zur Mitte
Lateral	Zur Seite
Superior	Nach oben
Inferior	Nach unten
Anterior	Nach vorne
Posterior	Nach hinten

1.2 Aufbau und Funktion von Geweben

Der allgemeine Aufbau der Zelle wird vorausgesetzt (vgl. Lehrbücher Pharmazeutische Biologie und Histologie). Grundlegende Funktionen von Rezeptoren und Transmittern werden im Lehrbuch an geeigneter Stelle erklärt.

1.2.1 Zell-Zell-Kontakte

Zellen liegen nicht »lose« im Körper. Sie lagern sich zu Geweben zusammen, wobei sie über Kontakte miteinander verbunden sind. Die Eigenschaften der Gewebe werden entscheidend durch diese Kontakte beeinflusst.

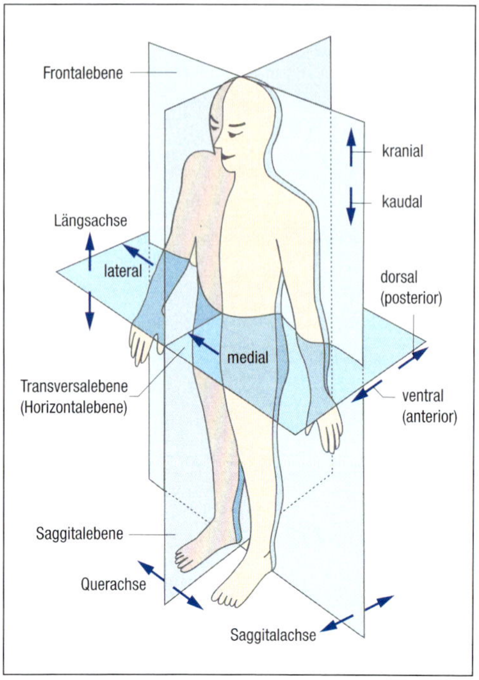

Abb. 1.1: Lagebezeichnungen im Körper

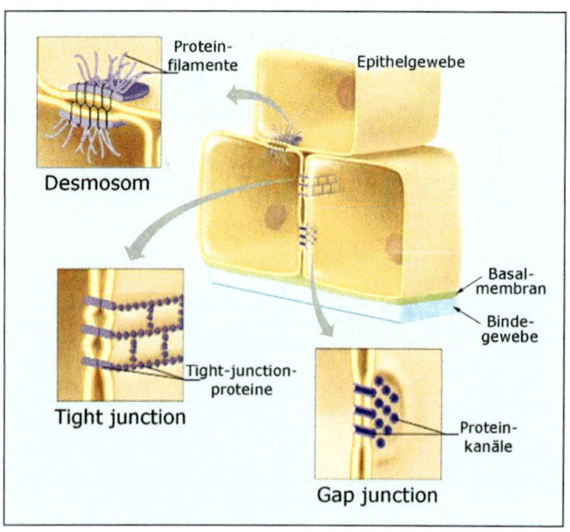

Abb. 1.2: Zell-Zell-Kontakte

- **Desmosomen** (Synonym: Maculae adhaerentes)
  Diese punktförmigen Kontakte geben den Zellen mechanischen Halt untereinander. Innerhalb der Zellen sind die Desmosomen am Zytoskelett befestigt, untereinander (d.h. zwischen den Zellen) über spezielle Proteine (Cadherine) verbunden. Das Gewebe wird dadurch mechanisch belastbarer.
- **Hemidesmosomen**
  Eine spezielle Form der Desmosomen bilden diese »Halbdesmosomen«. Sie binden die Zellen an die Extrazelluläre Matrix an. Epithelgewebe bindet so zum Beispiel an die darunterliegende Basalmembran (vgl. unten).
- **Tight junctions** (Synonym: Zonula occludens)
  Sie entstehen durch Verschmelzung der Zellmembranen benachbarter Epithelzellen mittels spezieller Proteine (Occludine und Claudine). Die Interzellularspalten sind an dieser Stelle »dicht« (engl. tight), das heißt, sie lassen keinen interzellularen Stofftransport zu. Stoffe, die die Epithelien passieren, müssen daher durch die Zellen (intrazellular), sodass die Stoffaufnahme durch spezielle Transportproteine geregelt werden muss (vgl. zum Beispiel Gastrointestinaltrakt). Die Ausstattung an Transportproteinen kann an apikaler und basaler Seite differieren und wird unter anderem durch die tight junctions aufrechterhalten.
- **Gap junctions** (Synonym: Nexus)
  Im Gegensatz zu tight junctions stellen gap junctions »Lücken« zwischen benachbarten Zellen her. Die Zellen sind an diesen Stellen durch zahlreiche Tunnelprote-

ine verbunden. Jede Zellmembran wird dabei von einem Halbtunnel (Konnexon) durchquert, der sich im Interzellularspalt an einen Halbtunnel der Nachbarzelle anlagert. Jeder Halbtunnel ist aus sechs Konnexinproteinen aufgebaut. Ein Stofftransport zwischen diesen Zellen ist direkt durch die gap junctions möglich. Zellen werden auf diese Weise auch metabolisch verbunden – sie werden zu einem *Synzytium.* Auf diese Weise können nicht nur Epithelzellen, sondern auch zum Beispiel Zellen der glatten Muskulatur oder Herzmuskulatur elektrisch gekoppelt werden (vgl. Kapitel Muskulatur und Herz). Eine »abdichtende« Funktion besitzen die gap junctions nicht: Stoffe können weiterhin den Interzellularspalt passieren.

1.3 Grundgewebearten

Man unterscheidet vier Grundgewebearten:
- Epithelgewebe,
- Binde- und Stützgewebe,
- Muskelgewebe,
- Nervengewebe.

Muskel- und Nervengewebe werden in eigenen Kapiteln im Zusammenhang mit der Muskelfunktion und der Erregungsleitung besprochen (vgl. Kapitel 2 und 4). Dieses Kapitel gibt einen kurzen Einblick in den grundlegenden Aufbau von Epithelien sowie Binde- und Stützgeweben.

1.3.1 Epithelien

Epithelien finden sich an vielen verschiedenen Stellen des Körpers. So unterscheidet man:
- Oberflächenepithel,
- Drüsenepithel,
- Sinnesepithel.

Oberflächenepithel

Das Oberflächenepithel kleidet Oberflächen nach »außen« (zum Beispiel Haut), nach »innen« (zum Lumen gerichtete Schicht des Verdauungstraktes), aber auch die Innenseite von zum Beispiel Blutgefäßen aus. Es unterscheidet sich nach
- Anzahl der Schichten (zum Beispiel ein-/mehrschichtig),
- Form der Zellen (zum Beispiel kubisch oder zylindrisch),
- Oberflächenmodifikationen (zum Beispiel Verhornung, Flimmerhärchen) (vgl. Abb. 1.3).

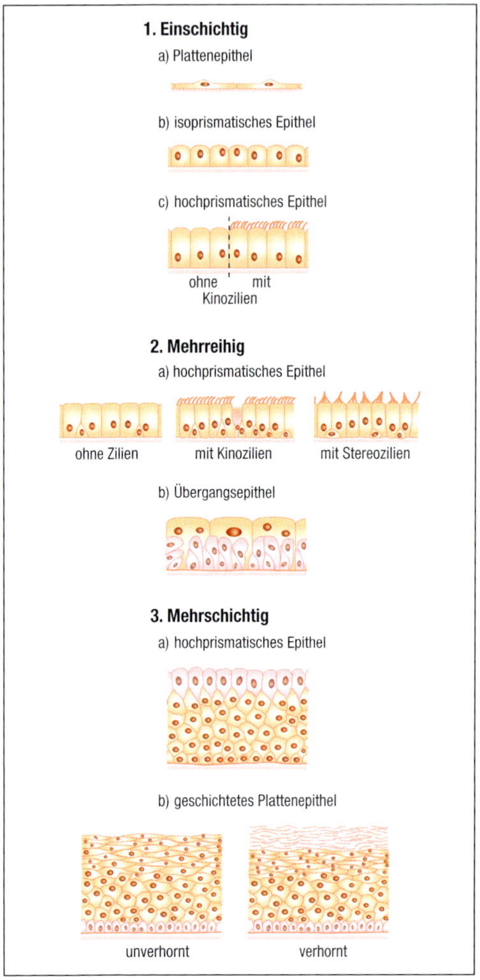

Abb. 1.3: Arten von Oberflächenepithelien

Epithelien liegen einer dünnen **Basalmembran** auf, mit der sie mittels Hemidesmosomen verbunden sind. Sie markiert die Grenze zu den anderen Geweben und besteht aus verschiedenen Proteinen, Kollagen und Proteoglykanen. Durch diese Basalmembran bekommen die Epithelien eine **polare Orientierung:** die zur Basalmembran gerichtete Seite wird als **basal,** die der Basalmembran abgewandte Seite als **apikal** bezeichnet.

Ein entscheidendes Merkmal von Epithelien ist ihre Eigenschaft, einen **gerichteten Transport** zu ermöglichen. Zu diesem Zweck besitzen Epithelien verschiedene Membranproteine, die selektive Transporteigenschaften (zum Beispiel Blut-Luft-Schranke in der Lunge) verleihen und bei den entsprechenden Geweben besprochen werden. Beispielsweise können Oberflächenepithelien **Barrierefunktionen** besitzen. Diese abgrenzende Funktion wird durch **tight junctions** und **Desmosomen** erreicht. Diese Interzellularverbindungen verhindern auch ein »Vermischen« von basalen und apikalen Membranproteinen, sodass jede Epithelzellseite andere Transporteigenschaften besitzen kann.

Zudem sind Epithelien **nicht vaskularisiert** und werden nur über Diffusion versorgt. Die nicht vaskularisierte Epidermis der Haut zum Beispiel wird durch die darunterliegende, vaskularisierte Dermis versorgt (vgl. Kapitel Haut).

Epithelien können auf der apikalen Seite der obersten Zellschicht spezielle **Oberflächendifferenzierungen** aufweisen:

- **Mikrovilli:** Sie sind bis 1 µm lange Ausstülpungen der Zellmembran und dienen der Oberflächenvergrößerung. Dadurch können zum Beispiel aufgenommene Nährstoffe besser resorbiert werden (vgl. zum Beispiel Bürstensaum im Dünndarm, Kapitel Verdauung).

- **Stereozilien:** Sie sind bis 10 μm lang und unbeweglich. Sie sehen aus wie »lange Mikrovilli« und kommen nur im Innenohr und den Nebenhoden vor (vgl. zum Beispiel Ductus epididymidis, Kapitel Fortpflanzung).
- **Kinozilien:** Sie sind bis 10 μm lang und aktiv beweglich. Sie sind aus neun Paaren von Mikrotubuliproteinen aufgebaut, die sich um ein weiteres Paar von Mikrotubuli gruppieren (9x2+2-Struktur). Sie dienen dem gerichteten Transport, zum Beispiel von Schleim, innerhalb der Atmungsorgane (vgl. zum Beispiel respiratorisches Flimmerepithel, Kapitel Atmung).

Drüsen

Drüsen sind ebenfalls **Spezialisierungen von Epithelien**. Sie unterscheiden sich in
- **exokrin:** Abgabe von Sekret nach außen (äußere/innere Körperoberfläche) (zum Beispiel Speicheldrüse)
- **endokrin:** Abgabe von Sekret an das Blut (zum Beispiel Schilddrüse)

Weiterhin können sie nach **Form der Drüse** unterschieden werden:
- **azinös:** Sekretproduzierendes Endstück besteht aus großen, dicht angeordneten Epithelzellen.
- **alveolär:** Sekretproduzierendes Endstück besteht aus flachen Epithelzellen, sodass ein bläschenförmiger Hof entsteht.
- **tubulär:** röhrenförmiger Aufbau

Die **Art des Sekrets** ist ein weiteres Unterscheidungskriterium:
- **serös:** dünnflüssiges Sekret,
- **mukös:** dickflüssiges, visköses Sekret,
- **Mischformen:** Mischdrüsen besitzen sowohl seröse als auch muköse Drüsenendstücke.

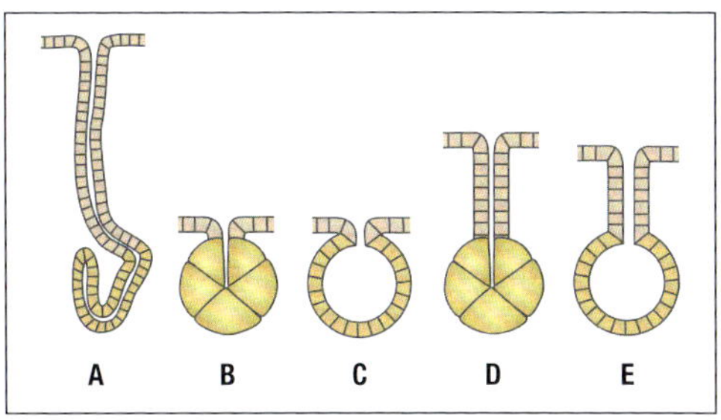

Abb. 1.4: Drüsenarten. A: tubulös; B: azinös; C: alveolär; D: tubulo-azinös; E: tubulo-alveolär

Die **Sekretabgabe** kann aufgeteilt werden in
- **holokrin:** ganze Zelle geht zu Grunde (zum Beispiel Talgdrüsen der Haut),
- **apokrin:** Teil der Zelle wird abgeschnürt (zum Beispiel Milchdrüsen der Brust),
- **ekkrin:** Sekret wird über Vesikel nach außen abgegeben (zum Beispiel Speicheldrüsen).

Sinnesepithelien

Sinnesepithelien bestehen aus **speziell differenzierten Epithelzellen**. Sie kommen zum Beispiel in Auge, Ohr und Haut vor und werden dort besprochen.

Oberflächenepithel
- auf Basalmembran aufliegend
- nicht vaskularisiert
- verschiedene Oberflächendifferenzierungen je nach Funktion

Drüsen
- exokrin versus endokrin
- holokrin versus apokrin versus ekkrin
- azinös/alveolär/tubulär
- serös/mukös

1.3.2 Bindegewebe

Die organspezifischen Zellen (**Parenchym**) werden von Bindegewebe (**Stroma**) umgeben. Das Stroma stabilisiert die Parenchymzellen und speichert Fett und Wasser. Insgesamt sind **ein hoher Anteil an Extrazellularsubstanz** und ein **geringer Anteil an Bindegewebszellen** für diesen Gewebetyp charakteristisch. Bildlich kann man sich Bindegewebe wie Sülze vorstellen, deren Gelatine (Extrazellularsubstanz) einige wenige feste Bestandteile (Zellen) beinhaltet.

Zelluläre Bestandteile

Insgesamt gibt es **wenige Zellen** im Bindegewebe:

- Ortsständige Zellen
  Sie werden **Fibroblasten** und **Fibrozyten** genannt. Die jungen Fibroblasten können Extrazellularsubstanz bilden und sind an der Geweberegeneration beteiligt. Sie differenzieren sich zu Fibrozyten, deren Eigenschaft, Extrazellularsubstanz zu bilden, deutlich reduziert ist.
- Bewegliche Zellen
  Diese Zellen gehören überwiegend zum Immunsystem (Makrophagen, Plasmazellen, Granulozyten etc., vgl. Kapitel Immunsystem). Zudem gibt es im Bindegewebe **Mastzellen**, die Granula mit Histamin, Proteasen und Heparin enthalten und an allergischen Reaktionen beteiligt sind.

Extrazellularsubstanz

- Die Extrazellularsubstanz (Extrazellularmatrix, EZM) wird hauptsächlich durch die Fibroblasten gebildet. Die biomechanischen Eigenschaften des Bindegewebes hängen von der Zusammensetzung der EZM ab. Sie besteht aus verschiedenen Makromolekülen, die mit dem darin eingelagerten Wasser ein dreidimensionales Netzwerk bilden.

- Proteoglykane sind Proteine (z.B. Aggrecan, Decorin, Versican) mit vielen Glukosaminoglykan-Seitenketten (z.B. Chondroitinsulfat, Hyaluronsäure). Glukosaminoglykane (GAG) sind lange Kohlenhydratketten mit sich wiederholenden Disaccharideinheiten. Der Anteil an Polysacchariden ist in Proteoglykanen viel höher als der Anteil an Protein.
- GAGs binden Wasser im Bindegewebe, wodurch sie die Dämpfungs- und Stützfunktion unterstützen. Die Konsistenz kann dabei von viskös bis fest variieren.
- Glykoproteine sind Proteine mit angehängten kurzen Kohlenhydratketten. Das Verhältnis zwischen Polysacchariden und Protein ist hier im Vergleich zu den Proteoglykanen vertauscht. Beispiele sind Fibronektin, das für Verbindungen zwischen verschiedenen Komponenten der EZM oder auch der EZM und der Zelle sorgt (Es spielt u.a. auch in der Blutgerinnung eine Rolle) und Laminin, das als Bestandteil der Basallamina für Verbindung mit Zellen und EZM sorgt.
- Bindegewebsfasern: man unterscheidet für gewöhnlich drei Arten von Bindegewebsfasern: kollagene, retikuläre und elastische Fasern (siehe Tabelle 1.2). Sie sind aus zwei Arten von Proteinen aufgebaut: Kollagen bzw. Elastin.
    - Kollagene sind wasserunlösliche Glykoproteine, die sich extrazellulär zu Makromolekülen zusammenlagern. Auf der molekularen Ebene können mind. 28 verschiedene Kollagentypen unterschieden werden, die unterschiedliche Eigenschaften (z.B. Zugfestigkeit, Druckfestigkeit) aufweisen. Man unterscheidet faserbildende (fibrilläre, Typ I, II, III, V, XI) und nicht faserbildende Kollagentypen. Eine Kollagenfaser (µm-Bereich) besteht aus mehreren Kollagenfibrillen (nm-Bereich), die wiederum aus mehreren Kollagenmolekülen besteht. Unterschiedliche Stellen im Körper weisen bestimmte Typenmuster in der Zusammensetzung der Kollagenfasern auf.
      Die Kollagensynthese ist abhängig von Vitamin C, weshalb ein Vitamin-C-Mangel die typischen Skorbut-Symptome (ausfallende Zähne, Hautblutungen) auslöst.
    - Elastin ist das zweite faserbildende Protein der EZM. Es wird durch Bindung an Fibrillin und der nachfolgenden Quervernetzung zwischen den Elastinmolekülen zu elastischen Fasern gebündelt.

Tabelle 1.2: Arten von Bindegewebsfasern

Bindegewebsfaser	Protein	Vorkommen	Typische Eigenschaft
Kollagenfaser	Kollagen (v.a. Typ I)	Ubiquitär in Extrazellularsubstanz, Straffes und lockeres kollagenes Bindegewebe	Zugfestigkeit

Fortsetzung Tabelle 1.2

Bindegewebsfaser	Protein	Vorkommen	Typische Eigenschaft
Elastische Faser	Elastin	Aorta, Lunge, Haut, Gewebe mit hoher Elastizität	Dehnbarkeit (bis zu 2,5 fache der Ausgangslänge)
Retikuläre Faser	Kollagen (v. a. Typ III)	Retikuläres Bindegewebe (lymphatische Organe, Knochenmark), Basalmembran	Netzartig verzweigt, Biegungselastizität

Welche Formen von Bindegewebe es im Menschen gibt, zeigt Tabelle 1.3.

Tabelle 1.3: Formen von Bindegewebe beim Menschen

Form von Bindegewebe		Vorkommen und Funktion
Retikuläres Bindegewebe	– Lymphoretikulär	Sekundäre lymphatische Organe
	– Hämoretikulär	Knochenmark
Faseriges Bindegewebe	– Locker: häufigste Bindegewebsart im Körper	füllt Zwischenzellräume, Verschiebeschicht, Umhüllung von Gefäßen und Nerven
	– Straff: sorgt für Zugfestigkeit mechanisch beanspruchter Gewebe	– Geflechtartig: Faszien, Organ- und Gelenkkapseln, Stratum reticulare (Haut) etc. – Parallelfaserig: Sehnen, Bänder
Embryonales Bindegewebe	– Mesenchymal	Embryonales Bindegewebe
	– Gallertartig	In der Nabelschnur

Bindegewebe

Viel Extrazellularsubstanz (Faser, Proteoglykane, Glykoproteine), **wenige** Zellen (ortsständige Zellen, Immunzellen, Mastzellen)

1.3.3 Stützgewebe

Das Stützgewebe entsteht aus dem embryonalen Bindegewebe und wird in **Knorpel- und Knochengewebe** unterteilt.

Knorpelgewebe

Knorpelgewebe ist **nicht vaskularisiert** und wird nur durch Diffusion versorgt. Dem Knorpel liegt meist eine gefäßreiche Hülle **(Perichondrium)** auf. Er besitzt **Chondrozyten** (Knorpelzellen, entstehen aus Chondroblasten), die in eine **Matrix** aus Interzellularsubstanz eingelagert sind. Wenige Chondrozyten bilden eine Gruppe **(Chondron)**, die von Matrix umgeben ist. Es existieren folgende Formen:

- **Hyaliner Knorpel**
  Dieser Knorpel hat ein glasiges Aussehen und enthält Kollagenfasern Typ II, Hyaluronsäure und Aggrecan (Proteoglykan) und besitzt zahlreiche Chondrone. Er kommt zum Beispiel an Gelenkoberflächen und dem Nasenknorpel vor und ist nicht regenerationsfähig, da er beim Erwachsenen kein Perichondrium besitzt.
- **Faserknorpel**
  Er enthält vor allem Kollagen Typ-I und besitzt mehr Fasern, aber weniger Chondrone als hyaliner Knorpel. Er ist sehr stabil und kommt daher in Bändern und Sehnen vor. Er besitzt kein Perichondrium.
- **Elastischer Knorpel**
  Er enthält vor allem elastische Fasern und kommt in Ohrmuschel und Kehldeckel vor.

Knorpel
– wenige Chondrozyten, von viel Matrix umgeben
– Faserart bestimmt Eigenschaften des Knorpels
– nicht vaskularisiert → schlechte Heilung

Knochen

Exkurs: Das Skelett

Das menschliche Skelett besteht aus mehr als 200 Knochen. Sie geben die Grundform des Körpers vor, stützen die umliegenden Gewebe und ermöglichen eine aufrechte Körperhaltung. Zwar sind für Pharmazeuten nicht alle Knochen im Detail wichtig, jedoch sollte man einen Überblick besitzen.

Der Rumpf besteht dorsal aus der **Wirbelsäule** (vgl. Kapitel, Das Nervensystem). Vorgelagert liegen **12 Rippenpaare**, die den Thorax (Brustkorb) nach ventral, lateral und dorsal umschließen. Sie laufen ventral zum **Sternum** (Brustbein). Die Wirbelsäule geht an ihrem kaudalen Ende in das **Kreuzbein** (Os sacrum) über, das beidseits an die **Beckenschaufeln** angrenzt. Das Becken schließt das Abdomen (Bauchraum) am dorsalen Ende ab.

Unterhalb des Beckens befindet sich paarig das Beinskelett. Am Hüftgelenk sitzt der **Femur** (Oberschenkelknochen) an. Distal schließen sich über das Kniegelenk **Tibia**

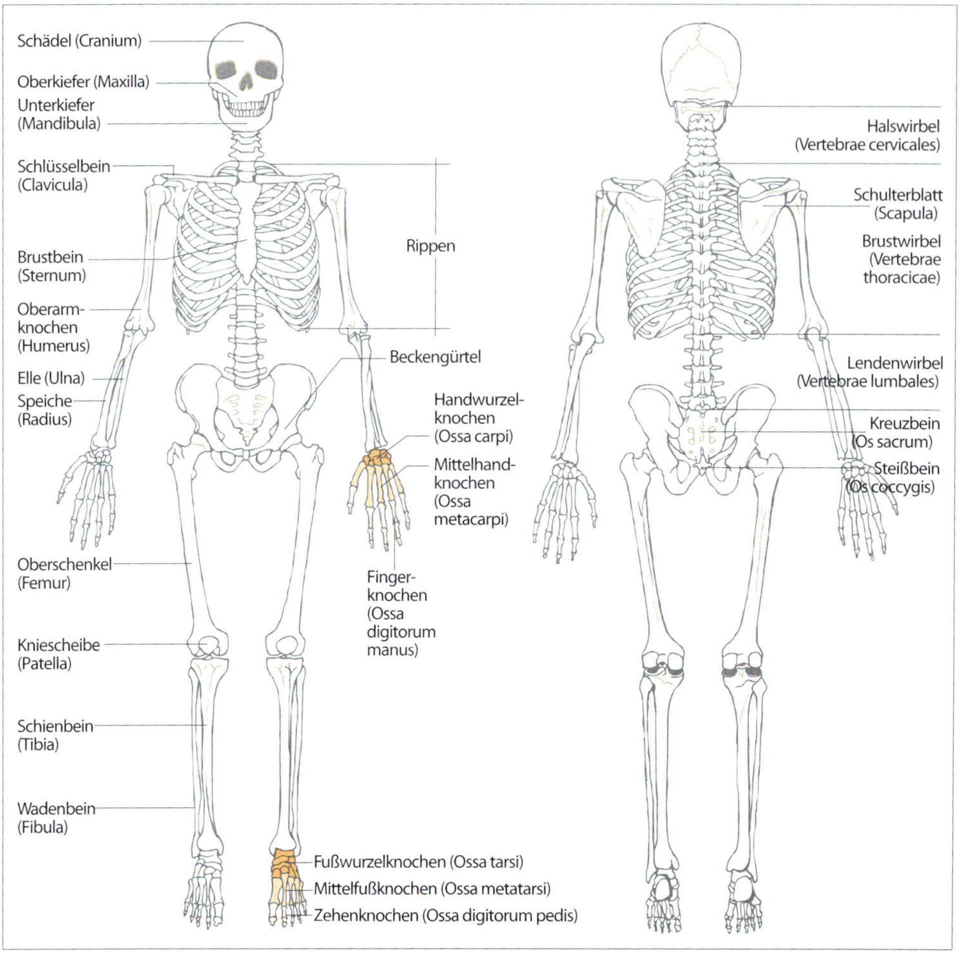

Abb. 1.5: Menschliches Skelett mit Angabe der wichtigsten Knochen

(Schienbein) und **Fibula** (Wadenbein) an. Dem Kniegelenk ist die **Patella** (Kniescheibe) vorgelagert. Distal des Unterschenkels liegt der Fuß mit zahlreichen Einzelknochen.

Am oberen Ende des Thorax befindet sich die **Clavicula** (Schlüsselbein). Sie verläuft vom Sternum zum Schultergelenk. Das Schultergelenk besteht weiterhin aus der dorsal anliegenden **Scapula** (Schulterblatt) sowie dem **Humerus** (Oberarmknochen). Er ist nach distal über das Ellenbogengelenk mit **Radius** (Speiche) und **Ulna** (Elle) verbunden. Weiter distal schließt sich die Hand mit zahlreichen Einzelknochen an.

Kranial der Wirbelsäule befindet sich der Schädel, der sich in ein **Neurocranium** (Gehirnschädel; hinterer Teil des Schädels) und ein **Viscerocranium** (Gesichtsschädel) unterteilt. Zum Viscerocranium zählt auch die **Maxilla** (Oberkiefer). Die

Mandibula (Unterkiefer) ist nicht mit dem Rest des Schädels knöchern verwachsen. Im Kopf befinden sich zudem die kleinsten Knochen des Körpers: Malleus, Incus und Stapes im Mittelohr (vgl. Das Ohr).

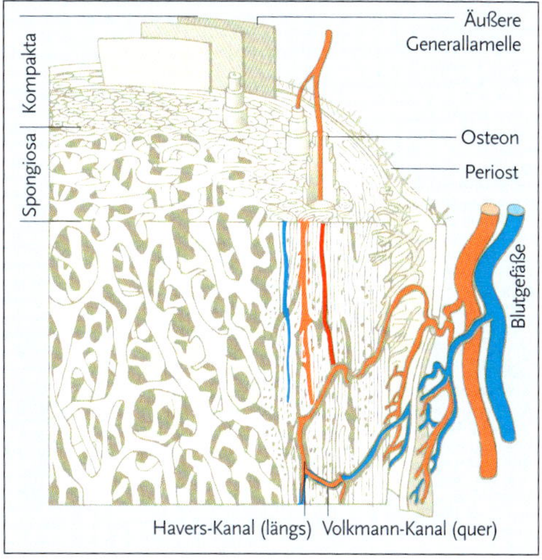

Abb. 1.6: Aufbau eines Lamellenknochens

Gelenke stellen die Verbindungen zwischen den Knochen her. Es gibt verschiedene Gelenkarten:

- Bandgelenke: Verbindung durch Bindegewebe. Diese Verbindung kann, je nach beteiligtem Bindegewebe, mehr oder weniger Bewegung zulassen, z. B. Zwischenknochenmembran zwischen Ulna und Radius
- Knorpelgelenke: Verbindung durch zwischen den Knochen liegendem Knorpel. Die Bewegung wird dadurch (sehr) eingeschränkt, z. B. Symphyse
- Synoviale Gelenke: Verbindung über einen Gelenkspalt und eine Gelenkkapsel.

Die synovialen Gelenke sind typisch für die Extremitätengelenke. Sie besitzen einen charakteristischen Aufbau.

Sie bestehen meist aus zwei Knochen, von denen einer einen Gelenkkopf bildet, der sich in der Gelenkpfanne, die vom zweiten Knochen gebildet wird, bewegt. Die Knochen sind dazu mit hyalinem Knorpel überzogen, der Druck und Scherbelastungen abfangen kann. Die Gelenkkapsel (Capsula articularis) umschließt das Gelenk von allen Seiten. Sie besteht aus einer äußeren zugfesten Faserschicht (Membrana fibrosa) und einer lockeren Innenschicht (Membrana synovialis). Die gefäßreiche Membrana synovialis sondert die Synovialflüssigkeit ab, die den Gelenkspalt zwischen den Gelenkknorpeln ausfüllt und dadurch als „Schmiermittel" dient. Man kann die synovialen Gelenke mit Hinblick auf ihre Freiheitsgrade (einachsig, zweiachsig, dreiachsig) und ihrer Ausformung (z. B. Kugelgelenk, Scharniergelenk, Sattelgelenk) weiter unterteilen. In manchen Gelenken gibt es weitere Strukturen, die die Gelenk-

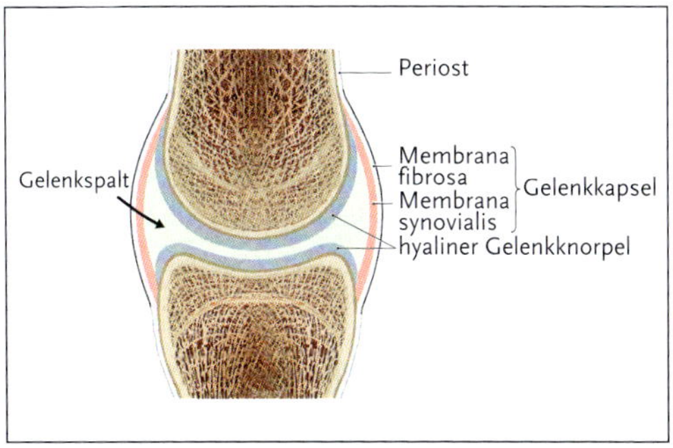

Abb. 1.7: Synoviale Gelenke

funktion unterstützen. Beispiele dafür sind Knorpelscheiben, Menisken, Gelenklippen oder Schleimbeutel.

Der **Knochen** bildet das feste Stützskelett, an dem unsere Muskeln befestigt sind. Er besteht aus

- Organischen Bestandteilen: vor allem Kollagenfasern.
- Anorganischen Bestandteilen: vor allem Hydroxylapatit ($Ca_{10}(PO_4)_6(OH)_2$) sowie $CaCO_3$ und $MgCO_3$.

Nahezu der gesamte Calciumgehalt des Körpers sowie ein Großteil des anorganischen Phosphates befinden sich im Knochen, sodass dieser an der Homöostase dieser Stoffe durch Umbauvorgänge beteiligt ist (vgl. unten). Die Anordnung der Fasern führt zur Einteilung in zwei Knochentypen:

- **Geflechtknochen** (vor allem während der Knochenentwicklung. Beim Erwachsenen zum Beispiel bestimmte Schädelanteile) → Fasern ohne eindeutige Orientierung verflochten.
- **Lamellenknochen** (überwiegender Teil der Knochen beim Erwachsenen) → Fasern parallel, spiralig angeordnet.

Ein Großteil der in der Embryonalentwicklung angelegten Röhrenknochen wird im Kleinkindalter zu Lamellenknochen umgebaut. Lamellenknochen selbst teilen sich in eine äußere **Kompakta** und eine innere **Spongiosa.** Zur Kompakta zählen die außen anliegende Knochenhaut (**Periost**) und die nach innen angrenzenden Lamellen. Diese Lamellen bestehen aus den oben erwähnten Kollagenfasern, in die Apatitkristalle zur Verstärkung eingelagert sind. Auf das Periost folgen von außen nach innen (vgl. Abbildung):

- Generallamellen,
- Osteone,
- Endost (»innere Knochenhaut«).

Osteone bestehen aus konzentrisch um einen Zentralkanal (Havers-Kanal) angeordneten Lamellen (sogenannten Speziallamellen). Im Zentralkanal befinden sich Nerven und Blutgefäße, die das umliegende Gewebe versorgen. In diesem Gewebe liegen **Osteozyten,** die über Interzellularfortsätze mit weiter entfernten Osteozyten verbunden sind. Die um die Osteozyten befindlichen Räume werden als Lakunen bezeichnet. Zwischen den Osteonen liegen Schaltlamellen, die Überreste alter Osteone aus Umbauvorgängen sind. Die längs verlaufenden Havers-Kanäle erhalten ihre Gefäße aus den quer verlaufenden Volkmann-Kanälen, die vom Periost in den Knochen ziehen.

Die nach innen an die Kompakta angrenzende Spongiosa besteht aus Knochenbälkchen, zwischen denen sich das blutbildende Knochenmark befindet. Teilweise befindet sich im Innersten die Markhöhle ohne Bälkchen, die mit Knochenmark gefüllt ist. Das **Endost** grenzt Knochengewebe von Knochenmark ab, es überzieht somit die Innenseite der Kompakta, der Spongiosa sowie das Innere der Havers-Kanäle. Das Knochenmark wird in rotes und gelbes Knochenmark unterteilt. **Rotes Knochenmark** befindet sich vor allem in den Schäften (Epiphysen) der langen Röhrenknochen (z. B. Femur) und Plattenknochen (Sternum, Rippen, Schädeldach). Es dient vor allem der Blutbildung durch pluripotente Stammzellen. Das **gelbe Knochenmark** liegt in den Enden (Diaphysen) der langen Röhrenknochen. Name und Aussehen beziehen sich auf den Fettgehalt, es ist mangels pluripotenter Stammzellen nicht an der Blutbildung beteiligt.

Zum Verständnis der Auf- und Umbauvorgänge im Knochen soll kurz die Knochenbildung (**Ossifikation**) erklärt werden. Grundsätzlich unterscheidet man desmale und chondrale Ossifikation. Bei der **desmalen Ossifikation** mauern sich Osteoblasten selbst in unverkalktes Osteoid ein. Da sie nun ortsständig sind, werden sie als Osteozyten bezeichnet. Nach und nach wird Apatit eingelagert, sodass sich Geflechtknochen bildet. An der Oberfläche dieses Knochens lagern sich **Osteoblasten** an und führen zu einer Dickenzunahme des Knochens. Gleichzeitig können **Osteoklasten** (mehrkernige Riesenzellen) den Knochen abbauen. Das Wechselspiel beider Zellarten führt zu einem Umbau der Knochenstruktur. Bei der **chondralen Ossifikation** wird ein Knorpelmodell gebildet, das langsam durch Knochengewebe ersetzt wird.

Die bei der Ossifikation beschriebenen Vorgänge der Osteoklasten und Osteoblasten finden als Umbau ebenfalls beim Erwachsenen statt. Osteoklasten werden beispielsweise durch Parathormon zum vermehrten Knochenabbau angeregt und durch Calcitonin in ihrer Aktivität gehemmt. Der Aufbau findet durch die Osteoblasten statt und wird beispielsweise durch Androgene und Somatotropin angeregt.

Lamellenknochen (außen → innen)
- Kompakta (Periost → Generallamellen → Osteone und Osteozyten)
- Spongiosa (mit dazwischen liegendem Knochenmark)
- »Osteo**b**lasten **b**auen, Osteo**k**lasten **k**lauen«

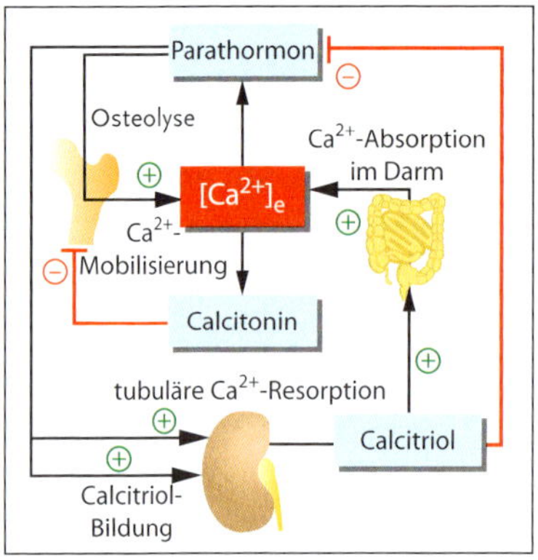

Abb. 1.8: Regulation des Calcium-Haushaltes

Exkurs: Calcium-Stoffwechsel

Die Homöostase des Calciums im Extrazellularraum wird durch drei Hormone reguliert

- **Parathormon,**
- **Calcitonin,**
- **Calcitriol.**

Die Blutkonzentrationen von Ca^{2+} werden bei 2,5 mmol/l, die von Phosphat bei 1 mmol/l gehalten.

Parathormon (PTH) wird in den Nebenschilddrüsen produziert, die der Schilddüse von dorsal anliegen (meist vier Stück). Parathormon ist ein Polypeptidhormon aus 84 Aminosäuren (AS) (vgl. Kapitel Hormone). Die Aufgabe des Hormons ist die **Bereitstellung von Ca^{2+}.** Dazu wirkt PTH an zwei Organen:

- **Knochen**: Osteolyse,
- **Niere**: Ca^{2+}-Resorption und $HPO_4^{2-}/H_2PO_4^-$ Ausscheidung, Synthese von Calcitriol.

Die **Osteolyse** erfolgt durch indirekte **Aktivierung der Osteoklasten**, die daraufhin Knochen abbauen und Ca^{2+} und Phosphate freisetzen. Nach einer gewissen Zeit sterben die Osteoklasten ab und die Osteoblasten können neuen Knochen aufbauen. Um die Ca^{2+}-Bereitstellung zu verbessern, wird in der **Niere Ca^{2+} resorbiert** und **$HPO_4^{2-}/H_2PO_4^-$ ausgeschieden** (vgl. Niere). Durch diesen Mechanismus wird verhindert, dass beide Konzentrationen über das Löslichkeitsprodukt ansteigen und zu einem Ausfall von Calciumphosphatsalzen führen. Die **Regelgröße** ist das durch Rezeptoren in den Nebenschilddrüsen gemessene Ca^{2+}.

Calcitonin wird vor allem in den C-Zellen der Schilddrüse bei Zunahme der Ca^{2+}-Konzentration im Extrazellularraum produziert. Es ist ebenfalls ein Peptidhormon (32 AS) und wirkt an

- **Knochen** → Gegenspieler von Parathormon → Hemmung der Osteolyse,
- **Niere** → Calcium- und Phosphatausscheidung ↑.

Die Hemmung der Osteolyse erfolgt durch Hemmung der Osteoklasten. Zusammen mit der Wirkung auf die Niere führt Calcitonin zu einer **Senkung der Ca^{2+}-Konzentration des Blutes.**

Calcitriol ist ein Derivat des Vitamin D, wobei der letzte Syntheseschritt im proximalen Tubulus der Niere stattfindet (vgl. Kapitel Haut). Die Synthese wird durch Estrogene (vgl. Kapitel Hormone) und Parathormon gefördert. Hohe Ca^{2+}- und Phosphatkonzentrationen im Extrazellularraum hemmen die Synthese. Calcitriol wirkt auf den

- **Dünndarm** → Ca^{2+}- und Phosphatabsorption ↑.

Hohe Konzentrationen von Calcitriol hemmen die Parathormonausschüttung und damit indirekt die Calcitriolsynthese.

Parathormon: stellt Ca^{2+} »parat« (Wirkung an Knochen und Niere)
Calcitonin: Gegenspieler von Parathormon (Wirkung an Knochen und Niere)
Calcitriol: fördert Ca^{2+}-Resorption im Dünndarm, hemmt Parathormon

2 Grundzüge der Anatomie und Physiologie des Nervensystems

2.1 Struktur der Nervenfaser

2.1.1 Aufbau eines Neurons

Eine Nervenzelle (Neuron) besitzt ein **Soma** (Zellleib) mit zahlreichen Zellfortsätzen. **Dendriten** liefern *eingehende* Signale von anderen Zellen zum Zellkörper. Das Soma (auch Perikaryon genannt) verarbeitet diese Signale. Wird ein ausreichendes Signal am **Axonhügel** erreicht, werden Signale (Aktionspotenziale) vom Soma über das **Axon** *abgeleitet*. Die Kontaktstelle zwischen Axonhügel und dem eigentlichen Axon wird auch als *Triggerzone* für Aktionspotenziale bezeichnet. Jedes Neuron besitzt **nur ein Axon**. Je nach Gestalt können verschiedene Neuronentypen unterschieden werden (Abb. 2.1). Ein Axon kann zwar Abzweigungen ausbilden, Signale werden jedoch immer über alle Kollateralen weitergeleitet.

Es kommen zwei Arten von Nervenfasern vor: marklose und markhaltige. Sind Axone von aus Myelin bestehenden **Markscheiden** mehrfach umwickelt, werden sie als **markhaltig** bezeichnet. Myelin ist sehr lipidreich, dient der elektrischen Isolierung der Axone und ermöglicht eine schnellere (da verlustfreiere) Erregungsleitung. Die Markscheiden bildenden Zellen werden im PNS als *Schwann-Zellen*, im

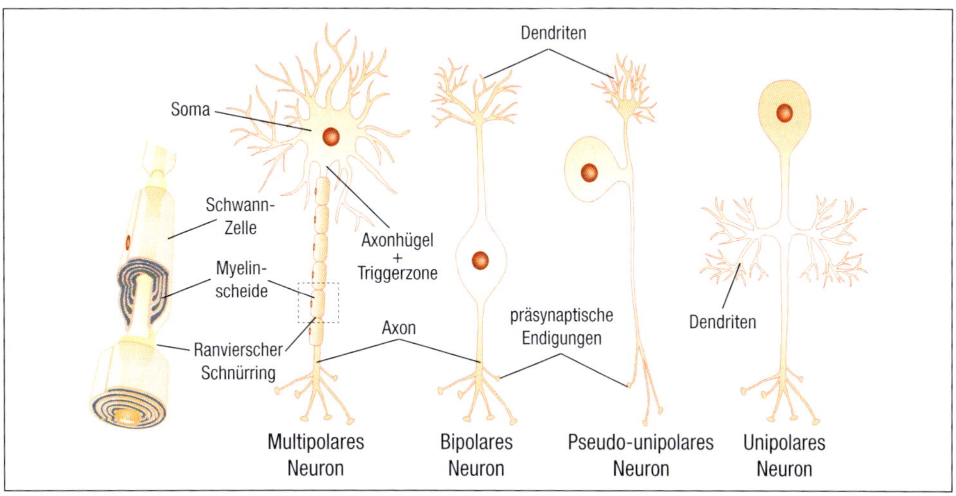

Abb. 2.1: Aufbau eines Neurons, multipolare, bipolare, pseudounipolare und unipolare Nervenzelle.

ZNS als *Oligodendrozyten* bezeichnet. Myelinfreie Stellen heißen **Ranvier'sche Schnürringe** – die myelinhaltigen Bereiche **Internodien**. **Marklose** Neurone sind nur durch das Soma der Schwann-Zellen umhüllt. Sie sind entgegen der intuitiven Vorstellung also nicht völlig »nackt«, sondern nur durch weniger Lagen myelinbildender Zellen umhüllt.

Dendrit: eingehende Signale
Axon: abgehende Signale
Markhaltig: von **Schwann-Zellen (PNS)** bzw. **Oligodendrozyten (ZNS)** umwickelt
Marklos: nur geringe Umhüllung von Schwann-Zelle/Oligodendrozyt

2.1.2 Beeinflussung der Erregungsausbreitung

Im Grunde genommen können die Leitereigenschaften eines Axons mit einem Kabel verglichen werden: Je besser es isoliert und je geringer der Widerstand ist, desto verlustärmer ist der Transport. Somit ermöglicht die Isolationsfunktion der Myelinscheiden eine verlustärmere Erregungsübertragung über die Axone: **Markhaltige Neurone leiten schneller**. **Dickere Axone** besitzen einen geringeren Widerstand und **leiten** daher ebenfalls **schnell**. Der Widerstand sinkt mit dem Quadrat des Durchmessers. Umgekehrt wirken dickere Fasern wie ein Kondensator, sie können also mehr Ladung aufnehmen, die dem Transport nicht mehr zur Verfügung steht. Dieser Verlust wird jedoch meist durch eine Myelinisierung sowie einer Abnahme des Längswiderstandes ausgeglichen.

Myelinisierung ↑: → *schnellere* Leitung
Dicke des Axons ↑: Ladungsaufnahme ↑, aber Längswiderstand ↓ → *schnellere* Leitung

2.1.3 Weitere Gliazellen

Schwann-Zellen und Oligodendrozyten sind nur zwei von zahlreichen Hüll- und Stützzellen der Neurone. Diese Hilfszellen werden als **Gliazellen** bezeichnet und haben in PNS und ZNS unterschiedliche Ausprägungen und Funktionen (vgl. Tabelle 2.1).

Tabelle 2.1: Auswahl von Gliazellen, wichtige Zellen hervorgehoben

PNS		ZNS	
Schwann-Zellen	• Bilden Markscheiden, d. h. »Isolierung« aus Myelin um Neurone → markhaltige Nerven • Ranvier-Schnürringe: Unterbrechung der Isolierung → saltatorische Erregungsleitung (vgl. Kapitel Erregungsleitung)	**Oligodendrozyten**	• »Schwann-Zellen« des ZNS → bilden Markscheiden
		Astrozyten	• Sternförmig • Beteiligt an der Bildung der Blut-Hirn-Schranke • Nähren Neurone und entsorgen Neurotransmitter → Regulation des interstitiellen Milieus
		Mikrogliazellen	• Makrophagen (Riesenfresszellen) des ZNS
		weitere	• Pituizyten (nur in Hypophyse vorhanden) • Ependymzellen (kleiden Hirnflüssigkeitsräume des ZNS aus)

2.2 Erregungsbildung und -leitung

Im menschlichen Körper gibt es zwei Sorten erregbarer Zellen, die Neuronen und die Muskelfasern. Diese Zellen sind in der Lage, durch gezielte Veränderungen in ihrem Membranpotenzial Signale und damit Informationen weiterzuleiten (Nervengewebe) oder eine Muskelkontraktion auszulösen. Voraussetzungen für diese Fähigkeit sind das Vorhandenseins eines Membranpotenzials, das bei erregbaren Zellen als Ruhemembranpotenzial bezeichnet wird, und das Auftreten bestimmter Ionenkanäle in der Zellmembran.

Zwei Arten erregbarer Zellen im Körper: **Neuronen** und **Muskelfasern**

2.2.1 Ionenkanäle

Um die Vorgänge zu verstehen, die zur Bildung eines Membran- und eines Aktionspotenzials führen, werden zunächst verschiedenen Arten von Ionenkanälen besprochen. Das Zellinnere ist vom Extrazellularraum durch eine Lipiddoppelschicht, die Zellmembran, getrennt. Ionen zählen zu den Stoffen, die diese Grenze nicht durch Diffusion überwinden können. Um den Ionenaustausch entlang von

Konzentrations- und Potenzialunterschieden zu ermöglichen, gibt es verschiedene Sorten von Ionenkanälen mit unterschiedlichen Funktionen.

Ionenkanäle sind integrale (in die Zellmembran eingebaute) Membranproteine. Alle diese Proteine bilden in der Zellmembran eine Pore, durch die die Ionen von einer Seite der Zellmembran zur anderen wandern können. Die verschiedenen Typen weisen einen ähnlichen Aufbau auf. Sie bestehen aus lipophilen Anteilen, die mit der Zellmembran interagieren, und aus hydrophilen Anteilen, die Verbindungen zum Milieu des Intra- und Extrazellularraumes herstellen. Sie unterscheiden sich jedoch in ihrer **Selektivität** und in ihrem **Kanalschaltverhalten (Gating).**

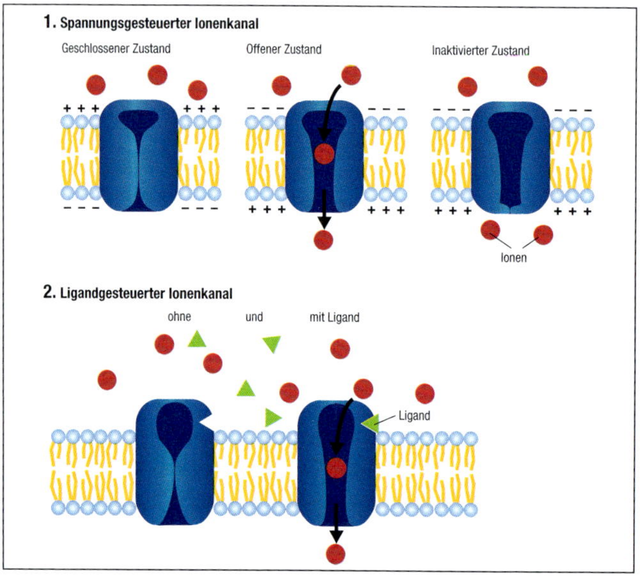

Abb. 2.2: Ionenkanäle

Ionenkanäle sind unterschiedlich selektiv gegenüber den Ionen, die sie permeieren können. Grundsätzlich kann zwischen Anionen- und Kationenkanälen unterschieden werden. Kationenkanäle können sehr spezifisch für nur eine bestimmte Kationensorte sein oder gleich zwei oder drei Sorten passieren lassen. Die Selektivität schlägt sich in der Benennung der Kanäle wieder.

Je nach ihrem Einsatzgebiet zeigen Ionenkanäle sehr unterschiedliches Gating. Im Folgenden werden drei Typen von Ionenkanälen genauer betrachtet.

- **Spannungsgesteuerte Kationenkanäle**
  Diese Kanäle sind besonders für die Erregungsleitung wichtig, da sie an der Entstehung und Weiterleitung von Aktionspotenzialen (siehe unten) beteiligt sind. Sie zeigen vereinfacht drei mögliche Zustände.

Der **Geschlossen-Zustand** liegt beim Ruhemembranpotenzial vor. Der Kanal lässt keine Ionen passieren, kann aber durch eine Änderung im Membranpotenzial aktiviert werden.

Der zweite Zustand, **Offen-Zustand**, wird erreicht, wenn durch die Änderung im Membranpotenzial eine Formänderung des Kanalproteins (Konformationsänderung) veranlasst wird, die den Kanal öffnet. Durch den offenen Kanal können nun Ionen die Zellmembran überwinden.

Der dritte Zustand ist der **inaktivierte Zustand**. Dabei wird der Weg der Ionen durch den Kanal durch die sogenannte Inaktivierungsdomäne des Kanalproteins versperrt. Die Inaktivierung kann schon kurz nach der Öffnung und noch während der Depolarisierung stattfinden.

Wenn die Zelle zu ihrem Ruhemembranpotenzial zurückkehrt, wird die Konformationsänderung des Kanals umgekehrt und die Inaktivierungsdomäne versperrt den Kanal nicht mehr. Der Kanal ist dann zum Geschlossen-Zustand zurückgekehrt.

Ein Beispiel, auf das später eingegangen wird, ist der spannungsabhängige Na^+-Kanal.

- **Ligandgesteuerte Kanäle**
  Diese Kanäle werden durch die Interaktion mit extrazellulären Liganden (Transmitter) gesteuert. Sie werden auch als **ionotrope Rezeptoren** (ionotrop: auf den Ionen- oder Elektrolythaushalt einwirkend) bezeichnet. Sie kommen hauptsächlich in der Membran der postsynaptischen Nervenzelle vor, wo sie die von der Präsynapse ausgehenden Signale in Form von Transmittern empfangen. Die Kanäle sind **nach den sie aktivierenden Botenstoffen benannt**.

  In Abwesenheit des Liganden liegen die Kanäle in einem Geschlossen-Zustand vor, in dem keine Ionen permeieren können. Durch die Bindung des Liganden an definierte Bindungsstellen des Kanalproteins kommt es zu einer Konformationsänderung und damit zu einer Öffnung des Kanals. Die Öffnungsgeschwindigkeiten der Kanäle sind, je nach Typ, sehr unterschiedlich.

  Die Schließung kann auf zwei Arten geschehen. Bei der **Deaktivierung** dissoziiert der Ligand vom Rezeptor und die Konformationsänderung wird umgekehrt. Bei der **Desensitisierung** schließt der Kanal trotz gebundenem Ligand.

  Die bekanntesten Vertreter der ligandgesteuerten Kanäle sind die ionotropen Glutamat- und die ionotropen Acetylcholinrezeptoren (auch unter der Bezeichnung nikotinerger Acetylcholinrezeptor) als exzitatorische (aktivierende) Rezeptorkanäle und die $GABA_A$- und die Glycinrezeptoren als inhibitorische (hemmende) Rezeptorkanäle.

  Neben den Bindungsstellen für ihre eigentlichen Liganden können ionotrope Rezeptoren weitere Bindungsstellen aufweisen. Die Bindung sogenannter Kotransmitter an diesen Bindungsstellen kann die Öffnung des Kanals durch seinen Liganden erleichtern oder erschweren.

- **Mechanosensitive Kanäle**
  Diese Kanäle reagieren auf mechanische Reize, wie z. B. Vibration, Druck oder Dehnung. Sie lassen sich durch die physikalischen Kräfte deformieren und damit öffnen.
  Beispiele für solche Rezeptoren findet man in den Sinneszellen des Innenohrs oder in den Tastsensoren der Haut.

Ionenkanäle werden benannt nach der **Ionenart**, die sie passieren lassen, und ihrem **Gating.**

2.2.2 Ruhemembranpotenzial

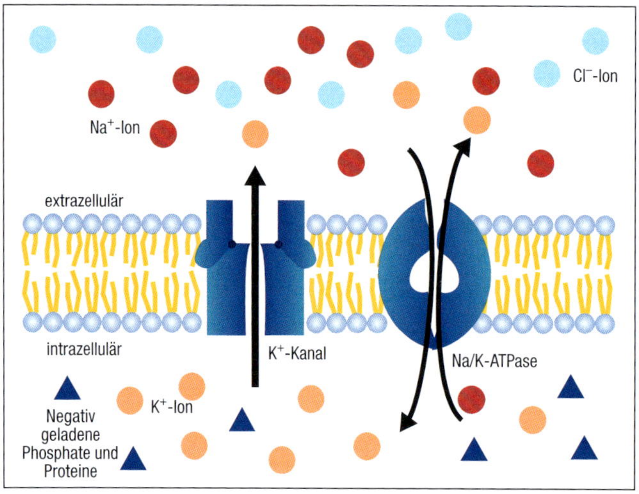

Abb. 2.3: Funktion von Kaliumkanal und Na^+/Ka^+-ATPase

Jede Zelle im Körper weist ein Membranpotenzial auf, man sagt, sie ist polarisiert. Es entsteht durch die ungleichmäßige Verteilung von elektrischer Ladung, in Form von Ionen, zwischen Intra- und Extrazellularraum. Das Ruhemembranpotenzial einer Nervenzelle liegt bei etwa –70mV. Die negative Ladung im Zellinneren entsteht durch

- **Die unterschiedliche Verteilung von Ionen**
  Im Cytosol herrscht eine hohe K^+-Konzentration. Gleichzeitig sind viele Anionen in Form von Proteinen und Phosphaten vorhanden. Im Extrazellularraum finden sich viele Na^+- und Cl^--Ionen.
- **Die selektive Permeabilität der Membran für unterschiedliche Ionen**
  K^+-Ionen weisen über die Zellmembran hinweg einen starken Konzentrationsgradienten auf. Wenn möglich, wandern sie diesem Gradienten folgend Richtung extrazellulär. Zellmembranen besitzen Kanäle, die für K^+ eine hohe Permeabilität besitzen. Da das K^+ als Kation das Zellinnere zum Extrazellularraum verlässt,

überwiegen die Anionen und das Innere der Zelle wird immer negativer. Das K^+-Ion folgt so lange seinem Konzentrationsgradienten, bis der elektrische Gradient, der in die Zelle gerichtet ist, die gleiche Stärke besitzt. Das elektrische Potenzial, bei dem elektrischer Gradient und Konzentrationsgradient sich ausgleichen, wird als **elektrochemisches Gleichgewichtspotenzial** bezeichnet. Bei einer Zelle im Gleichgewichtspotenzial halten sich K^+- Ein- und Ausstrom die Waage.

- **Den aktiven Transport bestimmter Ionen aus und in die Zelle**
  Na^+/K^+-ATPasen erhalten das Ruhemembranpotenzial aufrecht, indem sie aktiv, d. h. unter Verbrauch von ATP, 3 Na^+ aus der Zelle hinaus und 2 K^+ in die Zelle hinein transportieren.

  Die Zellmembran isoliert die beiden Ladungsräume voneinander. Sie dient als Kondensator.

Entstehung des Ruhemembranpotenzials durch
- Die unterschiedliche Verteilung von **Ionen**
- Die **selektive Permeabilität** der Membran für unterschiedliche Ionen
- Den **aktiven Transport** bestimmter Ionen aus und in die Zelle

Exkurs: Die Nernst-Gleichung

Mit der Nernst-Gleichung kann das elektrochemische Gleichgewichtspotenzial eines Ions berechnet werden. Sie lautet:

$$E = \frac{RT}{zF} \; ln \; \frac{[I_{außen}]}{[I_{innen}]}$$

E = Potenzial
R = allgemeine Gaskonstante
T = absolute Temperatur
z = Wertigkeit des Ions
F = Faraday Konstante
[I] = Ionenkonzentration

Die Formel kann durch die Umwandlung des natürlichen in den dekadischen Logarithmus und das Zusammenfassen der Konstanten (für T nimmt man die Körpertemperatur in Kelvin) folgendermaßen vereinfacht werden:

$$E = -61 \; mV \; log \frac{[I_{innen}]}{[I_{außen}]}$$

Das Gleichgewichtspotenzial ist demnach vom Konzentrationsgradienten und auch von der Temperatur abhängig.

In Körperzellen werden die Konzentrationsgradienten der Ionen gezielt genutzt, z. B. für **Transportfunktionen**. Ein Beispiel dafür ist der Na^+-Glucose-Symporter – ein Membranprotein, das Natrium und Glucose gemeinsam dem Konzentrationsgradienten von Natrium folgend in die Zelle schleust.

Eine andere Nutzungsmöglichkeit ist die Verwendung eines Ions als intrazellulärer **Signalstoff**, wie es bei Ca^{2+} der Fall ist. Normalerweise liegt die intrazelluläre Ca^{2+} Konzentration um mehrere Zehnerpotenzen unter der Konzentration, die im Extrazellularraum herrscht. Durch einen intrazellulären Anstieg an Ca^{2+}-Ionen werden verschiedene Steuermechanismen vermittelt (vgl. präsynaptische Transmitterfreisetzung (s. u.), elektromechanische Kopplung oder G_q-gekoppelte Rezeptoren).

> Konzentrationsgradienten werden im Körper für Transportprozesse und Signalwege genutzt.

2.2.3 Aktionspotenzial

Erregbare Zellen sind in der Lage, durch ein Zusammenspiel von Ionenkanälen ihr Ruhemembranpotenzial umzukehren, das heißt in den positiven mV-Bereich zu verlagern und dann zum Ursprungszustand zurückzukehren. Dieser Vorgang wird Aktionspotenzial (vgl. Abb. 2.4) genannt.

Das Aktionspotenzial, oder Impuls, ist **sehr schnell und läuft immer gleich ab**. Der Impuls eines Neurons dauert etwa 1 ms. Er kann in Phasen unterteilt werden.

Depolarisation

Um die erste Phase des Aktionspotenzials, die Depolarisation, auszulösen, muss die Zelle einen Reiz erfahren, der sie bis zu einem **Schwellenwert** (meist –55mV) depolarisiert (Initiation). Erst wenn diese Schwelle erreicht ist, wird das Aktionspotenzial ausgelöst. Es zeigt immer die gleiche Amplitude, d. h. es werden immer die gleichen Werte erreicht. Sobald es ausgelöst wird, läuft es auch vollständig ab. Man bezeichnet dies als **Alles-oder-Nichts-Prinzip**.

Durch das Erreichen des Schwellenwertes werden spannungsgesteuerte **Na^+-Kanäle** geöffnet. Das Natrium aus dem Extrazellularraum strömt, seinem elektrochemischen Gradienten folgend, in die Zelle. Durch den Einstrom positiver Ladung ändert sich das Membranpotenzial und steigt bis auf einen Wert von +30mV. Das Überschreiten des Wertes von 0 mV wird als **overshoot** (Überschuss) bezeichnet.

Repolarisation

Nach sehr kurzer Zeit schließen die spannungsabhängigen Na^+-Kanäle, indem sie in den inaktivierten Zustand übergehen. Gleichzeitig öffnen sich **spannungsabhängige K^+-Kanäle**. Das intrazelluläre K^+ folgt seinem elektrochemischen Gradienten und strömt aus der Zelle. Die Leitfähigkeit der verschiedenen Ionen über die Membran hat sich damit geändert. Durch den Ausstrom positiver Ladung aus der Zelle nähert sich das Membranpotenzial wieder dem Ruhemembranpotenzial an und kann dieses sogar unterschreiten (**hyperpolarisiertes Nachpotenzial**). Wenn sich alle K^+-Kanäle geschlossen haben, kehrt die Zelle zu ihrem Ruhemembranpotenzial zurück.

Refraktärphase

Die **absolute Refraktärphase** ist die Zeit, in der die Membran nicht fähig ist, ein weiteres Aktionspotenzial zu generieren. Dies umfasst den Zeitraum, während dem die Na^+-Kanäle geöffnet oder im inaktivierten Zustand sind. (Zum Verständnis den Abschnitt »spannungsabhängige Kationkanäle« wiederholen).

Die Zeit, in der die Na^+-Kanäle wieder in den Geschlossen-Zustand zurückgekehrt sind, aber die K^+-Kanäle noch geöffnet sind, ist die **relative Refraktärphase**. In ihr ist zum Auslösen eines Aktionspotenzials ein stärkerer Reiz nötig und die Aktionspotenziale zeigen kleinere Amplituden.

Durch die Refraktärphase der Kanäle kann sich ein Aktionspotenzial auf einer Membran nur in eine Richtung ausbreiten.

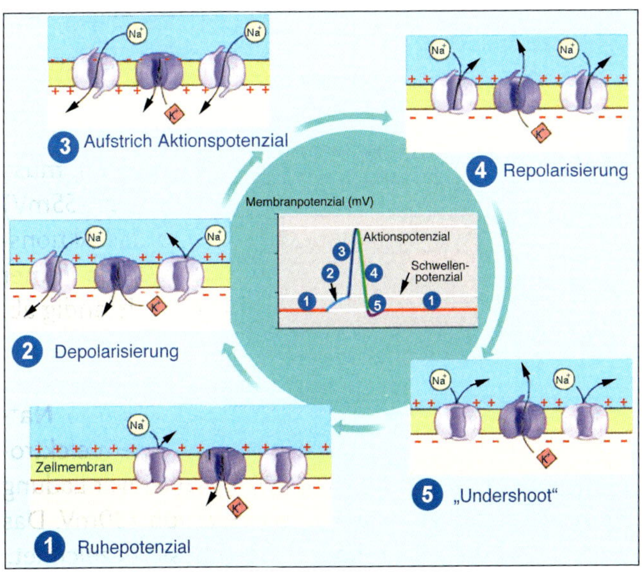

Abb. 2.4: Chronologischer Ablauf des Aktionspotenzials an der Zellmembran

Drei Phasen des Aktionspotenzials:
1. Depolarisation, 2. Repolarisation, 3. Refraktärphase

2.2.4 Arten der Erregungsfortleitung

Nervenzellen leiten Informationen in Form von Nervenimpulsen mitunter über weite Strecken im Körper. Die Fortbewegung des Impulses entlang eines Axons bezeichnet man als Erregungsfortleitung. Abhängig vom Typ der Nervenfaser und damit ihrer Funktion unterscheidet sich die Fortleitung in ihrer Art und Geschwindigkeit. Aktionspotenziale breiten sich ausgehend von der Triggerzone am Axonhügel entlang des Axons in eine Richtung aus.

Es gibt zwei Arten der Weiterleitung:

- **Kontinuierlich**
  Am Beispiel der kontinuierlichen Weiterleitung wird das Grundprinzip deutlich. Das Stattfinden eines Aktionspotenzials in einem Abschnitt der Membran hat das Auslösen eines Aktionspotenzials in einem benachbarten Abschnitt zur Folge. Die Erregung wird so nach und nach über die gesamte Membran des Axons wandern. Modellhaft kann man diesen Vorgang in mehreren Schritten erklären:
  - Ein erstes Aktionspotenzial wird ausgelöst und ein Abschnitt einer Membran wird depolarisiert.
  - Es kommt zu einem Ionenstrom zwischen dem depolarisierten Membranabschnitt und dem benachbarten polarisierten Abschnitt.
  - Durch den Ionenstrom wird das Membranpotenzial des benachbarten Abschnittes so weit depolarisiert, dass der Schwellenwert erreicht wird und ein Aktionspotenzial startet.
  - Dieses Aktionspotenzial läuft genauso ab wie das erste (siehe Alles-oder-Nichts-Prinzip) und wird wiederum den nächsten benachbarten Membranabschnitt depolarisieren.
  - Es kommt zu einer Ausbreitung der Erregungsfront entlang der Membran.

  Die physiologische Ausbreitung in eine Richtung wird durch die Refraktärzeit garantiert. Ein Membranabschnitt, der gerade ein Aktionspotenzial erfährt, kann nur den in Ausbreitungsrichtung nachfolgenden Membranabschnitt depolarisieren, da der vorangegangene Abschnitt noch refraktär, also nicht erregbar, ist.

  Diese Art der Weiterleitung findet **in nicht myelinisierten Nervenfasern und in Muskelfasern** statt.

- **Saltatorisch**
  Die saltatorische Weiterleitung (saltare, lat. springen) ist im Vergleich zur kontinuierlichen **schneller und effizienter**. Sie findet an **myelinisierten Nervenfasern** statt. Durch die Umhüllung der Nervenfasern mit Markscheiden wird das Axon in diesen Bereichen isoliert. Es besitzt nur im Bereich der Ranvier-Schnürringe

spannungsabhängige Na^+-Kanäle. Das Aktionspotenzial kann also nur in diesen Bereichen stattfinden und überspringt dabei die isolierten Membrananteile. Der Ablauf der Weiterleitung ist analog der kontinuierlichen Weiterleitung, mit dem Unterschied, dass die Ionenströme, die sich zwischen einem depolarisierten und einem polarisierten Abschnitt entwickeln, von Schnürring zu Schnürring fließen, wodurch die Weiterleitung schneller vorankommt.

Bei der saltatorischen Weiterleitung werden nur sehr kleine Teile der Membran bei einem durchfließenden Impuls depolarisiert und repolarisiert. Dadurch wandern nur geringe Mengen an Ionen über die Zellmembran und die Zelle muss weniger Energie aufwenden, um über die Na^+/K^+-ATPase die ursprünglichen Konzentrationsverhältnisse wiederherzustellen. Damit ist die Weiterleitung durch myelinisierte Nervenfasern **energieeffizienter** als die durch nicht myelinisierte.

Kontinuierliche Weiterleitung → an markfreien Nervenfasern, **langsamer**
Saltatorische Weiterleitung → an markhaltigen Nervenfasern, **schneller**

2.2.5 Erregungsleitungsgeschwindigkeit

Grundsätzlich gilt, dass dicke und markhaltige Nervenfasern Impulse schneller weiterleiten als dünne und marklose Fasern. Entsprechend ihrem Bau und damit ihrer Erregungsleitungsgeschwindigkeit sind die beim Menschen vorkommenden Nervenfasern unterteilt in **A-Fasern, B-Fasern und C-Fasern**. Bestimmte Funktionen im Körper werden von bestimmten Fasern übernommen.

Tabelle 2.2: Faserarten und Erregungsleitung

Faserart	Aufbau	Erregungsleitungs-geschwindigkeit	Vorkommen u.a.
A-Fasern (kann weiter unterteilt werden in $A\alpha$–$A\delta$)	Myelinisiert 5–20 µm	12–130 m/s	Motoneurone, Weiterleitung bestimmter sensorischer Impulse
B-Fasern	Myelinisiert 2–3 µm	bis 15 m/s	Präganglionäre Fasern des autonomen NS
C-Fasern	Nicht myelinisiert 0,5–1,5 µm	0,5–2 m/s	Postganglionäre Fasern des autonomen NS, Weiterleitung bestimmter sensorischer Impulse

Die Signale, die von den Nervenfasern weitergeleitet werden, haben immer die gleiche Amplitude. Um zwischen einem schwachen und einem starken auslösenden Reiz unterscheiden zu können, wird die **Frequenz der Aktionspotenziale** genutzt. Ein schwacher Reiz hat eine geringe Frequenz zur Folge, bei einem starken Reiz ist die Frequenz der Aktionspotenziale höher.

2.3 Die Synapse

Die Synapse ist die Stelle, an der Signale von einer Nervenfaser auf die nachfolgende Zelle übertragen werden. Wir betrachten im Folgenden modellhaft die Vorgänge zwischen zwei Nervenzellen. Vorgänge an der motorischen Endplatte, also die Signalübertragung zwischen Nerven- und Muskelzelle, werden im Kapitel über die Muskulatur genauer betrachtet.

Es gibt, unterteilt nach dem Übertragungsmechanismus, die Unterscheidung zwischen elektrischen und chemischen Synapsen. An **elektrischen Synapsen** besteht zwischen den Zellen direkter Kontakt und die elektrischen Signale werden über Gap junctions von Zelle zu Zelle weitergegeben (siehe Signalweiterleitung der Herzmuskulatur). **Chemische Synapsen** nutzen zur Signalübertragung Transmitter (Botenstoffe, die von der präsynaptischen Zelle abgegeben werden) um einen Effekt an der postsynaptischen Zelle auszulösen. Die Zellen haben dabei keinen direkten Kontakt.

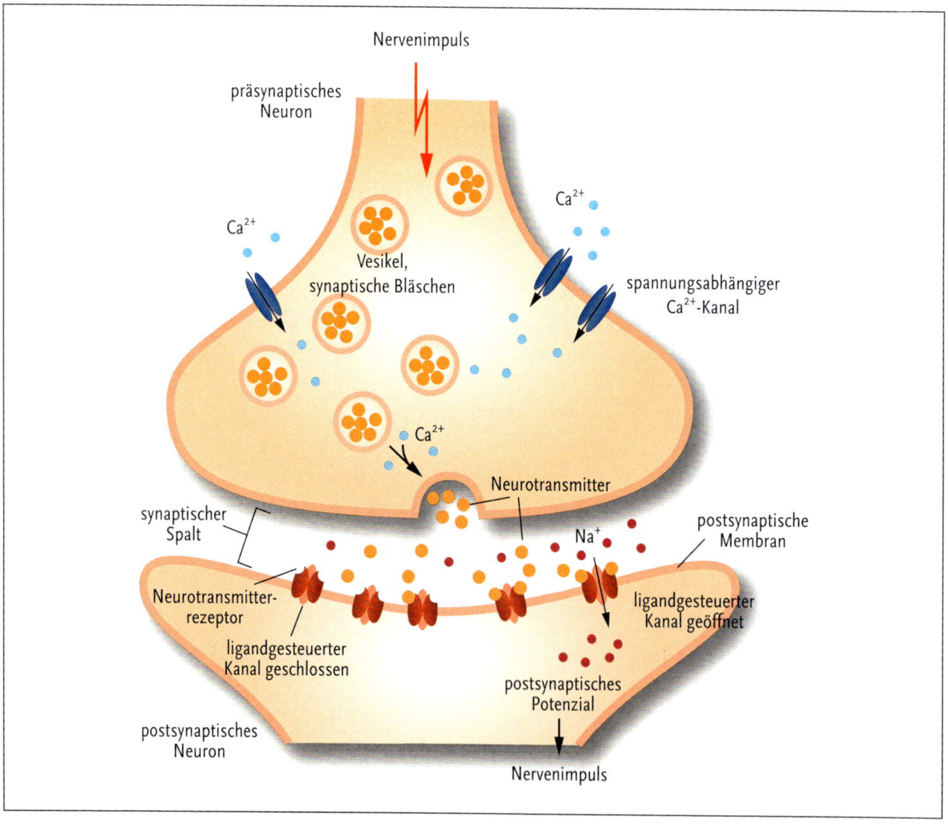

Abb. 2.5: Chemische Signalübertragung an einer Synapse

2.3.1 Aufbau

An einer Synapse trifft das Axon eines Neurons, das ein Signal sendet, auf ein Neuron, das als Empfänger des Signals dient. Ein Signal kann an dieser Synapse immer nur in eine Richtung übertragen werden, nämlich von der sendenden Nervenzelle, die **präsynaptisches Neuron** genannt wird, auf die empfangende Zelle (**postsynaptisches Neuron**). Das präsynaptische Axon weist am Ende eine Verdickung auf, den Held-Auerbach-Endknopf. In diesem **Endknopf** befinden sich zahlreiche Vesikel, in denen die Zelle den Transmitter speichert, der ihr zur Übertragung des Signals dient. Man findet im Axonende auch viele Mitochondrien, die auf eine hohe Stoffwechselaktivität hinweisen. Axonenden sind nicht myelinisiert. Der Bereich der Zellmembran, der der Empfängerzelle gegenüberliegt, wird als **präsynaptische Membran** bezeichnet. Obwohl die beiden Nervenzellen sehr nah beieinander liegen, berühren sie sich nicht. Sie sind durch den **synaptischen Spalt** voneinander getrennt. Dieser ist mit interstitieller Flüssigkeit gefüllt. Durch ihn diffundieren die Botenstoffe von der präsynaptischen Membran zur Membran des postsynaptischen Neurons, um dort an Rezeptoren zu binden.

Eine Synapse kann an verschiedenen Stellen eines postsynaptischen Neurons ausgebildet werden. Es gibt folgende Möglichkeiten:

- Axodendritisch
  Die Synapse verbindet das Axon des präsynaptischen Neurons mit einem Dendrit des postsynaptischen Neurons.
- Axosomatisch
  Die Synapse verbindet das Axon des präsynaptischen Neurons mit dem Zellkörper des postsynaptischen Neurons.
- Axoaxonisch
  Die Synapse verbindet das Axon des präsynaptischen Neurons mit einem Axon des postsynaptischen Neurons.

Im Bereich der Synapse finden sich in der Zellmembran des postsynaptischen Neurons die Rezeptoren für die Botenstoffe. Es handelt sich dabei um Membranproteine, wie ionotrope Rezeptoren (ligandgesteuerte Ionenkanäle) oder Rezeptoren, die über second messenger die Permeabilität der Membran für Ionen beeinflussen.

2.3.2 Die Signalübertragung

Die Übertragung des Signals vom präsynaptischen zum postsynaptischen Neuron läuft in mehreren Schritten ab:

1. Das Aktionspotenzial erreicht das Ende des Axons und depolarisiert die präsynaptische Membran.

2. Die Depolarisation öffnet spannungsabhängige Ca^{2+}-Kanäle, wodurch es zu einem Ca^{2+}-Einstrom in das Axon kommt.
3. Das Ca^{2+} bindet intrazellulär an bestimmte Proteine und veranlasst so die Verschmelzung der Vesikel, die den Transmitter enthalten, mit der präsynaptischen Membran.
4. Der so freigesetzte Transmitter diffundiert durch den synaptischen Spalt und bindet an der Membran des postsynaptischen Neurons an einen Rezeptor (z. B.: ionotroper Rezeptor, G-Protein-gekoppelter Rezeptor, siehe unten).
5. Durch die Öffnung von Ionenkanälen wird das Membranpotenzial des postsynaptischen Neurons im Bereich der Synapse verändert. Man nennt diese Potenzialveränderung postsynaptisches Potenzial.
6. Durch den raschen, enzymatischen Abbau des Transmitters, seine Wiederaufnahme in die Zelle und das Abdiffundieren aus dem synaptischen Spalt wird das Signal beendet.

Zur Signalübertragung werden Transmitter von der **präsynaptischen Zelle** in den **synaptischen Spalt** abgegeben.
Die **postsynaptische Zelle** empfängt das Signal durch Bindung des Transmitters an **Rezeptoren** in der Zellmembran.

Exzitatorische und inhibitorische postsynaptische Potenziale

Je nachdem, welche Art von Ionenkanälen durch den Transmitter aktiviert werden, kann das Membranpotenzial weiter hyper- oder depolarisiert, das heißt, weiter in den negativen oder in den positiven Bereich verschoben werden.

Ein postsynaptisches Potenzial, bei dem die Membran *depolarisiert* (u. a. Na^{+}-Kanäle) wird, wird als **exzitatorisches postsynaptisches Potenzial (EPSP)** bezeichnet. Wird das Neuron durch mehrere EPSP bis zum Schwellenwert depolarisiert, wird am Axonhügel des Neurons ein Aktionspotenzial ausgelöst.

Ein postsynaptisches Potenzial, das die Membran *hyperpolarisiert* (u. a. K^{+}-, Cl^{-}-Kanäle), wird als **inhibitorisches postsynaptisches Potenzial (IPSP)** bezeichnet. Das IPSP erschwert das Auslösen eines Aktionspotenzials, da es das Erreichen des Schwellenwertes durch eine Hyperpolarisation erschwert. Synapsen, an denen IPSPs vermittelt werden, wirken sich hemmend auf eine Weiterleitung aus.

EPSP → depolarisiert Membran → fördert Signalweiterleitung
IPSP → hyperpolarisiert Membran → hemmt Weiterleitung

2.3.3 Rezeptoren

Jeder Transmitter hat spezifische Rezeptoren, die je nach Typ exzitatorische oder inhibitorische postsynaptische Signale auslösen. Zwei Arten von Rezeptoren sind für die Signalübermittlung besonders wichtig. Der erste ist der zuvor unter dem Punkt »Ionenkanäle« besprochene **ionotrope Rezeptor** (ligandgesteuerter Ionenkanal). Der zweite ist der G-Protein-gekoppelte Rezeptor.

Der **G-Protein-gekoppelte Rezeptor** zählt zu den metabotropen (die Stoffwechselvorgänge beeinflussenden) Rezeptoren. Die Aktivierung dieses Rezeptors durch einen Liganden an die extrazelluläre Bindungsstelle löst in der Zelle einen Signalweg aus, der z. B. das Öffnungsverhalten eines Ionenkanals beeinflussen kann.

Er ist aufgebaut aus einem **integralen** Membranprotein, das als Rezeptor dient, und einem **G-Protein**, das intrazellulär vom Rezeptor beeinflusst wird. Das G-Protein ist heterotrimer, das heißt, es ist aus drei unterschiedlichen Untereinheiten aufgebaut, die als α-, β- und γ-Untereinheiten bezeichnet werden. An der α-Untereinheit ist im Ausgangszustand ein GDP (Guanosindiphosphat) gebunden.

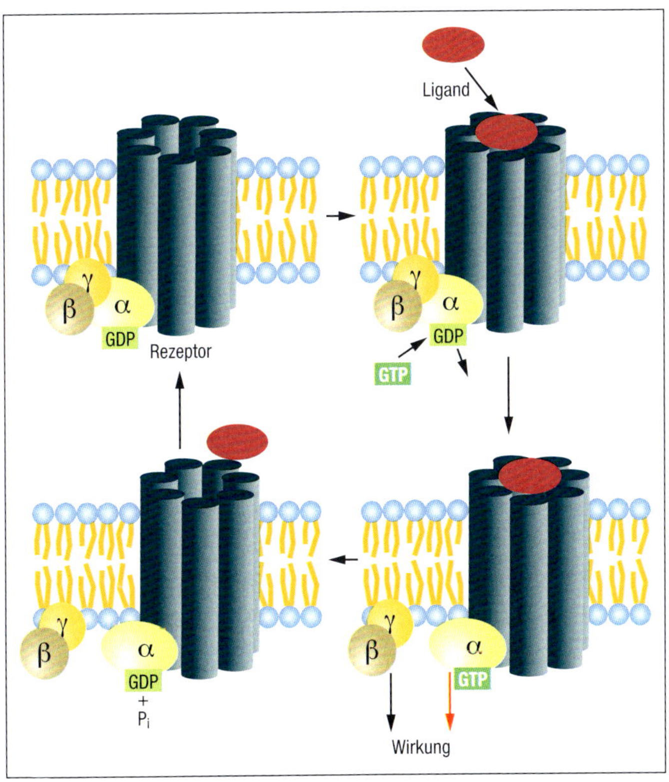

Abb. 2.6: G-Protein-gekoppelte Rezeptoren

Die Signaltransduktion an einem G-Protein-gekoppelten Rezeptor erfolgt in mehreren Schritten:

- Ein Ligand bindet an seiner extrazelluläre Bindungsstelle an den Rezeptor, wodurch eine Konformationsänderung im Rezeptormolekül ausgelöst wird.
- Die Konformationsänderung des Rezeptors aktiviert ein G-Protein. Dafür wird an der α-Untereinheit des G-Proteins das GDP durch GTP (Guanosintriphosphat) ersetzt.
- Die β- und γ-Untereinheiten trennen sich von der α-Untereinheit.
- Die voneinander getrennten Untereinheiten bewirken an ihren Zielproteinen ihre Wirkungen.
- Die α-Untereinheit wirkt als GTPase und spaltet nach gewisser Zeit das gebundene GTP zu GDP.
- Das G-Protein kehrt zu seinem heterotrimeren Ausgangszustand zurück.

Abhängig von der Art des G-Proteins können sehr unterschiedliche Reaktionen in der Zielzelle ausgelöst werden. Wichtige Enzyme, die durch G-Proteine beeinflusst werden, sind zum Beispiel die Adenylatcyclase und die Phospholipase C. Beide Enzyme bilden Second Messenger (intrazelluläre Botenstoffe). Durch die Bildung des Second Messengers wird das Signal des First Messengers (Ligand) verstärkt.

- Die Adenylatcyclase bildet aus ATP (Adenosintriphosphat) cyclisches Adenosinmonophosphat (cAMP).
- Die Phospholipase C verarbeitet PIP_2 (Phosphatidylinositolbisphosphat), ein Membranphospholipid, zu IP_3 (Inositoltriphosphat) und DAG (Diacylglycerol).

Die drei folgenden Arten von G-Protein-gekoppelten Rezeptoren sind insbesondere für das Verständnis des vegetativen Nervensystems von besonderer Bedeutung:

G_s-gekoppelter Rezeptor

Die aktivierte α-Untereinheit des G_S-Proteins **stimuliert die Adenylatcylase**. Das gebildete cAMP **aktiviert die Proteinkinase A** (PKA). Diese phosphoryliert bestimmte Enzyme, Ionenkanäle oder Transportproteine und beeinflusst dadurch ihre Aktivität. Daneben kann cAMP Ionenkanäle auch direkt aktivieren.

G_i-gekoppelter Rezeptor

Das G-Protein dieses Rezeptors **hemmt die Adenylatcyclase**. Als Folge wird weniger cAMP gebildet und die **Aktivität der PKA nimmt ab**.

G_q-gekoppelter Rezeptor

Die aktivierte α-Untereinheit des G_q-Proteins **stimuliert die Phospholipase C**, die daraufhin **IP_3** und **DAG** bildet. IP_3 bindet an Kanäle des endoplasmatischen Retikulums, wodurch Ca^{2+} aus dem ER in das Zytosol freigesetzt wird. Ca^{2+} wiederum aktiviert oder inhibiert verschiedene Enzyme. DAG aktiviert zusammen mit Ca^{2+} die Proteinkinase C, die durch Phosphorylierung die Aktivität unterschiedlicher Enzyme reguliert.

> G_s- und G_i-gekoppelte Rezeptoren wirken über Stimulation oder Inhibition der Adenylatcyclase
> G_q-gekoppelte Rezeptoren wirken über die Stimulation der Phospholipase C

2.3.4 Neurotransmitter

Chemische Synapsen vermitteln die Erregungsübertragung durch Überträgerstoffe, sogenannte Transmitter. Sie gehören verschiedenen chemischen Stoffklassen an und viele von ihnen haben im Körper neben der Erregungsübertragung an Synapsen hormonelle Funktionen. Im Folgenden werden einige der im Körper vorkommenden Transmitter vorgestellt.

Acetylcholin (ACh)

ACh ist eine quartäre Ammoniumverbindung. Die cholinergen Synapsen werden, je nach Rezeptortyp, in nicotinerge und muscarinerge Synapsen aufgeteilt. Die Benennung stammt von der agonistischen Wirkung der Substanzen Nikotin bzw. Muscarin auf die verschiedenen Rezeptortypen.

Der **nicotinerge Acetylcholinrezeptor** ist ein ionotroper Rezeptor, also ein ligandgesteuerter Ionenkanal. Er kommt sowohl im vegetativen Nervensystem als auch an der neuromuskulären Endplatte vor, wo er den Impuls vom Nerv auf die quergestreifte Muskulatur vermittelt.

Der **muscarinerge Acetylcholinrezeptor** ist ein G-Protein-gekoppelter Rezeptor. Muscarinerge ACh-Rezeptoren vermitteln ihre Wirkung über intrazelluläre second-messenger. Sie kommen an vielen Stellen des vegetativen Nervensystems vor und können dort je nach Subtyp sowohl exzitatorisch als auch inhibitorisch wirken.
Acetylcholin wird hauptsächlich über die **Acetylcholinesterase** aus dem synaptischen Spalt entfernt. Sie spaltet den Transmitter in Acetat und Cholin. Das Cholin kann, nach Rückresorption in das präsynaptische Neuron, zur Synthese von neuem ACh wiederverwendet werden.

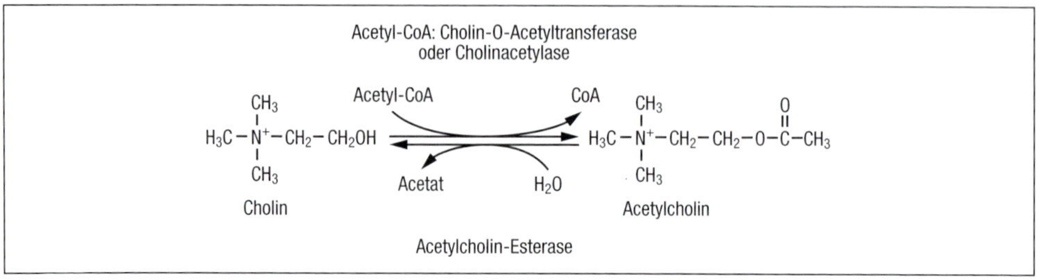

Abb. 2.7: Synthese von Acetylcholin

Glutamat

Die Aminosäure wirkt im Zentralnervensystem **exzitatorisch**. Sie ist Ligand an verschiedenen **ionotropen Rezeptoren** (NMDA-, AMPA-, Kainat-Rezeptoren) und an G-Protein-gekoppelten Rezeptoren.

Glycin

Die Aminosäure wirkt im Zentralnervensystem und ist einer der wichtigsten **inhibitorisch** wirksamen Transmitter. Glycinerge Rezeptoren sind **ligandgesteuerte Cl^--Kanäle**, die ihre hemmende Wirkung über die Hyperpolarisation der postsynaptischen Membran vermitteln.

GABA (γ-Aminobuttersäure)

Die Aminosäure ist im Gehirn der wichtigste **inhibitorische** Neurotransmitter. **Ionotrope** GABA-Rezeptoren sind **ligandgesteuerte Cl^--Kanäle**, deren Wirkung analog zu denen der Glycin-Rezeptoren ist. Daneben gibt es GABA-Rezeptoren, die **G-Protein-gekoppelte** sind und über intrazelluläre Second Messenger K^+-Kanäle öffnen, was eine **Hyperpolarisierung** des Membranpotenzials zur Folge hat.

Daneben gibt es die Stoffklasse der **Monoamine**, die weiter unterteilt werden kann:

Katecholamine

Unter dieser Bezeichnung sind die Transmitter Adrenalin, Noradrenalin und Dopamin zusammengefasst. Die Rezeptoren der Katecholamine sind immer **G-Protein-gekoppelt** und können, je nach Typ, exzitatorisch oder inhibitorisch wirken. Auch wenn sie der gleichen Stoffklasse angehören, weisen sie eine unterschiedliche Verteilung ihrer Synapsen auf.

Dopamin ist ein Transmitter des ZNS und ist unter anderem am Belohnungssystem und der Regulierung des Skelettmuskeltonus beteiligt.

Noradrenalin spielt im ZNS und im sympathischen Nervensystem eine wichtige Rolle (Transmitter der postganglionären sympathischen Axone).

Adrenalin ist im ZNS kein häufig vorkommender Transmitter. Seine Hauptwirkung entfaltet es als Hormon des Nebennierenmarks. Adrenalin und Noradrenalin wirken mit unterschiedlichen Affinitäten an den gleichen Rezeptoren.

Serotonin

Das Monoamin kommt unter anderem in den Raphe-Kernen des ZNS als Transmitter vor. Daneben finden sich auch im Gastrointestinaltrakt (enterisches Nervensystem) serotonerge Synapsen. Es wurden bisher zahlreiche Serotoninrezeptoren identifiziert (> 12), die exzitatorische und auch inhibitorische Wirkungen sowohl über **G-Protein-gekoppelte** als auch über **ionotrope** Rezeptoren vermitteln.

Histamin

Das Monoamin vermittelt über die verschiedenen Histaminrezeptoren (**G-Protein-gekoppelt**) sowohl im ZNS als auch peripher Signale.

Eine weitere Stoffklasse der Transmitter sind verschiedene **Peptide**. Sie können als Haupttransmitter einer Synapse auftreten oder auch als Kotransmitter einer anderen Transmittersubstanz. In diesem Fall haben sie **modulierende Wirkung** auf die Übertragung. Ihre Ausschüttung kann sowohl exzitatorische als auch inhibitorische Potenziale auslösen. Beispiele für Peptide, die als Transmitter vorkommen, sind:

Substanz P

Das Neuropeptid ist z. B. an der Weiterleitung von Signalen peripherer Nozizeptoren an das ZNS beteiligt.

Enkephaline

Diese Neuropeptide sind die physiologischen Liganden der Opioidrezeptoren und sind damit ebenfalls am Schmerzempfinden beteiligt.

Endorphine

Diese körpereigenen Peptide sind Opioidrezeptor-Agonisten und wirken stark analgetisch („körpereigene Morphine"). Sie werden bei Schmerz- und Stressreaktionen des Körpers von vielen Zellen des Körpers gebildet (peripheres/zentrales Nervensystem, gastrointestinal, hypophysär, adrenal, Immunzellen).

Neben den oben genannten Transmittern gibt es im Körper viele andere Stoffe, die ebenfalls als Transmitter oder Kotransmitter auftreten. Dazu zählen häufig vorkommende Moleküle wie ADP oder ATP oder auch gasförmige Überträgerstoffe wie Stickstoffmonooxid (NO), das eine etwas andere Wirkweise hat als die anderen Transmitter (vgl. Kreislauf).

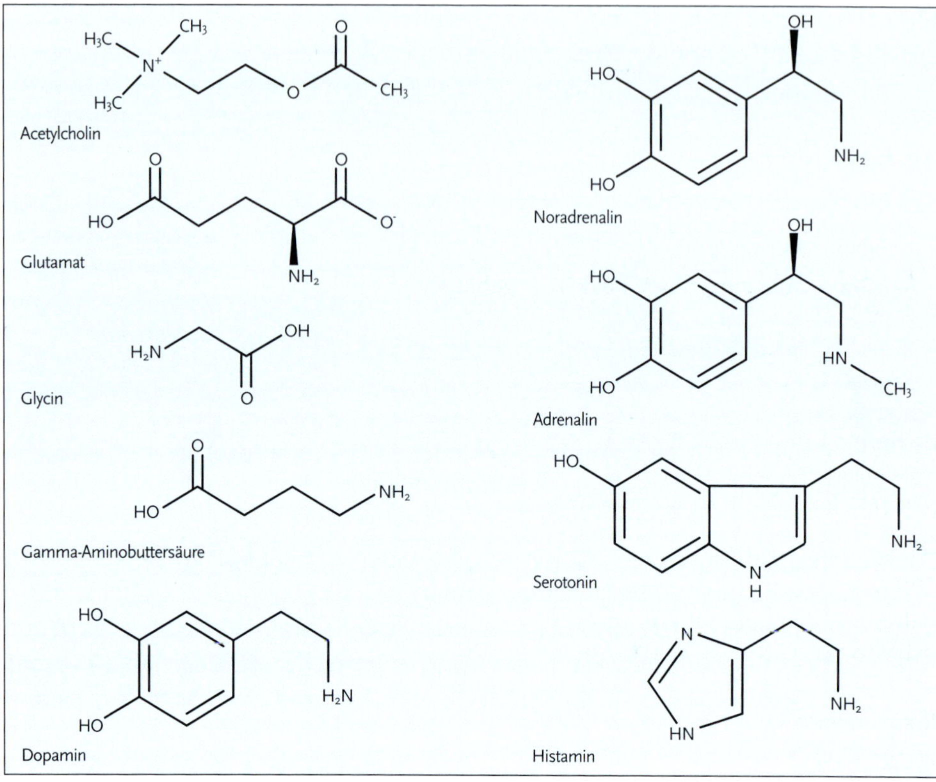

Abb. 2.8: Struktur der Neurotransmitter

2.4 Gliederung des Nervensystems

Topographisch lässt sich das Nervensystem des Menschen in ein zentrales (= ZNS) und ein peripheres Nervensystem (= PNS) unterteilen. Das **ZNS** befindet sich innerhalb des Schädels (Großhirnhemisphären, Kleinhirn etc.) sowie im Wirbelkanal (Rückenmark) und ist von **Hirnhäuten** (Meningen) sowie Flüssigkeit (Liquor cerebrospinalis, kurz Liquor) umgeben (siehe unten). Zum ZNS zählen das Gehirn und das Rückenmark.

Das ZNS teilt sich makroskopisch sichtbar in graue und weiße Substanz (vgl. Abb. 2.9). Die **graue Substanz** (Substantia grisea) besteht aus den Zellkörpern (Perikarya) der Neurone. Die **weiße Substanz** (Substantia alba) besteht aus den Axonen der Neurone, die aufgrund ihrer Myelinisierung weiß erscheinen. Im Großhirnbereich befindet sich die graue Substanz im Wesentlichen in den äußeren Bereichen des Gehirns und bildet dort die Rinde (Cortex). Zusätzlich bilden innerhalb des Gehirns Ansammlungen von Perikaryen Kerngebiete für Nervenfasern (z. B.

Basalganglien, vgl. unten). Im Rückenmark befindet sich die graue Substanz innen (typische »Schmetterlingsform« im Querschnitt) und die weiße Substanz außen.

Sobald Neurone die Hirnhäute durchtreten, beginnt das **PNS**. Es liegt somit gänzlich außerhalb der Meningen.

> **ZNS:** von Hirnhäuten (Meningen) umgeben → Gehirn und Rückenmark
> **Graue Substanz:** durch Zellkörper gebildet
> **Weiße Substanz:** durch Axone gebildet
> **PNS:** außerhalb der Meningen

Im Bereich des ZNS entspringen 12 **Hirnnerven**. Ihre Kerngebiete liegen im ZNS (daher der Name), allerdings haben sie auch periphere Anteile, da Bereiche außerhalb der Hirnhäute versorgt werden. Ihre Kurznomenklatur erfolgt in römischen Zahlen I-XII. Die meisten Hirnnerven treten aus dem Hirnstamm aus, da viele ihrer Ausgangsneurone in diesem Bereich liegen. Ausnahmen bestätigen die Regel: I. und II. stammen embryologisch aus anderen Gehirnteilen ab und beginnen daher nicht im Hirnstamm, sondern im Großhirn (I) bzw. Zwischenhirn (II).

Pharmazeuten müssen nicht sämtliche Hirnnerven mit Funktion kennen. Die wichtigsten sind jedoch in Tabelle 2.3 hervorgehoben.

Tabelle 2.3: Hirnnerven und ihre Funktion (pharmazeutisch besonders relevante hervorgehoben)

Nr.	Name	Funktion
I	**N. olfactorius**	Riechen (siehe Sinnesorgane)
II	**N. opticus**	Sehen (siehe Sinnesorgane)
III	N. occulomotorius	Augenmuskeln
IV	N. trochlearis	Augenmuskeln
V	**N. trigeminus**	Sensibilität der Gesichtsregion Motorik der Kaumuskulatur
VI	N. abducens	Augenmuskeln
VII	**N. facialis**	Gesichtsmuskeln, Geschmack (vordere Zunge)
VIII	**N. vestibulocochlearis**	Hören und Gleichgewicht (siehe Sinnesorgane)
IX	N. glossopharyngeus	Geschmack (hintere Zunge), weitere Funktionen

Nr.	Name	Funktion
X	**N. vagus**	Parasympathischer Nerv (siehe vegetatives NS)
XI	N. accessorius	Teilweise Nackenmuskeln
XII	N. hypoglossus	Zungenmuskeln

Abzugrenzen von Hirnnerven sind die **Spinalnerven.** Sie treten beidseits im Bereich der Wirbelsäule (Spina) **aus den Zwischenwirbelöffnungen** aus und ziehen in die Peripherie. Spinalnerven sind gemischte Nerven, da sie sowohl afferente (zuleitende) als auch efferente (fortleitende) Nervenfasern beinhalten. Die genaueren Verschaltungen werden im Bereich Rückenmark näher besprochen.

Cave: Hirnnerven nicht mit Spinalnerven verwechseln!

Die motorischen Funktionen der Hirnnerven und Spinalnerven können *bewusst* gesteuert werden. Sie werden daher auch als willkürliches Nervensystem bezeichnet. Teile des Nervensystems unterliegen jedoch nicht unserer direkten Kontrolle, weshalb sie auch als *unbewusstes* oder *unwillkürliches* Nervensystem bezeichnet werden. Zu diesem unwillkürlichen System zählen das vegetative und das enterische Nervensystem.

Das **vegetative Nervensystem** reguliert Reaktionen wie Beschleunigung des Herzschlags bei Gefahr oder Anpassung der Weite der Pupille des Auges. Es teilt sich in Sympathicus und Parasympathicus (vgl. Kapitel »Vegetatives Nervensystem«).

Das **enterische Nevensystem** oder **Darmnervensystem** beeinflusst die Peristaltik des Gastrointestinaltraktes und besteht im Wesentlichen aus zwei in die Darmwand eingebetteten Nervengeflechten (vgl. Kapitel Gastrointestinaltrakt), dem *Plexus myentericus* (»Auerbach-Plexus«) zwischen Ring- und Längsmuskelschicht und dem Plexus submucosus (»Meissner-Plexus«) in der Submucosa (unter der Schleimhaut).

2.5 Struktur und Funktion einzelner Gehirnteile

2.5.1 Großhirn

Das Großhirn (Telencephalon) wird in zwei Hemisphären unterteilt (vgl. Abb. 2.10). Sie werden durch eine zentrale, makroskopisch sichtbare Furche geteilt. Verschiedene Verbindungen (Komissuren) stellen die Verbindung zwischen beiden Hälften her, wobei der **Balken** die größte ist.

Jede Hirnhälfte wird in sechs Lappen (Lobi) unterteilt. Die Grenze dieser Lappen bilden tiefe Einfurchungen (Sulci), die teilweise auf der Oberfläche des Gehirns sichtbar sind. Von den sechs Lappen sollten vier auf der Gehirnoberfläche unterschieden werden können:

- **Frontallappen:** Vorne,
- **Okzipitallappen:** Hinten,
- **Temporallappen:** Seitlich-unten in Richtung Schläfe,
- **Parietallappen:** Seitlich-oben.

Der Walllappen (Lobus limbicus) und der Insellappen (Lobus insulae) liegen im Inneren des Gehirns.

Weiterhin sind auf der Oberfläche Hirnwindungen (Gyri) zu erkennen. Unterhalb der Oberfläche liegt die graue Substanz, die die Rinde (Cortex) bildet. In ihr liegen die Perikarya der Neuronen (vgl. oben), die den Ursprung der Axone bilden. Der Hirnoberfläche können sowohl bestimmte Körperregionen (zum Beispiel Fuß) als auch Funktionen (zum Beispiel Sprachverständnis) zugeordnet werden (vgl. Abb. 2.11). Durch diese Zuordnung können während eines Schlaganfalls ausgefallene Funktionen darauf hindeuten, wo sich das Problem auf cerebraler Ebene befindet.

Die linke Hemisphäre versorgt motorisch die rechte Körperhälfte und umgekehrt. Schlaganfälle in der linken Gehirnhälfte führen folglich zu motorischen Ausfällen in der rechten Körperhälfte. Die motorischen Faserbahnen der zielgerichteten Motorik (Pyramidenbahn, vgl. unten) kreuzen im Hirnstamm auf die andere Körperseite.

Im Großhirnmark finden sich verschiedene Faserbahnen (z. B. der oben erwähnte Balken) als auch die **Basalganglien.** Die Basalganglien sind Perikarya von Neuronen, die *innerhalb* des Gehirns liegen und der Feinregulation der Motorik dienen. Zu ihnen zählen:

- Nucleus caudatus,
- Putamen,

- Pallidum,
- Nucleus accumbens,
- Claustrum,
- Corpus amygdaloideum,
- Nucleus subthalamicus,
- Substantia nigra.

Teile der Basalganglien entstammen ursprünglich nicht dem Telencephalon, werden jedoch aus funktionellen Aspekten trotzdem den Basalganglien zugerechnet. Eine Störung der Basalganglien untereinander kann z. B. zum Morbus Parkinson führen.

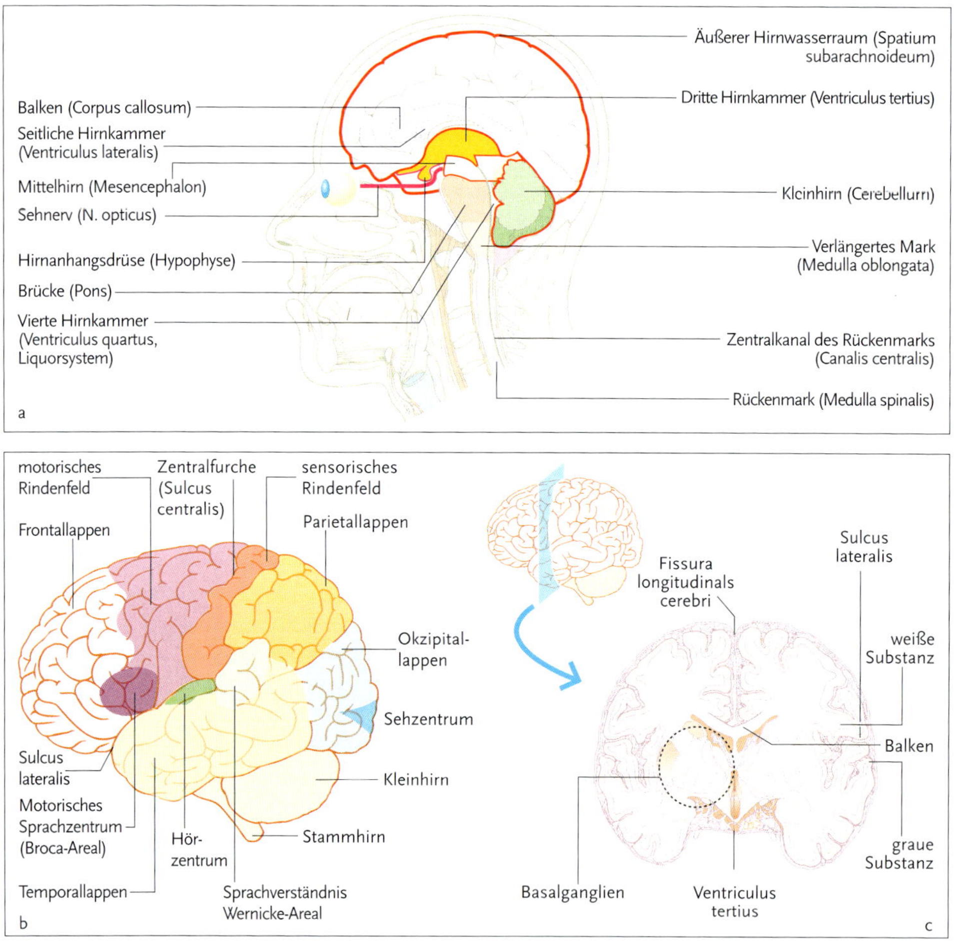

Abb. 2.9: Struktur und Funktion der Gehirnareale
(a: Mediosagittalschnitt, b: laterale Ansicht, c: Frontalschnitt)

Das Gehirn und das Rückenmark werden von drei **Hirnhäuten** (Meningen) umgeben. Sie sind bindegewebig und liegen unterhalb des Schädelknochens dem Gehirn und innerhalb des Wirbelkanals dem Rückenmark auf. Die äußerste Hirnhaut ist die **Dura mater** (feste Hirnhaut). Sie liegt direkt unterhalb des Schädelknochens und ist sehr reißfest. Unter ihr liegt die **Arachnoidea** (Spinngewebshaut). Sie ist über spinngewebähnliche Fäden (daher der Name) mit der Pia mater direkt unter ihr verbunden. Den Raum, den die Fäden durchspannen, nennt man Subarachnoidalraum, da er direkt unterhalb der Arachnoidea liegt. In diesem Raum befindet sich Hirnflüssigkeit (Liquor, vgl. unten). Das Gehirn ist sozusagen in einem flüssigen Stoßdämpfer eingelagert. Die Arachnoidea bildet Zotten aus, von denen der Liquor absorbiert werden kann. Die **Pia mater** direkt unter der Arachnoidea liegt dem Gehirn direkt auf und folgt den Gyri und Sulci.

Zwei Großhirnhemisphären → vom Balken verbunden
Cortex von **Sulci** und **Gyri** überzogen → Funktionen bzw. Körperteile können Cortexarealen zugeordnet werden
Basalganglien → u. a. Feinregulation der Motorik
Drei Hirnhäute (außen → innen): **Dura mater** → **Arachnoidea** → **Pia mater**
Liquor im Subarachnoidalraum

Liquor

Der Liquor (Hirnwasser) umgibt das ZNS. Er wird in den vier **Liquorräumen** von den **Plexus choroidei** im Inneren des Gehirns gebildet und tritt von dort nach außen in den Subarachnoidalraum aus, der sich zwischen Arachnoidea und Pia mater aufspannt. Er umfließt von dort die Hirnhemisphären sowie das Rückenmark (Gesamtvolumen etwa 140 ml). Schließlich wird er von Zotten der Arachnoidea und an den Austrittsstellen der Spinalnerven wieder ins venöse Blut absorbiert. Der Fluss des Liquors ist somit vom Inneren des Gehirns nach außen. Am Plexus choroideus sind die Epithelzellen (sog. Ependymzellen) im Gegensatz zur Blut-Hirn-Schranke fenestriert und lassen so eine Filtration des Blutes zu. Daher ist der Liquor klar, eiweißarm und nahezu zellfrei (lediglich wenige Leukozyten). Er dient vor allem als mechanischer **Schutz**, da er Stöße abmildert und ein Anschlagen des Gehirns an die Schädelkalotte verhindert. Der Liquor kann durch Punktion des unteren Lendenwirbelbereiches zu diagnostischen Zwecken gewonnen werden, um zum Beispiel eine Erhöhung der Immunzellen bei Entzündungen oder Blutbeimengungen festzustellen.

Liquor
- Produktion durch **Plexus choroidei** in den 4 Liquorräumen (innen)
- Fluss: innen → außen (Subarachnoidalraum)
- Absorption: ins venöse System an Arachnoidalzotten und Austrittsstellen der Spinalnerven

2.5.2 Zwischenhirn

Das Zwischenhirn (Diencephalon) liegt zwischen Telencephalon und Mittelhirn (Mesencephalon).

Es besteht aus vier Einheiten (wichtige hervorgehoben):
- **Thalamus,**
- **Hypothalamus** (bildet den Boden des Diencephalon),
- Epithalamus (oberhalb des Thalamus),
- Subthalamus (unterhalb des Thalamus).

Durch den **Thalamus** ziehen sämtliche Bahnen, die in unser Bewusstsein gelangen, weshalb er auch als »Tor zum Bewusstsein« bezeichnet wird. Eine Ausnahme bildet die Riechbahn. Ihre Fasern laufen am Thalamus vorbei, weshalb Gerüche oft *unterbewusst* Assoziationen und Gefühle hervorrufen. Im Schlaf besitzen die Neurone des Thalamus eine Eigenfrequenz, die ankommende Aktionspotenziale von anderen Neuronen »abfängt«, weshalb Schlafende Reize in ihrer Umgebung nicht ohne Weiteres wahrnehmen.

Der **Hypothalamus** bildet den Boden des Zwischenhirns und ist somit direkt oberhalb der Hypophyse (oberste Hormondrüse des Körpers) befindlich und mit ihr durch einen Stiel (Infundibulum) verbunden. Der Hypothalamus erfüllt durch diese Verbindung wichtige Funktionen im neuroendokrinen System sowie in der Steuerung vegetativer Funktionen.

Die **Hypophyse** (Hirnanhangsdrüse) »hängt« dem Hypothalamus nach unten über das Infundibulum an. Sie unterteilt sich in einen hinteren Teil (Neurohypophyse) und einen vorderen Teil (Adenohypophyse). Sie ist die oberste Hormondrüse des Körpers und wird daher im Kapitel Hormone besprochen.

Thalamus → »Tor zum Bewusstsein«
Hypothalamus → Steuerung vegetativer Funktionen und Verbindung mit Hypophyse
Hypophyse → oberste Hormondrüse des Körpers

Ein funktionelles System, das sich aus di- und telencephalen Teilen zusammensetzt, ist das **limbische System.** Es beeinflusst unter anderem Lernfunktionen und emotionale Prozesse. Unter negativem Stress lassen sich deshalb Fakten für Prüfungen oft schlechter merken.

Zu diesem System zählen:
- Hippocampus (wichtig für Lernprozesse),
- Corpus amygdaloideum (Mandelkern → Beteiligung bei Angstentstehung),
- Teile des Diencephalons und verschiedene Verbindungsbahnen.

2.5.3 Hirnstamm

Der Hirnstamm liegt zwischen Diencephalon und Rückenmark und besteht aus **Mittelhirn** (Mesencephalon), **Brücke** (Pons) und **verlängertem Mark** (Medulla oblongata) (vgl. Abb. 2.11). Sämtliche Bahnen, die zwischen Großhirn und Rückenmark verlaufen, müssen den Hirnstamm passieren. Hier verläuft eine Vielzahl absteigender und aufsteigender Faserbahnen. Weiterhin befinden sich hier die meisten Hirnnervenkerne.

Die augenfälligsten Strukturen des **Mittelhirns** sind der Nucleus ruber (roter Kern, eisenhaltig) und die Substantia nigra (schwarze Substanz, dopaminhaltig), die im Hirnschnitt ihre typische Farbe aufweisen und Regulationsfunktionen der Motorik erfüllen.

Die **Brücke** liegt zwischen Mittelhirn und verlängertem Mark und ist durch eine Vorwölbung erkennbar. In ihr liegt der Locus caeruleus (himmelblauer Kern), der ein Kerngebiet noradrenerger Neurone darstellt. Auch hier finden sich Hirnnervenkerne.

Die **Medulla oblongata** bildet den untersten Teil des Hirnstamms vor dem Rückenmark. In ihr befinden sich unter anderem die Raphe-Kerne, die serotoninreich sind und unter anderem für das körpereigene schmerzhemmende System verantwortlich sind. Am untersten Rand der Medulla oblongata befindet sich die Pyramide, die durch die **Pyramidenbahn** gebildet wird. Diese Bahn nimmt ihren Ursprung vor der Zentralfurche des Vorderlappens im motorischen Rindenfeld (vgl. Abb. 2.9). Sie transportiert motorische Aufträge über Motorneurone vom Kortex zu den Muskeln. Die linke Hirnhälfte versorgt die rechte Körperhälfte und umgekehrt. Dieser paradox wirkende Zustand kommt durch die Kreuzung der Fasern (80 % in der Pyramide) zustande. Die Pyramidenbahn ist für die bewusste Zielmotorik (z. B. der Finger) zuständig. Alle ins Rückenmark ziehenden motorischen Bahnen, die nicht zu den Pyramidenbahnen zählen, werden als **extrapyramidal** bezeichnet.

Extrapyramidal werden vor allem die rumpfnahen Extremitäten und der Rumpf selbst angesteuert. Die feiner gesteuerten Bewegungen der Extremitäten laufen über die Pyramidenbahnen. Wird die Pyramidenbahn an einer Stelle unterbrochen (z. B. bei einer Schädigung im Bereich des Rückenmarks), sind Lähmungen der nicht mehr angesteuerten oder fehlgesteuerten Muskulatur die Folge.

Hirnstamm: Mittelhirn + Brücke + Medulla oblongata
Bahnen vom Gehirn zum Rückenmark und umgekehrt → passieren den Hirnstamm
Somatomotorik: Pyramidenbahn + extrapyramidales System
Pyramidenbahn: bewusste Zielmotorik → Skelettmuskultur von der jeweils kontralateralen Hemisphäre versorgt → überwiegend Kreuzung in Pyramide im Hirnstamm
Extrapyramidales System: Vor allem Massenbewegungen der rumpfnahen Extremitäten und des Rumpfes

2.5.4 Kleinhirn

Das Kleinhirn (Cerebellum) liegt dem Hirnstamm rückseitig an. Es besteht wie das Großhirn aus zwei Hemisphären, die durch den Wurm (Vermis cerebelli) verbunden sind. Es generiert jedoch keine eigenen Bewegungen, sondern verrechnet Informationen aus den Basalganglien, dem Großhirn, der Peripherie und bestimmter Sinnesorgane und vergleicht diese mit einem abgespeicherten Bewegungsmuster. Es kann somit als **Modulator der Motorik** aufgefasst werden. Fällt das Kleinhirn aus, können Gleichgewichtsstörungen sowie Störungen des Bewegungsablaufs die Folge sein – ein Bewegungsverlust ist nicht zu erwarten.

Ausfall des Kleinhirns → Störungen des Gleichgewichts sowie des Bewegungsablaufs

2.5.5 Blut-Hirn-Schranke

Die Blut-Hirn-Schranke (BHS) ist eine Barriere, die Stoffe aus dem Blut nicht ungehindert in das ZNS passieren lässt, um dieses zum Beispiel vor Giftstoffen zu schützen. Sie wird durch **tight junctions des Gefäßendothels** gebildet. Astrozyten induzieren die Ausbildung dieser Verschlussverbindung und stabilisieren sie. Vom Gefäß zum Gehirn besteht sie also aus Kapillarendothel mit tight junctions, einer Basalmembran und Astrozytenfortsätzen.

Die BHS wirkt **selektiv** bezüglich Molekülgröße, Hydro-/Lipophilie und Ladung. **Kleine, lipophile Stoffe** können sie leichter passieren, da sie die Endothelzellen transzellulär überwinden können. Zu solchen Stoffen zählen Sauerstoff, Nikotin, Ethanol und Coffein. Größere, hydrophile Moleküle wie Glucose und Aminosäuren bedürfen dagegen spezieller **Carrier** (Transporter). Noch größere Proteine (z. B. Transferrin) werden durch **rezeptorvermittelte Transzytose** durch die BHS geschleust. Weiterhin müssen die Stoffe im Blut frei, das heißt **nicht an Transportproteine gebunden**, vorliegen. Stoffe, die die BHS passieren, können auch aktiv wieder entfernt werden. Diese ABC-Transporter (ATP-binding cassette) »pumpen« Stoffe unter ATP-Verbrauch wieder in die Kapillaren zurück. Der relativ lipophile Arzneistoff Loperamid zum Beispiel wird so wieder ins Blut zurück befördert, sodass der Arzneistoff im Normalfall keine zentralen Wirkungen besitzt.

In einigen Gebieten des ZNS fehlt die BHS, damit diese ihre Aufgaben erfüllen können (z. B. Neurohypophyse → Hormonabgabe, Plexus choroideus → Liquorbildung).

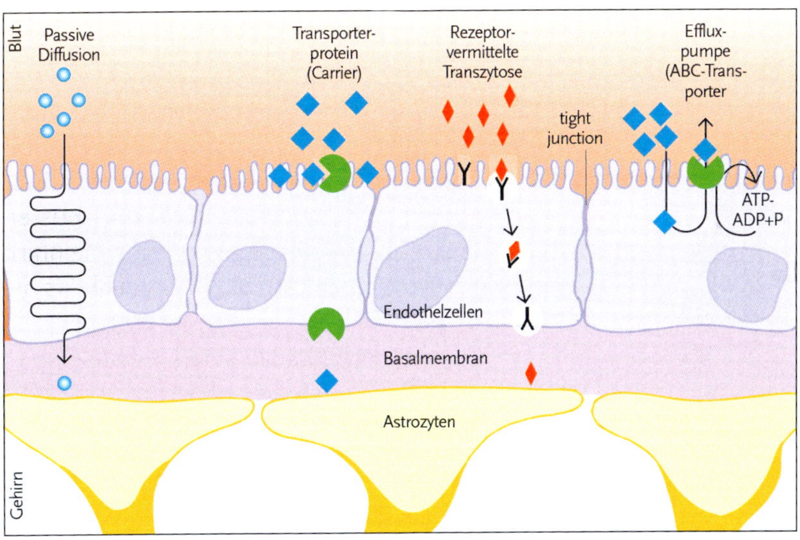

Abb. 2.10: Aufbau der Blut-Hirn-Schranke

Blut-Hirn-Schranke
(außen → innen): Kapillarendothel (tight junctions) → Basalmembran → Astrozyten
Diffusion: Kleine, lipophile Stoffe
Carrier-vermittelt: Glucose, Aminosäuren und andere Stoffe
ABC-Transporter: ATP-vermittelter Transport

2.6 Rückenmark und peripheres Nervensystem

2.6.1 Aufbau und Lage des Rückenmarks

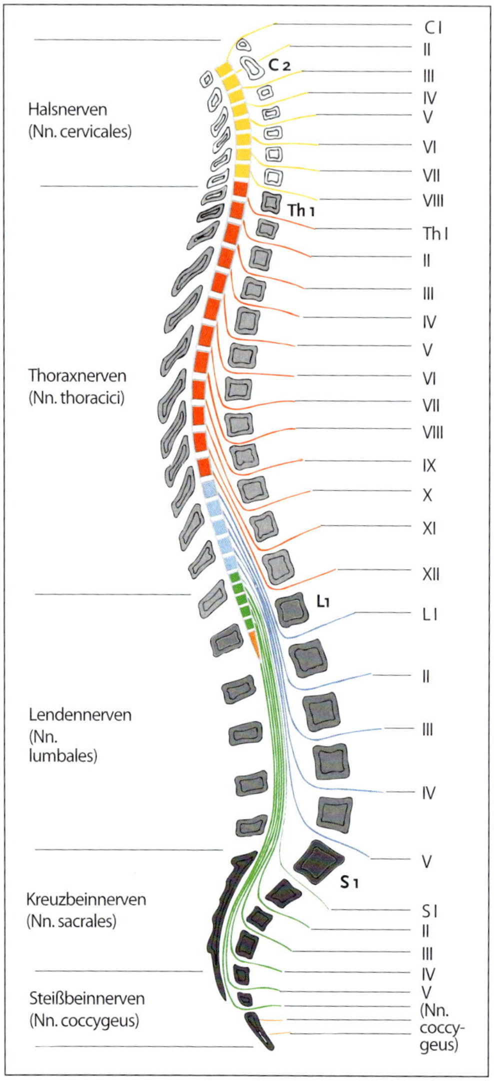

Abb. 2.11: Wirbelkörper und Spinalnerven

Das Rückenmark schließt sich an die Medulla oblongata an und liegt im Wirbelkanal. Dieser Kanal wird durch einen knöchernen Bogen gebildet, der sich an der dorsalen Seite des Wirbels anschließt (vgl. Abbildung). Es ist von Liquor umspült. Beidseits treten aus den Zwischenwirbelöffnungen **Spinalnerven** aus, die in die Peripherie ziehen. Ihre Zahl entspricht der Zahl der Wirbelkörper. Lediglich im Halswirbelbereich findet sich ein Spinalnervenpaar mehr, als es Cervikalwirbel gibt:

8	Halsnerven (Nn. cervicales)	→ C1-8
12	Brustnerven (Nn. thoracici)	→ Th1-12
5	Lendennerven (Nn. lumbales)	→ L1-5
5	Kreuzbeinnerve (Nn. sacrales)	→ S1-5
1–2	Steißbeinnerven (Nn. coccygeus)	

> Merkspruch (von oben → unten):
> »8 Uhr Frühstück – 12 Uhr Mittagessen – 5 Uhr Kaffee – 1 bis 2 Stunden später Abendessen«

Auf Höhe des 1. Lendenwirbels läuft das Rückenmark konisch zusammen und enthält ab dieser Stelle abwärts nur noch eine Ansammlung von Nervenfasern, die als **Cauda equina** (Pferdeschwanz) bezeichnet werden.

Wie das Gehirn ist das Rückenmark in graue und weiße Substanz gegliedert, wobei die graue Substanz (Perikarya der Neurone) in diesem Fall im Inneren des Rückenmarks liegt. Im Querschnitt ist dadurch eine typische Schmetterlingsform mit Hinterhorn, Seitenhorn und Vorderhorn zu sehen. In der weißen Substanz verlaufen die Axone.

Die afferenten Fasern ziehen über die Hinterwurzel ins **Hinterhorn** und werden dort mit anderen Neuronen verschaltet. Diese ankommenden sensiblen Bahnen werden durch pseudounipolare Nervenzellen gebildet, deren Zellkörper eine Verdickung in der Hinterwurzel bilden – das Spinalganglion (Ganglion spinale). Die sensiblen Bahnen können **somatosensibel** oder **viszerosensibel** sein. Somatosensible Fasern leiten z. B. das Tastempfinden der Haut, viszerosensible Fasern Empfindungen der inneren Organe zum ZNS. Nicht zu verwechseln ist sensibel mit sensorisch. Sensorisch bezieht sich auf Sinneseindrücke wie Sehen, Riechen, Schmecken und Hören. Sensorische Fasern liegen sämtlich im Kopfbereich. Somatosensible Fasern werden auch als allgemein-somatosensibel, sensorische Fasern als speziell-somatosensibel bezeichnet.

Die efferenten Neurone kommen vom **Vorder- oder Seitenhorn**. Ihre Neurone sind unipolar und liegen in der grauen Substanz des Rückenmarks. Diese Neurone besitzen motorische Qualität, innervieren also die Skelettmuskulatur (**somatomotorisch**) und die glatte Muskulatur der inneren Organe (**viszeromotorisch**). Die somatomotorischen Neurone beginnen im Vorderhorn, die viszeromotorischen Neurone im Seitenhorn. Sowohl sensible als auch motorische Neurone sind mit dem Grenzstrang (Teil des Sympathicus) verbunden, der als Verbindung zum vegetativen Nervensystem dient (vgl. vegetatives Nervensystem).

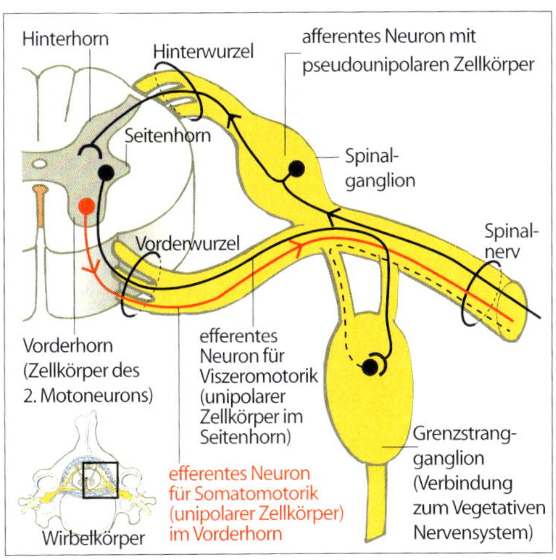

Abb. 2.12: Spinalnerv mit Vorder- und Hinterwurzel sowie Verschaltung zum Grenzstrang

Das Hinterhorn bildet nach dem Austritt aus dem Rückenmark die **Hinterwurzel**, das Vorder- und Seitenhorn zusammen die **Vorderwurzel**. Der eigentliche Spinalnerv ist **das nur etwa 1 cm** lange Stückchen, das alle oben beschriebenen Qualitäten enthält und noch nicht in weitere periphere Nerven aufgespalten ist. Somit sind Spinalnerven gemischte Nerven, da sie sowohl afferente (zuleitende) als auch efferente (fortleitende) Nervenfasern beinhalten (vgl. Abbildung).

Tabelle 2.4: Neuronale Verschaltung im Rückenmark

	Neuron	Qualität	Lage der Perikarya im Rückenmark und Typ
Hinterwurzel	*Sensibel* (Somato- & Viszerosensibel)	afferent	Spinalganglion (pseudounipolar)
Vorderwurzel	Viszero*motorisch* (Vegetativum)	efferent	Seitenhorn (unipolar)
	Somato*motorisch* (α/γ-Motoneurone)	efferent	Vorderhorn (unipolar)

Efferenzen des Rückenmarks

Die somatomotorischen Neurone des Rückenmarks liegen im Vorderhorn und versorgen die Skelettmuskulatur. Sie werden als α-**Motoneurone** bezeichnet. Ihre Zellkörper liegen im Vorderhorn des Rückenmarks, ihre Axone ziehen zu den Muskeln. Sie bilden die Endstrecke aller Prozesse, die im Gehirn und im Rückenmark ablaufen und zu einer Kontraktion der quergestreiften Muskulatur führt. Die Motoneurone, die vom Gehirn zum Rückenmark ziehen, werden bei als erstes, die Neurone, die vom Rückenmark zum Muskel ziehen, als zweites Motoneuron bezeichnet. Senden sie ein Aktionspotenzial an den Muskel, wird eine Kontraktion ausgelöst. Ein Motoneuron innerviert eine unterschiedlich große Anzahl an Muskelfasern. Die Gesamtheit eines Motoneurons und seiner innervierten Muskelfasern heißt **motorische Einheit**. Die Zahl der innervierten Fasern variiert stark (10–1000 Faser/Motoneuron) – je genauer ein Muskel arbeiten muss, desto kleiner ist die Zahl und umgekehrt.

α-Motoneurone zählen zur **A**α-Klasse der Nerven. Sie sind markhaltig, dick und leiten ein Aktionspotenzial sehr schnell (ca. 60 m/s).

Eine weitere Efferenz des Rückenmarks bilden die γ-**Motoneurone.** Sie verlassen das Rückenmark ebenfalls über die Vorderwurzel und gehören zur **A**γ-Klasse: Sie sind dünner und langsamer als die α-Motoneurone (ca. 30 m/s). Sie innervieren motorisch Rezeptoren, die Informationen über die **Dehnung** (Länge) des Muskels vermitteln. Diese Rezeptoren werden Muskelspindeln genannt. Sie bestehen aus speziellen Muskelfasern, die eine eigene Innervation aufweisen und innerhalb des Muskelgewebes liegen (vgl. unten). Je genauer ein Muskel arbeiten muss, desto mehr **Muskelspindeln** besitzt er.

α-Motoneurone $\rightarrow$ Aα-Klasse: dick, schnell, ca. 60 m/s $\rightarrow$ für Kontraktion
γ-Motoneurone $\rightarrow$ Aγ-Klasse: dünner, langsamer, ca. 30 m/s $\rightarrow$ für Muskelspindeln
Motorische Einheit: Motoneuron + innervierte Muskelfasern

Afferenzen des Rückenmarks

Die Afferenzen der Skelettmuskulatur laufen über die Hinterwurzel ins Rückenmark. Sie geben eine Rückmeldung über die tatsächlich durchgeführte Bewegung. Dabei werden Länge (Muskelspindeln), Spannung (Golgi-Sehnenorgane) und die Stellung der Gelenke zueinander verrechnet. Die Gesamtheit dieser Messorgane heißt **Propriozeptoren**. Sie können Länge und Spannung (*Proportionalkomponente*) und die Geschwindigkeitsänderung dieser Größen (*Differentialkomponente*) messen. Ein Proportionalfühler könnte also z. B. die Zahlen von 1 bis 10 messen, ein Differentialfühler, wie schnell von 1 bis 10 gezählt wird. Misst ein Fühler beide Qualitäten, wird er als **Proportional-Differential (PD)-Sensor** bezeichnet.

Die **Gelenkstellung** wird durch solche **PD-Sensoren** erfasst. Sie messen die Gelenkstellung und Geschwindigkeit der Bewegung. Ihre Signale laufen zwar über die Hinterwurzel ins Rückenmark, werden allerdings auf supraspinaler Ebene verarbeitet.

Die **Muskelspindeln** sind spezielle Rezeptoren, die die **Dehnung (Länge)** des Muskels messen. Sie sind aus speziellen Muskelfasern aufgebaut, die zwischen den anderen Skelettmuskelfasern liegen. Innerhalb der Muskelspindeln (**intrafusal**) liegen dickere **Kernsackfasern** und dünnere **Kernkettenfasern**. Die Zellkerne der Kernsackfasern liegen in einer zentralen Auftreibung (daher der Name), die Zellkerne der Kernkettenfasern in Reihe angeordnet (wie eine Kette).

Afferent werden die Spindeln durch dicke, markhaltige **Ia**-Fasern innerviert, die sich um die Mitte der intrafusalen Fasern winden. Sie feuern in Ruhe in einer bestimmten Frequenz Aktionspotenziale. Bei *Längenzunahme* (Dehnung) steigern sie ihre Frequenz, bei Längenabnahme (Kontraktion) sinkt sie. Zusätzlich wird die Dehnungs*geschwindigkeit* frequenzcodiert – eine Längenzunahme führt insbesondere zu Beginn zu einer sehr starken Frequenzsteigerung. Endet die Dehnung oder Kontraktion und der Muskel kommt zur Ruhe, pendelt sich die Frequenz auf ein Maß, das der Länge des Muskels entspricht, ein. Dehnungen führen also zu einer Frequenzzunahme, Kontraktionen (durch Verkürzung) zu einer Frequenzabnahme. Muskelspindeln sind somit **PD-Sensoren** mit der Länge als statischer und der Dehnungsgeschwindigkeit als dynamischer Komponente. Die Proportionalkomponente (Länge) wird über dünnere Fasern der **Klasse II** erfasst, die wie die Ia-Fasern über die Hinterwurzel ins Rückenmark ziehen.

Die Muskelspindeln werden efferent durch γ-Motoneurone innerviert. Sie erhöhen die **Vorspannung** der Muskelspindeln, wodurch die Empfindlichkeit des Rezeptors gesteigert werden kann. Werden statische Fasern vorgespannt, steigt die Empfindlichkeit für die Länge; bei dynamischen Fasern die Empfindlichkeit für die Geschwindigkeit.

Insbesondere bei der durch α-Motoneurone vermittelten Kontraktion ist diese Anpassung der Empfindlichkeit der Muskelspindeln von Bedeutung: Schnelle Muskelverkürzungen würden zu einer starken Frequenzabnahme der Afferenzen der Muskelspindeln führen, da die Spindeln »schlaff« im Muskel liegen würden und keine Information mehr messen könnten. Daher greift die α-γ-**Koaktivierung**: Beide Neurone werden gleichzeitig erregt, sodass bei einer Verkürzung des Muskels (durch die α-Neurone ausgelöst) die Muskelspindeln ebenfalls mitgespannt werden (durch die γ-Neurone ausgelöst). Dadurch erhält das Gehirn weiterhin Rückmeldung und kann die Bewegung überwachen. Bildhaft kann man die Muskelspindel mit einem Gummiband vergleichen, das in der Muskulatur eingelegt ist. Verkürzt sich die umgebende Muskulatur durch Kontraktion, würde das Gummiband schlaff werden und keine zuverlässigen Daten mehr über die Länge des Muskels liefern. Durch die γ-Motoneurone bleibt das Gummiband jedoch gespannt.

Eine weitere Komponente der Rückmeldung auf spinaler Ebene ist die **Spannung** (Muskelkraft). Man stelle sich eine isometrische Kontraktion vor, bei der weder Länge noch Geschwindigkeit variieren. Somit ändert sich die Entladungsfrequenz der Muskelspindeln kaum und das ZNS bekommt von diesen Rezeptoren keine Rückmeldung über die aufgebrachte Kraft. Die **Golgi-Sehnenorgane** messen daher die Spannung, um die Muskulatur vor einer Überbeanspruchung zu schützen. Sie sind in Serie geschaltete, extrafusale Fasern am Übergang von Muskel zu Sehne. Sie werden durch **Ib**-Fasern innerviert und sind ebenfalls PD-Rezeptoren. Ihr Schwerpunkt ist die *Proportionalmessung*. Sie sind im Gegensatz zu den Muskelspindeln nicht motorisch innerviert, behalten ihre Messfunktion bei Kontraktion jedoch durch langsamere Adaptation. Sind die Ib-Fasern aktiviert, werden über hemmende Neurone im Rückenmark die α-Motoneurone des entsprechenden Muskels gehemmt, um den Muskel vor zu hoher Spannung zu schützen. Dieser Mechanismus wird als **autogene Hemmung** bezeichnet.

Gelenksensoren

- PD-Sensoren
- Verarbeitung auf supraspinaler Ebene

Muskelspindeln

- intrafusale Dehnungsmesser
- PD-Sensoren
- Ia-Fasern: Differentialkomponenten
- II-Fasern: Proportionalkomponenten
- γ-Motoneurone: α-γ-Koaktivierung → Sensibilitätserhaltung der Muskelspindeln

Golgi-Sehnenorgane

- extrafusale Spannungsmesser
- langsam adaptierende PD-Sensoren
- Ib-Fasern: Schwerpunkt auf Proportionalkomponenten
- autogene Hemmung des α-Motoneuron im Rückenmark → Überlastungsschutz

2.6.2 Reflexe

Reflexe sind Bewegungen, bei denen eine afferente Erregung unbewusst eine immer gleich ablaufende Bewegung auslöst (z. B. Kontraktion des vorderen Oberschenkelmuskels beim Patellarsehnenreflex). Die Verschaltung von Reiz bis Reflexantwort ist dabei auf Rückenmarksebene organisiert und wird als **Reflexbogen** bezeichnet. Durch diese Spinalmotorik werden höhere Zentren umgangen und Schutzreflexe, die schnell ausgeführt werden müssen, laufen zügiger ab.

Ein **Sensor** nimmt einen Reiz auf, leitet ihn über eine **Afferenz** (sensibles Neuron) zu einem **zentralen Neuron**, wo die Verschaltung stattfindet, und von dort über eine **Efferenz** (Motoneuron) zu einem **Effektor**. Die Dauer von Reiz bis Antwort wird als **Reflexzeit** bezeichnet. Da Reflexe immer im selben Rückenmarkssegment umgeschaltet werden, stellt ihre Untersuchung einen wichtigen Bestandteil der medizinischen Basisdiagnostik dar. Sowohl gesteigerte als auch verminderte Reflexantworten können pathologisch sein. Es sollte immer eine Testung in Seitendifferenz durchgeführt werden, um Unterschiede im Vergleich feststellen zu können.

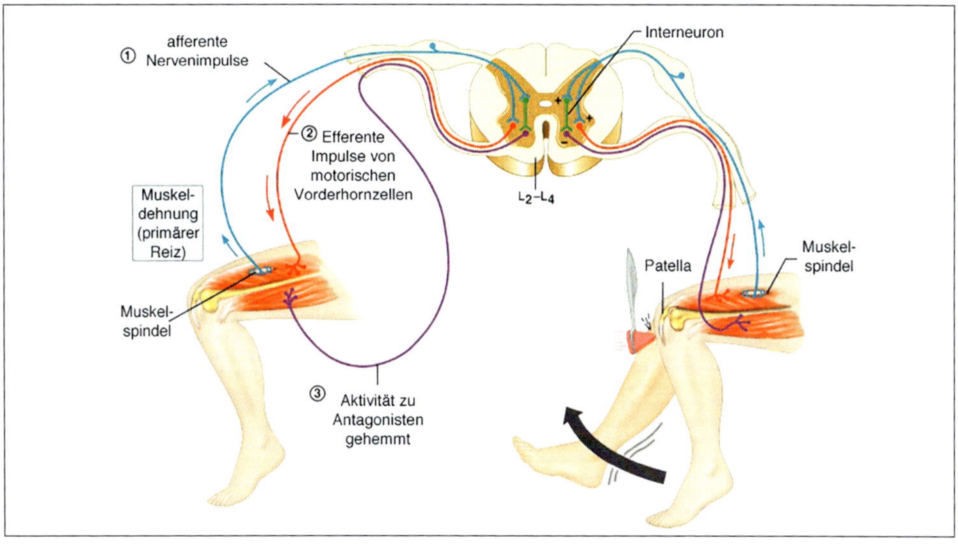

Abb. 2.13: Reflexbogen mit reziproker Antagonistenhemmung (links: Grundprinzip; rechts: Klinische Anwendung)

Eigenreflexe

Die simpelste Form ist der **monosynaptische Reflex**, bei dem vereinfacht nur eine Synapse beteiligt ist: Als Afferenz dient eine Ia-Faser einer Muskelspindel, die durch Bewegung aktiviert wird und im Rückenmark eine Umschaltung auf das α-Motoneuron desselben Muskel auslöst, sodass dieser kontrahiert. Durch die kurzen Wege ist die Reflexzeit sehr gering (ca. 30 ms). Da Sensor und Effektor im gleichen Muskel liegen, wird diese Schaltung als **Eigenreflex** bezeichnet. Um eine Hemmung des Reflexes durch den Antagonisten (Muskel, der gegenläufige Bewegung ausführt, z. B. vordere und hintere Oberschenkelmuskulatur) zu verhindern, wird dieser gehemmt. Daher spricht man von der **reziproken Hemmung** des Antagonisten. Von der Ia-Afferenz wird über ein hemmendes Interneuron das α-Motoneuron des Antagonisten gehemmt. Die Verschaltung erfolgt also **disynaptisch** und wird als **Fremdreflex** bezeichnet, da Sensor und Effektor nicht im gleichen Muskel liegen. Bekanntes Beispiel ist der Patellarsehnen-Reflex, bei dem ein Schlag auf die Sehne unterhalb der Kniescheibe den Muskel kurz dehnt, die Muskelspindeln der vorderen Oberschenkelmuskulatur erregt werden und monosynaptisch im Rückenmark ein α-Motoneuron die Kontraktion des Muskels auslöst. Disynaptisch wird über ein inhibitorisches Interneuron der Antagonist auf der Oberschenkelrückseite gehemmt.

Fremdreflexe

Meist sind Fremdreflexe jedoch **polysynaptisch**, da unterschiedliche Sensor- und Effektororgane eine komplexere Schaltung notwendig machen. Teilweise werden hier auch supraspinale Zentren einbezogen und komplexere Bewegungen vollzogen. Oft sind diese Reflexe **Schutzreflexe.** Tritt man zum Beispiel in einen Nagel, wird der Beuger des Beines aktiviert, um dieses von der Quelle der Verletzung zu entfernen. Gleichzeitig wird das andere Bein gestreckt, damit dieses das Gewicht des Körpers tragen kann, und die Körperspannung erhöht, um das Gleichgewicht zu halten.

Im Gegensatz zu Eigenreflexen können bei Fremdreflexen unterschwellige Reize durch **Summation** zu einem überschwelligen Reiz führen. Diese Summation ist durch die polysynaptische Verschaltung möglich, die bei einem monosynaptischen Reflexbogen wegfällt. Fremdreflexe können durch **Konditionierung** auch angepasst werden. Tritt z. B. immer der gleiche Reiz auf, gewöhnt sich der Körper daran (**Habituation**) und lässt mit der Zeit mit der Antwort nach. Bei länger nicht mehr auftretendem Reiz kann die Reizantwort wieder zu einem normalen Niveau zurückkehren.

Hemmende Mechanismen

Die Reflexantwort besteht in der Regel nur aus einer kurzen Zuckung des Muskels. Zum einen werden die Muskelspindeln kurzzeitig entdehnt, wodurch ihre Ia-Fasern nicht aktiv sind. Zum anderen werden die Ib-Afferenzen der Golgi-Sehnenorgane während des Reflexes verstärkt aktiv und führen nun zu einer autogenen Hemmung zum Schutz der Muskulatur.

Schließlich gibt es noch die **rekurrente Hemmung.** α-Motoneurone führen über eine Abzweigung des Axons zu einer **Renshaw-Zelle**. Diese ist rückwärtig (rekurrent) mit dem Perikaryon des α-Motoneuron verbunden. Die Renshaw-Zelle ist inhibitorisch (glycinerg) und führt so zu einer **rekurrenten Hemmung** des Motoneurons. Die Renshaw-Zelle ist nur ein prominentes Beispiel für viele verschiedene Verschaltungen dieser Art. Supraspinale Zentren können diese inhibitorischen Interneurone modulieren und so die Reizantwort beeinflussen.

Reflex
Sensor → Afferenz → zentrales Neuron → Efferenz → Effektor

Eigenreflex
monosynaptisch: Sensor und Effektor im selben Muskel
disynaptisch: Hemmung des Antagonisten

Fremdreflex
Sensor und Effektor in unterschiedlichen Muskeln → di- bis polysynaptisch
oft Schutzreflexe mit komplexer Bewegung
auf neuronaler Ebene: Summation, Konditionierung und Habituation möglich

Beendigung des Reflexes
v. a. Renshaw-Zelle mit rekurrenter Hemmung

2.7 Vegetatives Nervensystem

Das vegetative Nervensystem reguliert unbewusste Reaktionen, die die Körperfunktionen an die aktuelle Umwelt anpassen. Die Anpassung geschieht *selbsttätig*, weshalb man es auch als **autonomes Nervensystem** bezeichnet. Es werden zwei **Antagonisten** unterschieden: **Sympathicus** und **Parasympathicus**.

Grundsätzlich ist der **Sympathicus** für **Leistungssteigerung** zuständig. Muss man z. B. vor einem Säbelzahntiger flüchten, sorgt der Sympathicus dafür, dass alle in dieser Situation unnötigen Körpervorgänge auf ein Minimum reduziert werden. So werden die Durchblutung der Verdauungsorgane, die Darmperistaltik und der Harnblasentonus reduziert sowie die Sphincteren von Harnblase und Enddarm stärker angespannt. Gleichzeitig wird Adrenalin ausgeschüttet, Blutdruck und Herzfrequenz sowie die Durchblutung von Muskeln und Haut gesteigert, Energie bereitgestellt und die Schweißproduktion gefördert. Der Körper ist nun bereit zu kämpfen oder zu flüchten.

Der **Parasympathicus** ist für **Regeneration** verantwortlich. Ist der Säbelzahntiger erlegt, kann man entspannen, ihn grillen und essen. Dazu nimmt der Verdauungstrakt wieder seine Funktion auf. Die Muskeln können sich nun entspannen, Blutdruck und Herzfrequenz werden gesenkt.

2.7.1 Anatomischer Verlauf

Es werden **afferente (= viszerosensible)** und **efferente (= viszeromotorische bzw. sekrotorische)** Fasern unterschieden. Diese efferenten Fasern können aufgrund ihres Ursprungs und unterschiedlicher Neurotransmitter dem Sympathicus oder Parasympathicus zugeordnet werden. Diese Zuteilung ist bei den afferenten Fasern nicht möglich.

Ursprünge im ZNS

Sympathicus und Parasympathicus unterscheiden sich unter anderem aufgrund ihrer Ausgangskerngebiete im ZNS, wobei sowohl cerebrale als auch medulläre Kerngebiete vorliegen. Der **Sympathicus** ist überwiegend **thorakolumbal** angeordnet. Seine Neurone beginnen im Seitenhorn des Brust- und Lendenmarkes. Die Ursprünge des **Parasympathicus** liegen **kraniosakral**. Im Kopfbereich liegen die Kerngebiete vor allem im Hirnstamm, wo sie die Hirnnerven versorgen. Auf Rückenmarksebene entspringt der Parasympathicus im Seitenhorn des Sakralmarks (unterer Teil des RM auf Höhe des Sakrum). Ein wichtiges Verbindungsorgan des Vegetativums im ZNS stellt auch der **Hypothalamus** dar. Er ist die Schnittstelle zum Hormonsystem und zur sonstigen Kreislaufregulation (Temperatur etc.).

Verlauf im PNS

Sowohl Sympathicus als auch Parasympathicus entspringen zentral und versorgen u. a. periphere Gebiete. Dazu müssen die aus dem ZNS kommenden Fasern **einmal umgeschaltet** werden. Die dazu notwendigen Synapsen liegen in **Ganglien** (*griech.* Knoten), die nach anatomischer Präparation als Verdickung des Nervenstrangs mit bloßen Augen gesehen werden können. Das Neuron, das vom zentralen Ursprungsgebiet zum Ganglion zieht, wird als **1. Neuron** bzw. **präganglionär** bezeichnet. Das nachfolgende Neuron, das zu den Organen zieht, wird als **2. Neuron** bzw. **postganglionär** bezeichnet. Die letzte Umschaltstelle ist die Synapse am Erfolgsorgan. Für den **Sympathicus** liegen diese Ganglien überwiegend **paravertebral** (parallel zur Wirbelsäule) im **Grenzstrang (Truncus sympathicus)**. Anatomisch freipräpariert sieht man präganglionäre Fasern aus dem Rückenmark (Rami communicantes), die in einen Nervenstrang mit Verdickungen (wie eine »Perlenkette«) eintreten. Dort werden die Fasern zum ersten Mal umgeschaltet und laufen als postganglionäre zu ihren Zielorganen. Einige wenige zusätzliche Ganglien liegen im Hals- und Lumbalbereich. Eine Besonderheit stellt das **Nebennierenmark** dar, das nach Sym-

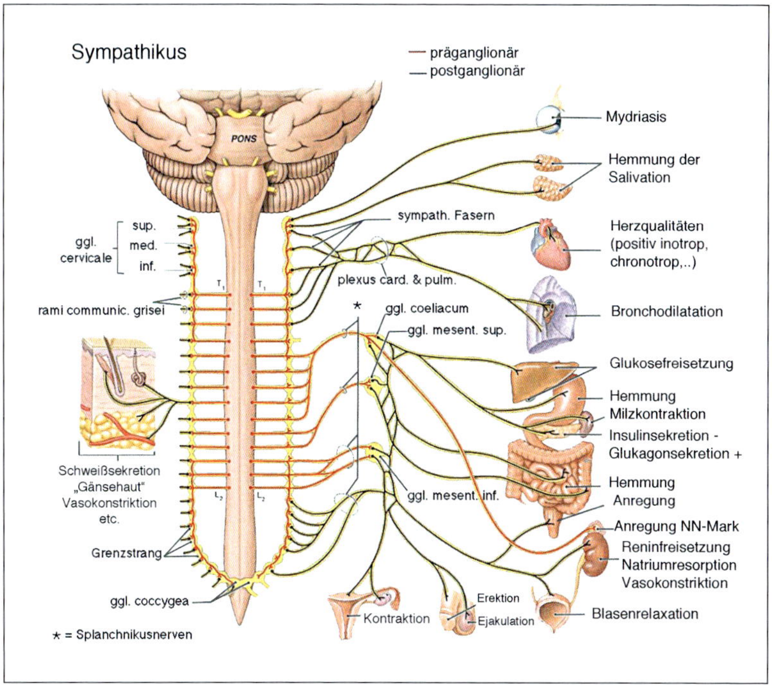

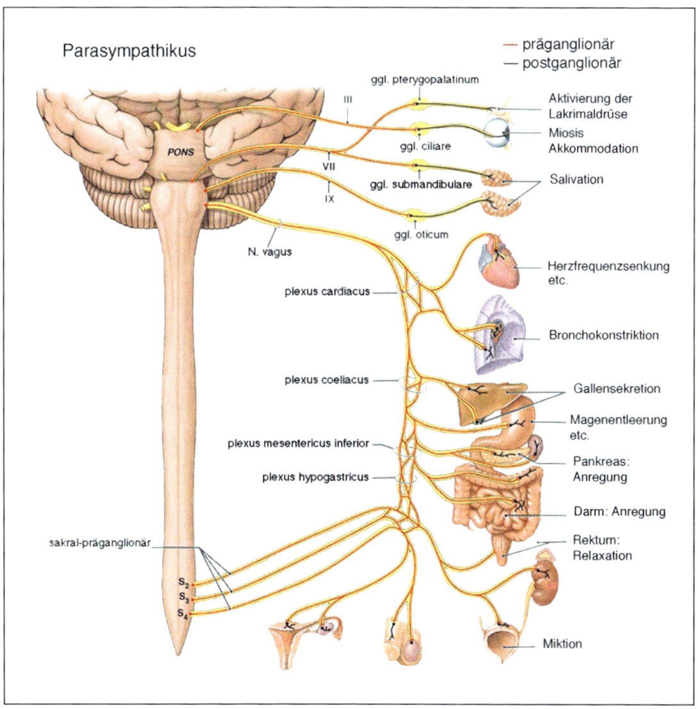

Abb. 2.14: Sympathische und parasympathische Innervierung

pathicusaktivierung Adrenalin und Noradrenalin ausschüttet. Es wird direkt von präganglionären Fasern aus dem Rückenmark ohne Zwischenschaltung über den sympathischen Grenzstrang angesteuert. Die angesteuerten Zellen sind sozusagen ein peripheres Ganglion des Sympathicus, das die Erregung nicht über Neurone weiterleitet, sondern die Katecholamine direkt ins Blut ausschüttet.

Die Ganglien des **Parasympathicus** liegen **intramural** (wörtlich »in der (Organ)-Wand«) d. h. sehr nah am Zielorgan, weshalb sie anatomisch nicht so schön freipräpariert werden können. Die zu den Organen laufenden Neurone sind folglich präganglionär. Die kranialen Kerngebiete versorgen über Hirnnerven z. B. sekretorische Drüsen im Kopf. Die unteren Verdauungsorgane werden von sakralen Kerngebieten versorgt. Dazwischen liegt der **Nervus vagus** (Hirnnerv X) als Hauptnerv des Parasympathicus. Er entspringt ebenfalls im Kopf, »vagabundiert« durch den Körper (lat. vagari – umherschweifen) und versorgt dabei parasympathische Zielorgane zwischen Kopf und den unteren Bauchorganen (genauer gesagt bis zur linken Colonflexur = Cannon-Böhm'scher Punkt).

Sympathicus und Parasympathicus können komplexe Netze von Nerven bilden, in denen Fasern sich auf verschiedene Zielnerven aufteilen. Diese Netze werden als **Plexus** (lat. Geflecht) bezeichnet. Bekanntes Beispiel ist das Sonnengeflecht (Plexus solaris) im Bauchraum, das sowohl sympathische als auch parasympathische Anteile enthält. Dort ist das vegetative Nervensystem auch mit dem myenterischen Nervensystem, das sich in den Wänden des Darmes befindet, verbunden und wechselwirkt mit diesem.

Ganglion: Umschaltstelle der vegetativen Nerven vom 1. auf das 2. Neuron → präganglionär: 1. Neuron; → postganglionär: 2. Neuron
Plexus: Nervengeflechte, die sympathische und parasympathische Fasern enthalten können

Tabelle 2.5: Grundprinzipien von Sympathicus und Parasympathicus

	Sympathicus	Parasympathicus
Aufgabe	Leistungssteigerung	Regeneration
Hauptkerngebiete	Thorakolumbal	Kraniosakral
Lage der Perikarya	Seitenhorn des Rückenmarks im Thorakolumbalbereich	Hirnstamm und Seitenhorn des Sakralmarks
Ganglien	paravertebral (Grenzstrang) Ausnahme: Nebennierenmark	intramural

	Sympathicus	Parasympathicus
Transmitter	präganglionär: nACh postganglionär: NA* *Ausnahme: Schweißdrüsen (mACh)	präganglionär: nACh postganglionär: mACh
Merkspruch	**»Flight and fight«**	**»Rest and digest«**

2.7.2 Neurotransmitter des Vegetativums

Der Neurotransmitter des **Parasympathicus** ist sowohl an 1. als auch 2. Umschaltstelle Acetylcholin (ACh). Die erste Synapse ist ein nicotinerger Ionenkanal (nACh), die zweite ein muscarinerger G-Protein-gekoppelter Rezeptor (mACh) (vgl. Unterkapitel »Rezeptoren«).

Der **Sympathicus** verwendet **präganglionär Acetylcholin** an Ionenkanälen (nACh) und **postganglionär Noradrenalin (NA)**. Ausnahme von dieser Regel sind die **Schweißdrüsen**. Sie sind **sympathisch** innerviert, werden aber von postganglionären **cholinergen** Neuronen aktiviert.

Die Synapsen des präganglionären Neurons sind ionenkanalgesteuert, die Synapsen des **postganglionären** Neurons G-Protein-gekoppelt. Der **Sympathicus** verwendet α_1-, α_2-, β_1- und β_2-Rezeptoren, der **Parasympathikus M_1, M_2, M_3, M_4** und **M_5**-Rezeptoren (vgl. Tabelle 2.6). Der Vollständigkeit halber sei erwähnt, dass noch weitere Rezeptoren und -subtypen existieren, deren Aufzählung jedoch nicht zum besseren Verständnis beiträgt.

Tabelle 2.6: Rezeptortypen des vegetativen Nervensystems mit G-Protein-Kopplung, wichtige Typen hervorgehoben

Sympathicus-Rezeptor	**α_1**	**α_2**	**β_1**	**β_2**	
G-Protein	q	i	s	s	
Merkspruch	Der Sympathikus küsst gut. »**qiss**«				
Parasympathicus-Rezeptor	**M_1**	**M_2**	**M_3**	**M_4**	**M_5**
G-Protein	q	i	q	i	q
Merkspruch	Der Parasympathicus mag einen Quickie. »**qiqiq**«				

Die grundsätzliche Funktionsweise der einzelnen Rezeptoren wird im Unterkapitel »Rezeptoren« weiter vorne genauer erklärt. Zu beachten ist, dass gleiche G-Proteine an unterschiedlichen Erfolgsorganen trotz gleicher Anfangsreaktion unterschiedliche Wirkungen auslösen können.

Beispiele:
α_1 am glatten Muskel
→ Phospholipase C aktiviert → IP_3 → Ca^{2+} intrazellulär ↑ (Ausstrom aus sarkoplasmatischem Retikulum) → Vasokonstriktion → zusätzlich DAG ↑ → Proteinkinase C aktiviert

α_2 an Drüsen
→ Adenylatzyklase gehemmt → cAMP-Synthese ↓ → Öffnung K^+-Kanäle (Ausstrom aus Zelle) → Hyperpolarisation → Sekretionshemmung

β_1 am Herzmuskel
→ Adenylatzyklase aktiviert → cAMP-Synthese ↑ → Öffnung von L-Typ-Kanälen für Ca^{2+} → Ca^{2+}-Einstrom (von extrazellulär) → Kontraktilität der Muskelzelle ↑

β_2 am glatten Muskel
→ Adenylatzyklase aktiviert → cAMP-Synthese ↑ → Ca^{2+}-Ausstrom (nach extrazellulär), Ca^{2+}-Speicherung im sarkoplasmatischen Retikulum und Inaktivierung der MLK (Myosin – leichte – Ketten – Kinase → Dilatation glatter Muskeln (z. B. Bronchien, Harnblase, Uterus)

Leider muss für jedes Organ die Reaktion auf einen Neurotransmitter auswendig gelernt werden. Die genauen molekularen Mechanismen sind im jeweiligen Organkapitel aufgeführt. Die hier aufgeführte Tabelle gibt jedoch eine Übersicht über die Folgen einer Aktivierung durch das Vegetative Nervensystem.

Zu erwähnen ist, dass die sympathischen Rezeptoren alle auf Noradrenalin *und* Adrenalin reagieren, jedoch unterschiedlich stark. β_2-Rezeptoren am Herzen reagieren z. B. deutlich stärker auf Adrenalin. Das vom Nebennierenmark bei Stress ausgeschüttete Adrenalin wird im Blut transportiert und gelangt somit nicht über Neurone, sondern die Blutgefäße zu den Erfolgsorganen. Es verstärkt damit in Stresssituationen die Funktion des Sympathicus erheblich.

Tabelle 2.7: Vegetativ innervierte Organe mit Rezeptortyp und Reaktion (modifiziert nach Thews, Mutschler, Vaupel)

	Parasympathicus		Sympathicus	
	Wirkung	**Rezeptor**	**Wirkung**	**Rezeptor**
Pupille	Miosis (über M. sphincter pupillae)	M_3	Mydriasis (über M. dilatator pupillae)	α_1
Speicheldrüsen	Viel, dünnflüssig	M_3	Wenig, dickflüssig	α_1
Bronchien	Verengung	M_3	Erweiterung	β_2
Herz	Negativ inotrop (nur Vorhöfe), chronotrop und dromotrop	M_2	Positiv inotrop (gesamtes Herz), chronotrop, dromotrop, lusitrop und bathmotrop	β_1
Blutgefäße	Dilatation (Genital)	M_3	Konstriktion (Haut) Dilatation (Muskel, Koronarien)	α_1 β_2
Magen	Sekretion↑, Motilität↑, Pförtner erschlafft	M_3	Sekretion↓, Motilität↓, Pförtner angespannt	α_1, α_2, β_2
Darm	Motilität↑	M_3	Motilität↓,	α_1, α_2, β_1, β_2
Leber	–	–	Glykogenolyse↑, Glukoneogenese↑	β_2
Pankreas	Insulinsekretion↑	M_3	Insulinsekretion↓	α_2
Harnblase	Wandtonus↑, Sphinktertonus↓	M_3	Wandtonus↓, Sphinktertonus↑	β_2 α_1
Uterus	–	–	Wehenhemmung	β_2
Penis	Erektion	M_3	Ejakulation	α_1
Schweißdrüsen	–	–	Sekretion	mACh

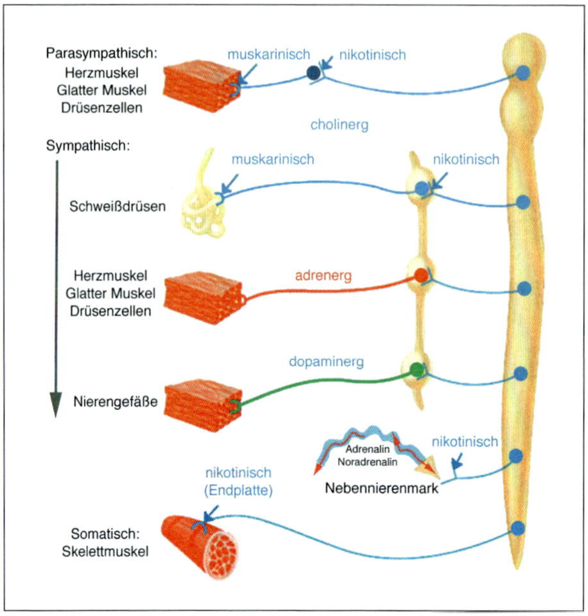

Abb. 2.15: Lokalisation der Transmittersubstanzen (präganglionär immer nikotinisch, postangelionär wechselnd)

3 Grundzüge der hormonalen Regelung

In diesem Kapitel wird auf die Grundzüge der hormonalen Regelung und die Rolle des hypothalamo-hypophysären Systems eingegangen. Die Wirkungen von Hormonen weiterer endokriner Drüsen werden in den jeweiligen Kapiteln ausführlich besprochen.

3.1 Homöostase

Homöostase ist die Aufrechterhaltung eines stabilen inneren physiologischen Milieus. Das innere Milieu bezeichnet die Bedingungen im Körper, die wichtig zur Aufrechterhaltung seiner Funktionen sind. Dazu zählen Stoffwechselparameter, die innerhalb bestimmter Grenzen konstant gehalten werden müssen. Zur Homöostase ist eine Kommunikation zwischen Körperzellen notwendig, um Regelprozesse in Gang zu setzen, die das innere Milieu stabil halten.

Diese Kommunikation wird im Körper auf verschiedene Arten verwirklicht. Das vegetative Nervensystem nutzt Signale in Form von Aktionspotenzialen und gibt seine Informationen schnell und gezielt an die betroffenen Strukturen weiter. Daneben besitzt der Körper die Möglichkeit, über Signalstoffe, die von Zellen abgegeben werden, die Funktion anderer Zellen zu beeinflussen. Solche Signalstoffe werden als Hormone bezeichnet. Sie dienen meist einer länger dauernden und globalen Steuerung der Zellfunktion.

Hormone (von griech. horman – antreiben): Interzelluläre Signalstoffe, die von Zellen abgegeben werden, um Funktion oder Stoffwechsel anderer Zellen zu beeinflussen.

3.2 Hormonstrukturen

Der Körper benutzt Signalstoffe mit sehr unterschiedlichen Strukturen:
Peptidhormone sind Eiweiße, die als Signalstoffe ins Blut abgegeben werden und meist endokrin ihre Wirkung entfalten. Sie entstehen oft aus einer Vorstufe (Prä- oder Prohormon), einem größerem Peptid, aus dem durch hydrolytische Spaltung das wirksame Hormon entsteht. Danach werden sie in Vesikeln gespeichert, bis sie bei Bedarf durch Exocytose ausgeschüttet werden. Sie vermitteln ihre Wirkung an der Zielstruktur oft durch die Bindung an membranständige Rezeptoren. Peptidhormone werden zu großen Teilen durch Hydrolyse in der Leber oder Niere abgebaut.

Hormone mit **Aminosäurestruktur** sind zum Beispiel die Catecholamine des Nebennierenmarks oder die Schilddrüsenhormone. Bei beiden Hormongruppen handelt es sich um Tyrosinderivate. Catecholamine werden intrazellulär in Vesikeln,

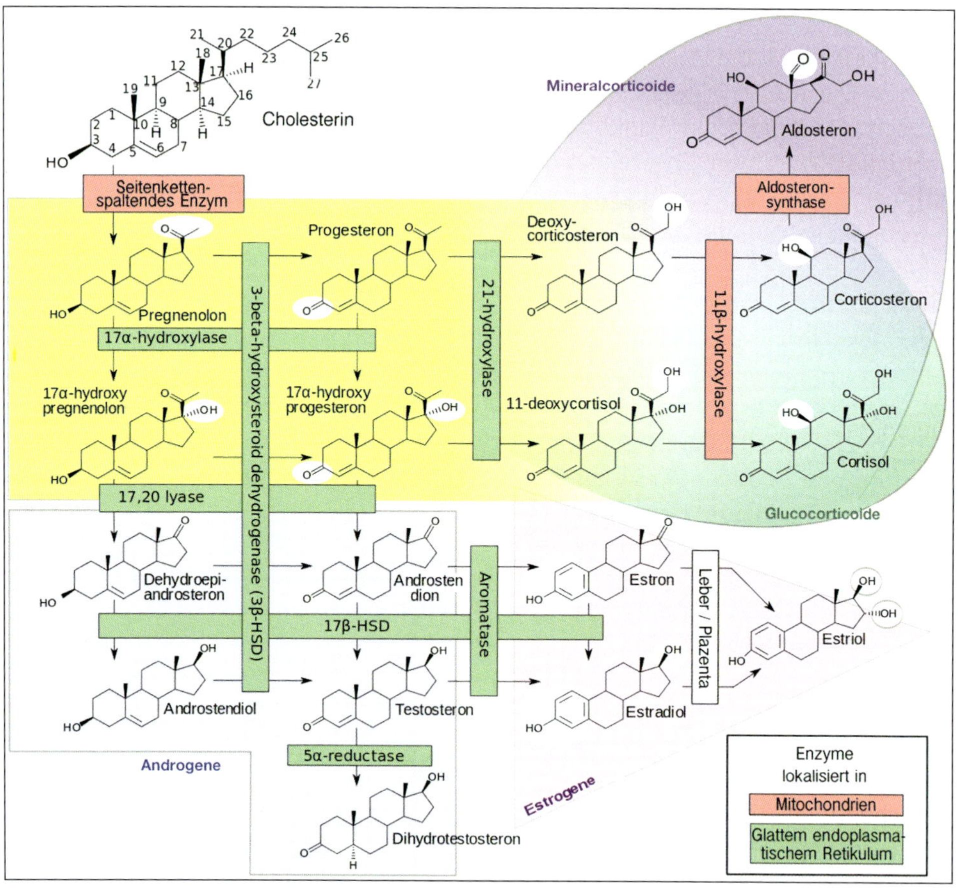

Abb. 3.1: Biosynthese der wichtigsten Steroidhormone

Schilddrüsenhormone hingegen extrazellulär in Follikeln gespeichert. Auch in ihrer Signaltransduktion unterscheiden sie sich. Catecholamine wirken über membranständige, G-Protein-gekoppelte Rezeptoren. Schilddrüsenhormone entfalten ihre Wirkung über einen intrazellulären Rezeptor.

Bei der Betrachtung der Catecholamine als Hormone wird deutlich, dass die Grenze zwischen Signalstoffen, die als Transmitter in der synaptischen Signaltransduktion, und denen, die systemisch über den Blutstrom wirken, nicht konsequent zu ziehen ist. Ein weiteres Beispiel sind gastrointestinal vorkommende Peptide, die sowohl als Hormon als auch als Transmitter vorkommen.

Steroidhormone sind strukturelle Abkömmlinge des Cholesterols. Zu dieser Gruppe zählen die Hormone der Nebennierenrinde oder die Sexualhormone der Keimdrüsen. Steroidanaloga werden in der Zelle bei Bedarf synthetisiert und direkt abgegeben. Sie binden in der Zielzelle an intrazelluläre Rezeptoren und beeinflussen die Genexpression. Sie werden hauptsächlich durch Metabolisierung in der Leber inaktiviert. Die Metabolite werden über die Niere oder die Galle ausgeschieden.

Wichtige Substanzklassen der Hormone: Peptidhormone, Aminosäurederivate, Steroidanaloga

3.3 Bildungsorte für Hormone

Viele Organe und Gewebe des Körpers sind in der Lage, Hormone zu bilden. Die Hormone können ihre Wirkung nach Abgabe in den Blutkreislauf an vom Bildungsort entfernten Zielstrukturen entwickeln (endokrin) oder auf direkt benachbarte Zellen (parakrin) wirken. Manche hormonbildende Zellen werden durch ihr Hormon auch selbst beeinflusst (autokrin).

Es gibt Organe und Gewebe, deren Hauptaufgabe die Hormonproduktion und Abgabe ist. Die von ihnen gebildeten Hormone werden meist in die Blutbahn abgegeben, wirken also endokrin. Diese spezialisierten Strukturen werden auch endokrine Drüsen genannt. Dazu gehören Hypothalamus und Hypophyse, die Schilddrüse, die Nebenschilddrüse, die Langerhans-Inseln des Pankreas, die Nebenniere, die Leydig-Zwischenzellen des Hoden bzw. die Follikel und Gelbkörper der Eierstöcke. Daneben sind auch andere Organe und Gewebe hormonell aktiv, deren Hauptaufgabe nicht die Hormonproduktion ist. Unter anderem sind dies die Nieren, die Leber, der Gastrointestinaltrakt, das Herz, die Plazenta der Schwangeren oder das Fettgewebe.

3.4 Hormonrezeptoren

Hormone vermitteln ihre Wirkung an der Zielzelle auf unterschiedlichen Wegen, abhängig von der Hormonstruktur und der angestrebten Wirkung.

Intrazelluläre Rezeptoren: Die Rezeptoren für Steroidanaloga und Schilddrüsenhormone sind im Zytosol lokalisiert. Um seine Wirkung zu entfalten, muss das Hormon die Zellmembran überwinden und an den intrazellulären Rezeptor binden. Der Hormon-Rezeptor-Komplex wandert in den Zellkern und **bindet** als Dimer aus zwei Hormon-Rezeptor-Komplexen **an bestimmte DNA-Abschnitte**. Dadurch wird die Transkription dieser DNA-Abschnitte stimuliert oder gehemmt. Auf diese Weise **beeinflussen** Steroidanaloga und Schilddrüsenhormone die **Genexpression**.

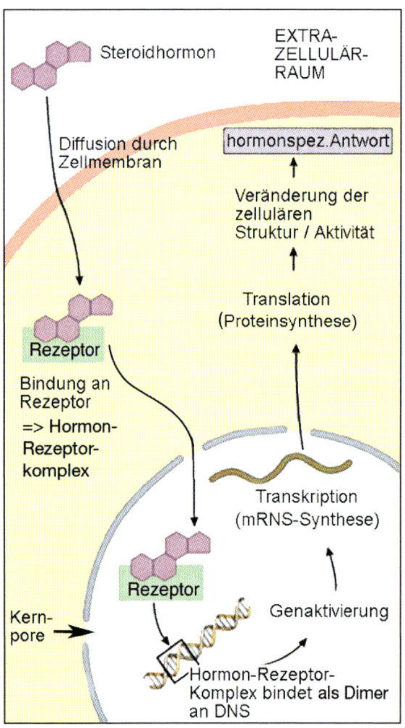

Abb. 3.2: Wirkung der Steroide an intrazellulären Rezeptoren

Rezeptoren mit Enzymaktivität: In dieser Gruppe sind verschiedene Rezeptoren zusammengefasst. Gemeinsam ist ihnen, dass durch die Bindung des Liganden eine **Enzymaktivität** am Rezeptor aktiviert wird, die eine Signalkaskade in der Zelle auslöst Die häufigsten Liganden an diesen Hormonen sind Peptide, wie zum Beispiel Wachstumsfaktoren oder Insulin. Die Bedeutung der Rezeptoren mit Tyrosinkinaseaktivität (Rezeptortyrosinkinasen) als Target in der Arzneimittelentwicklung hat in den letzten Jahrzehnten zugenommen, weshalb sie genauer betrachtet werden:

Es handelt sich bei diesen Rezeptoren um integrale Membranproteine, die entweder als Monomere oder als Dimere (über Sulfidbrücken verbunden) in der Zellmembran vorliegen. Sie besitzen extrazellulär eine Bindungsstelle für Liganden. Im Fall der Monomere kommt es durch Ligandenbindung zur Dimerisierung der Rezeptorproteine. Intrazellulär wird durch die Ligandenbindung eine Phosphorylierung ausgelöst. Diese findet entweder direkt an Tyrosinresten des Rezeptorproteins statt (Autophosphorylierung) oder an Tyrosinresten von am Rezeptor assoziierten Proteinen. Durch diese Aktivierung werden intrazelluläre Signalkaskaden ausgelöst, die sich auf den Stoffwechsel der Zelle auswirken.

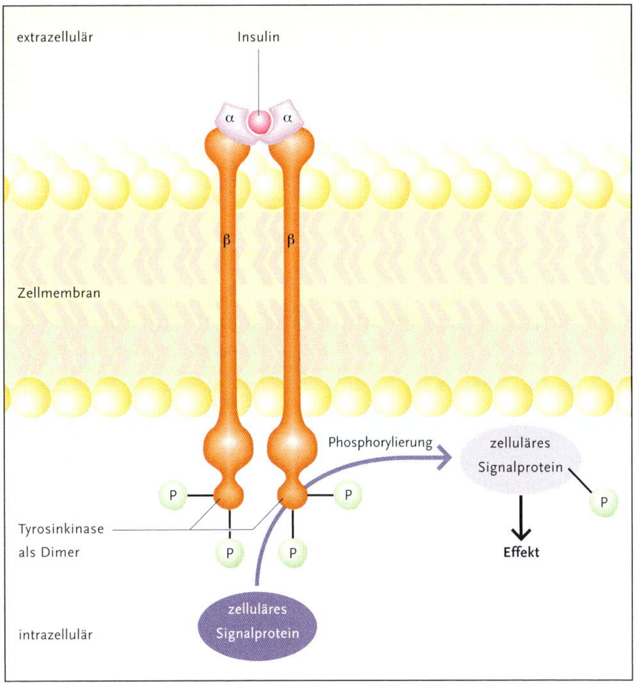

Abb. 3.3: Der Insulinrezeptor mit Tyrosinkinase-vermittelter Wirkung

G-Protein-gekoppelte Rezeptoren: Diese membranständigen Rezeptoren verstärken ihre Signale nach Bindung des Liganden an die extrazelluläre Bindestelle durch Aktivierung oder Hemmung von Enzymen, die intrazelluläre Messenger bilden. Die drei wichtigsten Arten G-Protein-gekoppelter Rezeptoren wurden im Kapitel Nervensystem beschrieben.

Wichtige Arten von Hormonrezeptoren, deren Signalwege man kennen sollte:
- G-Protein-gekoppelte Rezeptoren
- Intrazelluläre Rezeptoren
- Rezeptortyrosinkinasen

3.5 Regulation der Hormonausschüttung

Die Ausschüttung eines Hormons unterliegt der Regulation durch einen oder mehrere **Regelkreise**. Der grundlegende Mechanismus ist dabei immer der gleiche:

Ein Stoffwechselparameter nimmt einen Wert an, der die Ausschüttung eines Hormons fördert. Das Hormon beeinflusst den Wert des Parameters. Durch die Veränderung des Stoffwechselparameters wird die Stimulation zur Hormonausschüttung herabgesetzt.

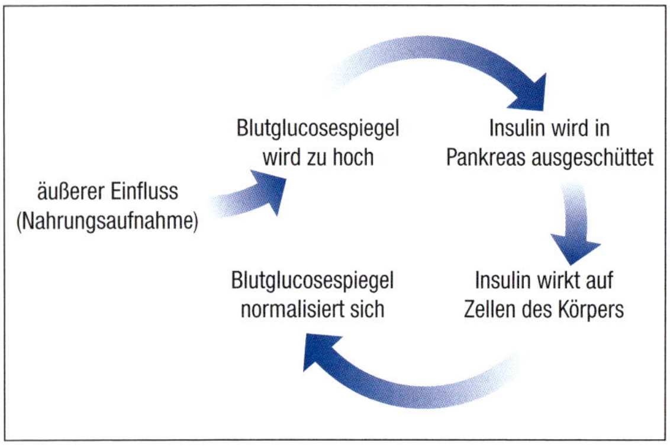

Abb. 3.4: Hormoneller Regelkreis

Der Mechanismus wird als **negative Rückkopplung** bezeichnet. Ein Beispiel für einen relativ einfachen Regelkreis ist die Insulinausschüttung. Der Stoffwechselparameter ist dabei die Blutglucosekonzentration. Durch ihren Anstieg wird die Insulinausschüttung stimuliert. Das **Insulin** bewirkt an seinen Zielorganen die Aufnahme und Verarbeitung der Glucose. Der Blutglucosespiegel sinkt, worauf der Reiz zur Insulinausschüttung ausbleibt.

Ein Regelkreis kann jedoch auch mehrstufig aufgebaut sein. Beispiele dafür sind Regelkreise, an denen die glandotropen Hormone der Adenohypophyse beteiligt sind (zum hypothalamohypophysären System siehe unten). Die Regulation zeigt hier einen hierarchischen Aufbau:

- Ein Stoffwechselparameter nimmt einen Wert an, der die Ausschüttung eines **Releasing-Hormons** aus dem **Hypothalamus** fördert.
- Das Releasing-Hormon löst in der **Hypophyse** die Bildung und Ausschüttung eines **glandotropen Hormons** aus.
- Das glandotrope Hormon der Hypophyse stimuliert an der **peripheren endokrinen Drüse** die Ausschüttung eines **effektorischen Hormons**, das an der Zielstruktur des Regelkreises wirkt.
- Durch die Veränderung des Stoffwechselparameters wird die Stimulation zur Hormonausschüttung herabgesetzt.

Die negative Rückkopplung wird hier nicht nur durch die Normalisierung des Stoffwechselparameters ausgelöst. Auch durch die Blutkonzentration der glandotropen oder der effektorischen Hormone können die hierarchisch höhergestellten Hormondrüsen beeinflusst werden. Im Fall der **Schilddrüsenhormone** zum Beispiel dienen deren Blutkonzentrationen als Stoffwechselparameter, der durch Hormonrezeptoren überwacht wird.

Neben den Regelkreisen haben auch andere Faktoren Auswirkungen auf die Ausschüttung und Wirkung von Hormonen:

- Durch eine Anpassung der Grenzwerte der Stoffwechselparameter an verschiedene physische Situationen (Alter, Schwangerschaft) kann die Empfindlichkeit eines Regelkreises verändert werden.
- Die Wirkung eines Hormons auf eine Zielzelle kann durch die Wirkung eines anderen Hormons an derselben Zelle beeinflusst werden.
- Die Ausschüttung eines Hormons kann von mehreren Stoffwechselparametern stimuliert werden, wodurch es Teil mehrerer Regelkreise ist.
- Die Ausschüttung eines Hormons kann durch äußere Faktoren beeinflusst werden (zum Beispiel Hormonausschüttung als Reaktion auf einen hohen Blutverlust oder Stress).

Endokrine Drüsen können sich durch Wachstum oder Schrumpfung an unterschiedliche Ansprüche anpassen. Die Stoffwechselparameter, die die Hormonausschüttung stimulieren, haben auch Auswirkungen auf die Zellproliferation der endokrinen Drüse.

- Eine anhaltende gesteigerte Stimulation sorgt durch eine Zunahme der hormonproduzierenden Zellen für ein Wachstum der Drüse (Hyperplasie) und eine gesteigerte Hormonausschüttung.
- Eine anhaltende verringerte Stimulation sorgt durch eine Abnahme der hormonproduzierenden Zellen für eine verringerte Hormonausschüttung.

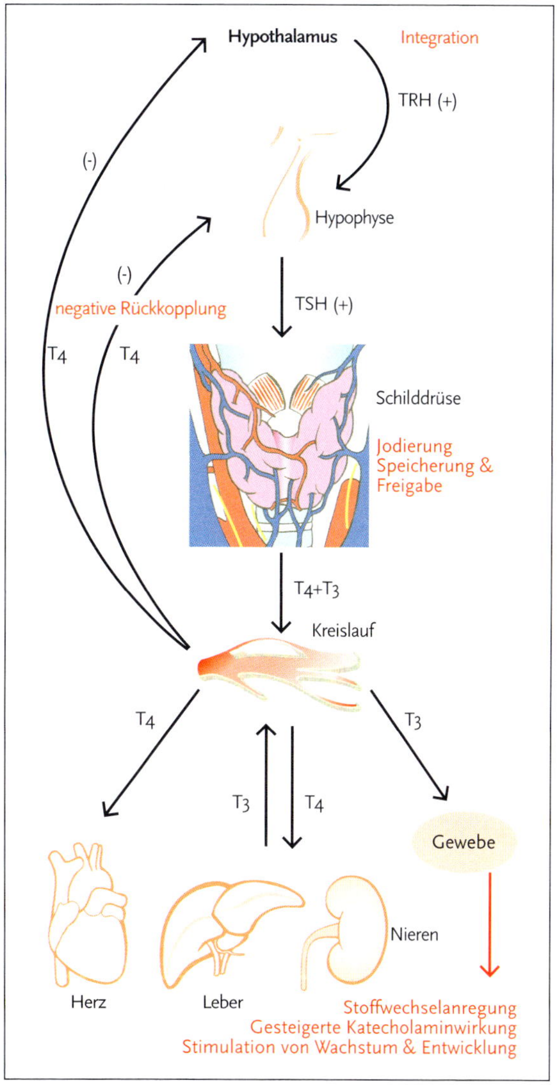

Abb. 3.5: Regelkreis der Schilddrüsenhormone

TRH: Thyreotropin-Releasing-Hormon (Thyreoliberin)
TSH: Thyreoidea-stimulierendes Hormon (Thyreotropin)
T4: Thyroxin (Tetraiodthyronin)
T3: Triiodthyronin (Wirkform)

Hormone können bei Bedarf, in einem bestimmten Rhythmus oder kontinuierlich abgegeben werden.

Abgabe bei Bedarf: Das Hormon wird als Antwort auf einen Reiz, zum Beispiel den abweichenden Wert eines Stoffwechselparameters, hin ausgeschüttet (z. B. ADH).

Rhythmische Sekretion: Die Sekretion des Hormons schwankt in bestimmten zeitlichen Intervallen. Die Intervalle können Stunden, Tage oder auch Wochen betragen (zum Beispiel Cortisol).

Konstante Sekretion: Das Ziel der Hormonausschüttung ist dabei ein relativ stabiler Blutspiegel des Hormons, das dadurch dauerhaft Wirkung entfaltet. Diese Sekretion kann jedoch auch an verschiedene Situationen angepasst werden (zum Beispiel Schilddrüsenhormone).

3.6 Das hypothalamohypophysäre System

Die Homöostase wird zum Teil über das endokrine System und zum Teil über das vegetative Nervensystem vermittelt. Der **Hypothalamus** ist die wichtigste Hirnregion für die Erhaltung des konstanten inneren Milieus. In ihm liegen die übergeordneten Zentren des vegetativen Nervensystems und er reguliert die Hormonabgabe aus der Hypophyse und damit große Teile des endokrinen Systems. Er dient also als Schaltstelle zwischen der neuronalen und der hormonellen Regulationsmechanismen im Körper.

3.6.1 Hormone des Hypothalamus

Der Hypothalamus bildet Liberine (Releasing-Hormon, RH) und Statine (Release-Inhibiting-Hormone, RIH). Bis auf Dopamin handelt es sich bei allen Hormonen des Hypothalamus um Peptide. Sie werden in Nervenzellen des Hypothalamus gebildet und gelangen über axonalen Transport bis zum hypophysären Pfortadersystem und damit ins Blut, das die Hypophyse versorgt. Dort können die Liberine und Statine die Ausschüttung der Hormone der Adenohypophyse stimulieren bzw. hemmen. Die RH und RIH sind mit der Angabe zu ihrer Wirkung auf die Ausschüttung der glandotropen und effektorischen Hormone der Adenohypophyse in den folgenden Tabellen aufgelistet.

3.6.2 Hormone des Hypophysenvorderlappens (Adenohypophyse)

Glandotrope Hormone steuern die Hormonausschüttung peripherer Drüsen. Ihre eigene Ausschüttung wird durch RH und RIH des Hypothalamus reguliert. **Effektorische Hormone** haben einen direkten Effekt an der Zielstruktur, die sie beeinflussen sollen. Auch ihre Ausschüttung wird durch den Hypothalamus reguliert.

Tabelle 3.1: Glandotrope Hormone und ihre Funktionen

Bezeichnung	Hormon des Hypothalamus, das Ausschüttung reguliert	Beeinflusste effektorische Hormone
Thyreotropin (TSH, Thyreoidea-stimulierendes Hormon)	↑ Thyreoliberin (TRH, Thyreotropin-Releasing-Hormone)	Schilddrüsenhormone
Corticotropin (ACTH, adrenocorticotropes Hormon)	↑ Corticoliberin (CRH, Corticotropin-Releasing-Hormone)	Nebennierenrindenhormone (besonders Glucocorticoide)
Follitropin (FSH, Follikelstimulierendes Hormon)	↑ Gonadoliberin (GnRH, Gonadotropin-Releasing-Hormone)	Sexualhormone
Lutropin (LH, Luteinisierungshormon)	↑ Gonadoliberin (GnRH, Gonadotropin-Releasing-Hormone)	Sexualhormone

Tabelle 3.2: Effektorische Hormone und ihre Funktionen

Bezeichnung	Regulation der Ausschüttung	Wirkung
Somatotropin (Wachstumshormon, GH, Growth Hormone)	↑ Somatoliberin (GRH, Somatotropin-Releasing-Hormone) ↓ Somatostatin (GIH, Somatotropin-Release-Inhibiting-Hormone)	Teilweise vermittelt über Somatomedine (unter Somatotropineinfluss in Leber gebildet), wichtig ist besonders Somatomedin C (insulin-like-growth-factor 1, IGF1) – Fördert Wachstum und Zellproliferation von Knochen, Muskeln, Eingeweiden, Geweben – Hemmt Gluconeogenese und hemmt Glucoseaufnahme und Glycolyse in Fett- und Muskelgewebe – Fördert Lipolyse – Steigert Na^+-Rückresorption – Fördert Vitamin-D-Bildung – Stimuliert Immunabwehr

Bezeichnung	Regulation der Ausschüttung	Wirkung
Prolactin (LTH Lactotrophes Hormon)	↑ Thyreoliberin (TRH, Thyreotropin-Releasing-Hormone) ↓ Dopamin (Prolactostatin)	in Kombination mit Sexualhormonen Ausbildung der Milchdrüsen während der Pubertät während der Schwangerschaft weiteres Wachstum Auslösen und Unterhalten der Lactopoese (Milchproduktion nach der Geburt)
Melanotropin (Melanozyten-stimulierendes Hormon)	↑ Corticoliberin (CRH, Corticotropin-Releasing-Hormone)	Stimulation der Hautpigmentierung

3.6.3 Hormone des Hypophysenhinterlappens (Neurohypophyse)

Am Hypophysenhinterlappen werden zwei Hormone abgegeben: Oxytocin und Adiuretin (Antidiuretisches Hormon, ADH). Bei beiden handelt es sich um Cyclononapeptide, die sich in ihrer Aminosäuresequenz nur an zwei Stellen unterscheiden. Dennoch zeigen sie sehr unterschiedliche Wirkungen. Bei beiden handelt es sich um effektorische Hormone, die direkt an ihren Zielstrukturen wirken.

Die Prähormone werden in Kernen des Hypothalamus (Nucleus supraopticus und Nuclei paraventriculares) gebildet und gelangen über Nervenfasern (axonaler Transport) in Vesikeln zum Hypophysenhinterlappen. Sie werden während des Transports zu den wirksamen Hormonen hydrolysiert.

Die Abgabe erfolgt durch Exocytose, die analog zur Abgabe von Neurotransmittern an einer Synapse durch den Eingang eines Aktionspotenzials und den dadurch ausgelösten intrazellulären Ca^{2+}-Anstieg ausgelöst wird.

Adiuretin spielt eine wichtige Rolle in der Regulation des Wasserhaushaltes des Körpers. Daher wird dieses Hormon im Kapitel zur Niere ausführlicher besprochen. Dort wird auf seine Wirkungen und auf die Reize, die zu seiner Ausschüttung führen, eingegangen.

Oxytocin fördert die rhythmische Kontraktion der glatten Uterusmuskulatur während der Geburt und die Milchabgabe an der Brustdrüse. Daneben gilt es als Hormon, das die Bindung zwischen Mutter und Kind und auch zum Partner festigt. Aufgrund seiner Rolle am Ende der Schwangerschaft wird es im Kapitel zur Fortpflanzung genauer besprochen.

4 Grundzüge der Anatomie und Physiologie der Muskulatur

Es gibt im Körper drei Arten von Muskelgewebe: Skelett-, Herz- und glatte Muskulatur. In diesem Kapitel wird genauer auf die Skelettmuskulatur und die glatte Muskulatur eingegangen. Die besonderen Merkmale der Herzmuskulatur werden im Kapitel Herz besprochen. Gemeinsam ist allen Muskelgeweben, dass sie elektrisch erregbar und kontraktionsfähig sind. Sie unterscheiden sich aber im Aufbau der Muskelfasern (= Muskelzellen), der Lage im Körper, der Innervation und ihrer Reaktion auf hormonelle Einflüsse.

4.1 Funktionen und Eigenschaften

Muskulatur erfüllt mehrere Funktionen:

- **Bewegung** des Körpers: Dazu gehört das willentliche Ausführen von Bewegungen des ganzen oder von Teilen des Körpers.
- **Stabilisierung** des Körpers: Die Stabilisierung der Haltung durch die Skelettmuskulatur kann man sich als konstante Bewegung gegen die Schwerkraft vorstellen. Daneben werden auch Gelenke durch Muskulatur stabilisiert, damit diese nicht ausrenken oder verletzt werden.
- **Bewegung von Substanzen** innerhalb des Körpers: Dazu gehört die Bewegung des Nahrungsbreis durch die Muskulatur des Gastrointestinaltraktes, die Bewegung der Luft in den Lungen durch das Zwerchfell oder die Blutzirkulation, die durch die Pumpbewegung des Herzens zustande kommen.
- **Kontrolle von Substanzbewegung** innerhalb des Körpers: Durch die Kontraktion von Sphincteren wird der ungewollte Weitertransport von Substanzen im GIT und im Urogenitaltrakt unterbunden.

> Muskulatur bewegt sowohl den Körper als auch Stoffe innerhalb des Körpers.

Eine weitere Funktion des Muskelgewebes ist die Erzeugung von Wärme (Thermogenese) als Nebenprodukt der Bewegung. Dies dient der Erhaltung der Körpertemperatur.

Muskelgewebe zeigt einige typische Eigenschaften:

- Es ist elektrisch **erregbar**. Auf diesen Punkt wird im Zusammenhang der elektromechanischen Kopplung weiter unten eingegangen.
- Es ist **kontraktionsfähig**. Dadurch kann ein Muskel eine Spannung aufbauen und eine Kraft ausüben. Sobald die Kraft, die vom Muskel generiert wird, größer ist als ein entgegengesetzt wirkender Widerstand, resultiert eine Bewegung.
- Es ist **dehnbar**. Muskelgewebe ist in der Lage, sich bis zu einem gewissen Grad zu dehnen und dennoch seine Funktionsfähigkeit beizubehalten.
- Es ist **elastisch**: Muskelgewebe kann nach der Kontraktion oder Dehnung zu seiner ursprünglichen Form zurückkehren.

Einige Strukturen der Muskelzellen tragen andere Bezeichnungen als bei sonstigen Zellen. Tabelle 4.1 stellt die übliche Benennung der Bezeichnung in der Muskelfaser gegenüber.

Tabelle 4.1: Terminologische Besonderheiten der Muskelzelle

Normale Bezeichnung	Muskelspezifische Bezeichnung
Endoplasmatisches Retikulum (ER)	Sarkoplasmatisches Retikulum (SR)
Zytoplasma	Sarkoplasma
Zellmembran	Sarkolemm
Mitochondrium	Sarkosom

4.2 Die quergestreifte Muskulatur

Die quergestreifte Muskulatur ist im Körper hauptsächlich für die Bewegung des Skelettapparates verantwortlich. Daher werden die Begriffe quergestreifte Muskulatur und Skelettmuskulatur oft synonym verwendet. Man findet quergestreifte Muskulatur jedoch auch an anderen Stellen im Körper, so in Bereichen des Gesichtes, des Auges, des Mittelohrs, der Zunge, des Rachens, des Kehlkopfes und der oberen Speiseröhre. Beckenboden und Zwerchfell bestehen ebenfalls aus Skelettmuskulatur.

Die quergestreifte Muskulatur ist im Wesentlichen **willkürlich steuerbar**, das heißt, sie ist durch das somatische Nervensystem innerviert und ihre Bewegung kann bewusst kontrolliert werden. Oft ist zusätzlich eine unbewusste Regulation vorhanden, wie zum Beispiel bei der Atmung durch das Zwerchfell oder der Kontrolle der Körperhaltung. Auf beide Dinge muss man sich nicht immer konzentrieren, sie passieren automatisch.

Skelettmuskeln können sehr unterschiedliche Formen haben, je nachdem wo sie im Körper sitzen und was ihre Aufgabe ist. Man unterscheidet zwischen dem **Muskelbauch** (Teil des Muskels, der kontraktile Fasern enthält) und **Sehnen**, mit denen Muskeln in ihrer Umgebung befestigt sind und über die sie ihre Kraft ausüben. Um durch Kontraktion eine Kraft ausüben zu können, überspannen die meisten Skelettmuskeln mindestens ein Gelenk und setzen mit ihren Sehnen an verschiedenen Knochen an (Ausnahmen z. B. Muskeln der Mimik). Als **Ursprung** eines Muskels bezeichnet man die Befestigungsstelle am proximaleren (näher zur Körpermitte gelegenen) Körperteil, als **Ansatz** die Befestigungsstelle am distaleren (der Körpermitte entfernteren) Körperteil.

Muskeln werden von **Faszien**, Bindegewebshüllen, umgeben. Sie ermöglichen die Bewegung des Muskels in seiner Umgebung, schützen ihn und fassen Muskeln mit ähnlichen Funktionen zusammen. Außerdem verlaufen in ihnen versorgende Gefäße. Jeder Muskel ist ein eigenes Organ mit eigener Versorgung und Innervation.

Als Beispiel für den Aufbau eines quergestreiften Muskels betrachten wir den M. biceps brachii, den **Bizepsmuskel** (Abb. 4.1). Er ist an drei Stellen über Sehnen mit dem Skelett verbunden. Seine beiden Ursprünge hat er an einem nach vorne ragenden Knochenfortsatz des Schulterblatts. Sein Ansatz liegt an der Speiche, also an dem Knochen, den er bewegen soll. Durch Kontraktion des Bizeps' verkürzt sich dieser, und die Punkte des Skeletts, an denen der Muskel ansetzt (Unterarm und Oberarm), werden aufeinander zubewegt. Voraussetzung dafür ist ein Gelenk zwischen den Anheftungspunkten am Skelett. In unserem Beispiel ist dies das Ellenbogengelenk. Betrachtet man diesen Aufbau als Modell eines physikalischen Hebels, so ist das Gelenk der Drehpunkt und die Speiche dient als Hebel. Das resultierende Drehmoment ist abhängig von der Kraft, die vom Muskel generiert wird, und dem Ansatzpunkt des Muskels am als Hebel fungierenden Knochen. Auf die Gesetze der Mechanik wird hier jedoch nicht tiefer eingegangen.

Um eine Last zu heben, die man mit der Hand greift, muss der Bizeps kontrahieren. Zunächst wird der Muskel angespannt, ohne dass er sich verkürzt (**isometrische** Spannungsentwicklung). Sobald die aufgebaute Spannung groß genug ist, um das Gewicht der Last und des Unterarms anzuheben, verkürzt er sich bei gleichbleibender Spannung (**isotonische** Kontraktion). Die beiden beschriebenen Kontraktionsformen sind Grenzfälle. Oft kommt es bei Kontraktionen sowohl zu Spannungsänderungen als auch zu Verkürzungen (**auxoton**).

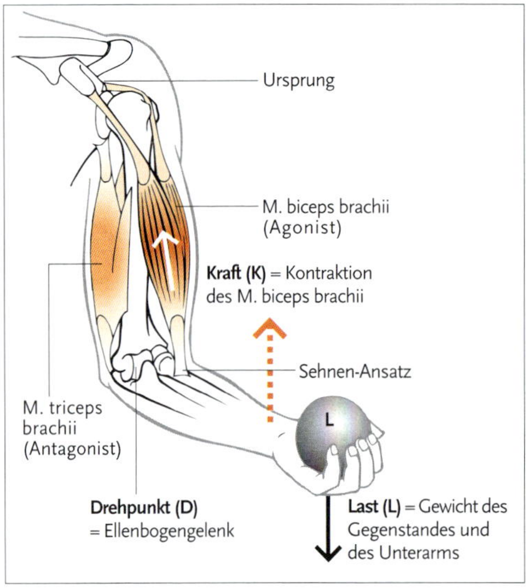

Abb. 4.1: Funktionsweise des Bizepsmuskels

An der Bewegung des Arms am Ellenbogengelenk ist nicht nur der Bizeps, sondern eine ganze Reihe von Muskeln beteiligt. Einige üben eine gleichsinnige Wirkung (Hebung des Unterarms) aus. Sie arbeiten als Synergisten zusammen. Skelettmuskeln sind jedoch oft als Gegenspieler an den Gelenken angeordnet. Dabei gibt es einen **Agonisten** und einen **Antagonisten**. In unserem Beispiel bewirkt der Bizeps als Agonist die Beugung des Armes und sein Antagonist (M. triceps brachii) wirkt dagegen.

Dieses Zusammenspiel ist nötig, da Muskeln sich nicht von selbst expandieren (entspannen) können, sondern durch die Kontraktion seines Gegenspielers gedehnt werden müssen.

Skelettmuskulatur ...
- wird vom somatischen Nervensystem (α-Motoneuron) innerviert → Bewegungen sind willkürlich
- ist über bindegewebige Sehnen an den zu bewegenden Strukturen fixiert
- arbeitet nach den physikalischen Gesetzen der Mechanik
- zeigt verschiedene Kontraktionsformen, wichtig sind isometrische, isotonische und auxotone Kontraktion
- ist oft nach dem Prinzip Agonist/Antagonist aufgebaut

4.2.1 Das Bindegewebe des Muskels

Ein Muskel besitzt drei Bindegewebsschichten, die den Muskel schützen und stärken.

- **Epimysium:** Äußerste Bindegewebsschicht, umschließt den gesamten Muskel.
- **Perimysium:** Mittlere Schicht, fasst Gruppen mehrerer Muskelfasern zu Bündeln zusammen. Diese Bündel werden Faszikel genannt.
- **Endomysium:** Innerste Schicht, dünnes Bindegewebe, das innerhalb der Faszikel einzelne Muskelfasern voneinander trennt. In dieser Bindegewebsschicht verlaufen Blutkapillaren, Lymphgefäße und Nervenfasern. Hier finden sich auch die Dehnungsrezeptoren, sogenannte Muskelspindeln (siehe Kapitel Reflexe).

Alle drei Bindegewebsschichten können über den Muskel hinausgehen und in das Bindegewebe übergehen, das den Muskel mit anderen Strukturen verknüpft. Diese Bindegewebe werden als Sehnen bezeichnet.

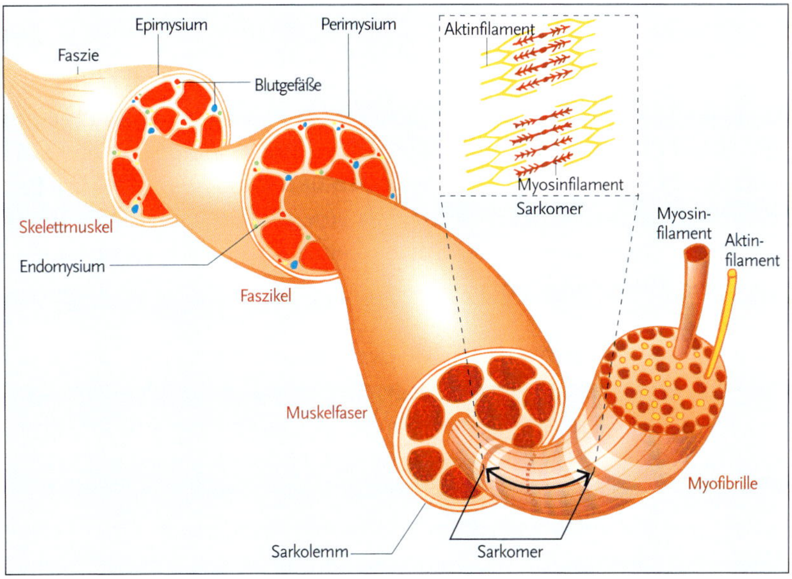

Abb. 4.2: Schematischer Aufbau des Skelettmuskels

4.2.2 Die Muskelfaser

Muskelfasern entstehen während der embryonalen Entwicklung durch Verschmelzung von Zellen, sogenannter Myoblasten. Daher hat jede Muskelfaser hundert oder mehr Zellkerne. Solche durch Fusion mehrerer Zellen entstehende, mehrkernige Zelleinheiten werden als **Synzytium** bezeichnet. Durch die Verschmelzung sind die Muskelfasern nicht mehr teilungsfähig. Ein Wachstum des Muskels findet daher über die Vergrößerung der einzelnen Fasern statt. Dies wird als Hypertrophie bezeichnet.

Muskelfasern können Durchmesser zwischen 10 und 100 µm und Längen bis 30 cm erreichen. Die typische Länge liegt jedoch bei 10 cm.

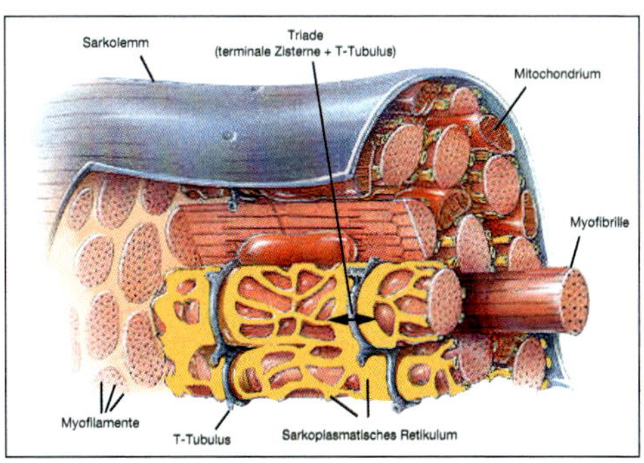

Abb. 4.3: Feinstruktur einer Muskelfaser

Die Zellkerne einer Muskelfaser befinden sich direkt unterhalb des Sarkolemms. Sie werden durch die **Myofibrillen** an den Rand der Zelle gedrängt. Myofibrillen sind die kontraktilen Strukturen in den Muskelfasern. Jede Myofibrille erstreckt sich über die gesamte Länge einer Faser und hat etwa einen Durchmesser von 2 µm. Myofibrillen nehmen den Großteil des Zellvolumens ein.

Myofibrille: säulenartige, kontraktile Struktur; erstreckt sich über gesamte Muskelfaser

Das Sarkoplasma der Muskelzelle ist reich an Glycogen, das als Glucose- und damit als Energiespeicher dient. Es enthält auch das Protein Myoglobin (ähnlich dem Hämoglobin des Blutes), das Sauerstoff binden und bei Bedarf wieder abgeben kann. Die Kontraktion des Muskels verbraucht eine große Menge an ATP. Um dieses in ausreichender Menge direkt vor Ort zu produzieren, liegen zwischen den Myofibrillen zahlreiche **Mitochondrien**.

Das Sarkolemm der Muskelfaser besitzt Einstülpungen, die bis in das Innere der Muskelfaser ziehen. Diese Einstülpungen werden transversale Tubuli oder transversales System (**T-System**) genannt. Sie spielen bei der Ausbreitung des Aktionspotenzials über die Faser hinweg eine wichtige Rolle, auf die später eingegangen wird.

Jede Myofibrille wird von **sarkoplasmatischem Retikulum** umschlossen, einem abgeschlossenen, flüssigkeitsgefüllten Röhrensystem. Es wird in Analogie zum T-System als longitudinales oder **L-System** bezeichnet. Die beiden Systeme liegen senkrecht zueinander. Dort wo das L-System auf das T-System stößt, bildet das sarkoplasmatische Retikulum sogenannte Terminalzisternen, erweiterte Endsäckchen, aus. Die Membranen des T- und des L-Systems liegen hier eng aneinander an. Ein transversaler Tubulus und die beiden an ihn grenzenden Terminalzisternen bilden eine **Triade**. Im Inneren des sarkoplasmatischen Retikulums werden Ca^{2+}-Ionen gespeichert. Diese dienen als Signalstoffe der elektromechanischen Kopplung (siehe unten).

T-System → transversale Tubuli → gehen vom Sarkolemm aus → über sie läuft das AP bis tief in die Muskelfaser
L-System → longitudinales System → entspricht dem sarkoplasmatischen Retikulum → Ca^{2+}-Speicher
Triade → ein T-System umgeben von zwei Terminalzisternen (L-System)

4.2.3 Die Banden der quergestreiften Muskulatur

Wie bereits erwähnt, sind die Myofibrillen die kontraktilen Strukturen, die einen Großteil der Muskelfaser ausfüllen und sich über die gesamte Länge der Faser ziehen. Sie sind in funktionale Untereinheiten gegliedert, die **Sarkomere** genannt werden. Der regelmäßige Aufbau der Sarkomere sorgt für die typische Quer-Streifung der Skelettmuskulatur. Die unter dem Elektronenmikroskop erkennbaren Banden sind folgendermaßen benannt:

I-Bande: Helle Bande (»I« von isotrop)
A-Bande: Dunkle Bande (»A« von anisotrop)
Z-Scheibe: dunkler, dünner Streifen in der Mitte der I-Bande
H-Zone: weniger dunkle Bande inmitten der A-Bande
M-Linie: mittig in H-Zone bzw. A-Bande

Ein Sarkomer ist der Teil einer Myofibrille zwischen zwei Z-Scheiben. Da die Z-Scheiben der nebeneinanderliegenden Myofibrillen einer Muskelfaser ungefähr auf gleicher Höhe liegen, entsteht der Eindruck einer Streifung.

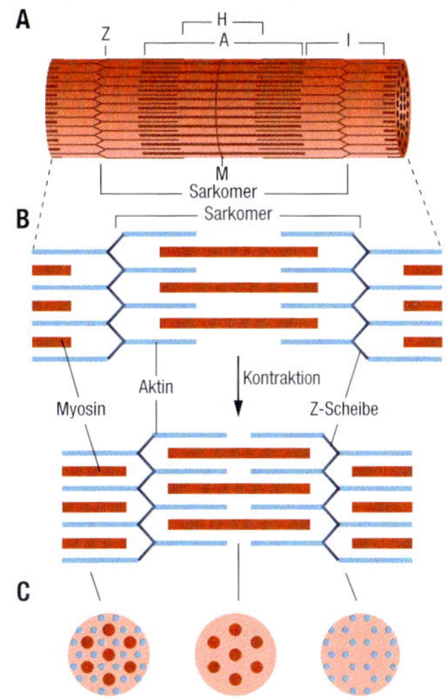

Abb. 4.4: Querstreifung und Ultrastruktur einer Myofibrille (A: Querstreifung; B: Myosinfilamente (dick) und Aktionfilamente (dünn); C: Querschnitte einzelner Sarkomerabschnitte)

4.2.4 Das Sarkomer

Die Bausteine der Sarkomere sind das Myosin- und das Aktinfilament.

Das **Myosinfilament** (= dickes Filament) setzt sich aus etwa 200 Myosinmolekülen zusammen. Jedes Myosin besteht aus zwei schweren Peptidketten und zweimal zwei leichten Peptidketten. Die beiden schweren Ketten sind asymmetrisch aufgebaut, sie haben je einen dünnen Hals- und Schwanzteil und ein »Myosinköpfchen«. An jedem Köpfchen sind zwei leichte Ketten angelagert. Die Schwanzteile liegen im Filament parallel nebeneinander, die Myosinköpfchen ragen seitlich aus dem Filament hervor. An den Köpfchen befinden sich jeweils Bindungsstellen für ATP, Aktin und die beiden leichten Ketten. Myosinfilamente bilden die A-Bande des Sarkomers. Im Bereich der H-Zone findet sich nur Myosinfilament, in der restlichen A-Bande überlappen dickes und dünnes Filament.

Das **Aktinfilament** (= dünnes Filament) besteht neben Aktin auch aus Tropomyosin, Troponin und Nebulin. Aktin ist ein kugelförmiges Protein, das sich zu langen Ketten zusammenlagert. Zwei dieser Ketten winden sich helikal umeinander und bilden so die Grundstruktur des dünnen Filamentes. Jedes Aktinmonomer besitzt eine Bindungsstelle für Myosin. Tropomyosin und Troponin sind Regulatorproteine. Sie kontrollieren die Bindung zwischen Aktin und Myosin, indem sie diese Bindungsstelle mechanisch blockieren. Nebulin ist den Aktinketten angelagert.

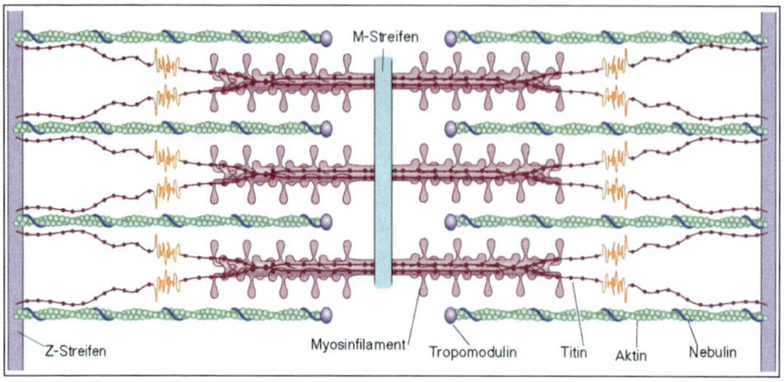

Abb. 4.5: Aufbau eines Sarkomers

Aktinfilamente sind über das Protein α-Aktinin an der Z-Scheibe verankert. Sie liegen in den I-Banden und ragen in die A-Bande, bis zur H-Zone. Sie liegen parallel und zwischen den dicken Filamenten.

Die M-Linie wird von Gerüsteiweißen gebildet, die die dicken Filamente in ihrer Anordnung im Zentrum des Sarkomers halten. Die M-Linie und die Z-Scheibe sind durch Titin, ein federartiges Eiweiß, miteinander verbunden. Nach einer Dehnung der Muskelfaser und damit des Sarkomers, wirkt dieses sehr große Molekül wie eine elastische Feder und stellt die ursprüngliche Länge des Sarkomers wieder her (elastische Dehnbarkeit des Muskels).

Die Anordnung der Myofilamente zueinander wird im Querschnitt durch den Überlappungsbereich eines Sarkomers deutlich. Sechs dicke Filamente sind hexagonal (wabenartig) angeordnet. Ein siebtes liegt im Zentrum des Hexagons. Jedes dicke Filament ist wiederum von sechs dünnen Filamenten umgeben, wobei benachbarte Myosinfilamente sich die zwischen ihnen liegenden Aktinfilamente teilen.

Dünnes Filament → Aktinfilamente → befestigt an Z-Scheiben → in I-Bande und dunklerem Teil der A-Bande
Dickes Filament → Myosinfilament → zentral fixiert in M-Linie → gesamte A-Bande

4.2.5 Die Muskelkontraktion

Neben den Neuronen sind Muskelfasern die zweite Art elektrisch erregbarer Zellen im Körper. Die Voraussetzung dafür ist das Vorhandensein eines Membranpotenzials und von spannungsabhängigen Ionenkanälen in der Zellmembran. Auf diese Thematik wird ausführlicher im Kapitel zur Erregungsleitung eingegangen. In den folgenden Abschnitten werden die Vorgänge während der Signalübertragung zwischen Nerven- und Muskelzelle und die dadurch ausgelöste Kontraktion genauer betrachtet.

Die motorische Einheit

Skelettmuskulatur wird durch α-Motoneuronen innerviert. Diese Neurone sind Teil des somatomotorischen Systems und vermitteln die willkürlich steuerbaren Bewegungen. Ein Motoneuron bildet zusammen mit den von ihm innervierten Muskelfasern eine motorische Einheit. Je nachdem wie präzise ein Muskel arbeiten muss, besitzt er kleinere oder größere motorische Einheiten. Durch mehrere kleinere Einheiten lässt sich Bewegung genauer steuern als durch wenige große.

Die neuromuskuläre Endplatte

Die Signalübertragung vom Motoneuron an die Muskelfaser findet an der neuromuskulären Endplatte statt. Es handelt sich dabei um eine Synapse, die zwischen dem Axon eines Motoneurons und einer Muskelfaser ausgebildet wird. Das Motoneuron verzweigt sich im Muskel zu markfreien Axonen, die jede Muskelfaser einzeln innervieren. Die Nervenendigungen sind reich an Mitochondrien und Vesikeln, in denen der Transmitter gespeichert wird. Der Teil des Sarkolemms, der die postsynaptische Membran bildet, weist Faltungen auf, die der Oberflächenvergrößerung dienen.

Der Transmitter der neuromuskulären Endplatte ist **Acetylcholin** (ACh), das postsynaptisch an nicotinerge Acetylcholinrezeptoren bindet. ACh-Rezeptoren sind ionotrope Rezeptoren, das heißt ligandgesteuerte Ionenkanäle (siehe Kapitel Nervensystem). Wenn ein Signal am Axon des Motoneurons eingeht, werden spannungsabhängige Ca^{2+}-Kanäle in seiner Membran geöffnet. Durch den intrazellulären Anstieg der Ca^{2+}-Konzentration werden die Vesikel, in denen ACh gespeichert wird, zur Verschmelzung mit der präsynaptischen Membran veranlasst. So kommt es zur Exocytose des ACh in den synaptischen Spalt. Das ACh bindet postsynaptisch an die nicotinergen Acetylcholinrezeptoren, die daraufhin die Permeabilität der Membran für Kationen erhöhen und Na^{+} in die Muskelfaser einströmen lassen. Es kommt dadurch zu einer Depolarisation der Membran, die als Endplattenpotenzial bezeichnet wird.

Wie die Nervenzellen besitzen auch Muskelfasern eine **Erregungsschwelle**, die erreicht werden muss, um das eingegangene Signal über die Membran weiterzuleiten. Im Unterschied zur Nervenzelle wird diese Erregungsschwelle jedoch bei jedem an der motorischen Endplatte eingehenden Signal erreicht. Dies bedeutet, dass im Normalfall jedem Aktionspotenzial eine Erregung der Muskelfaser folgt.

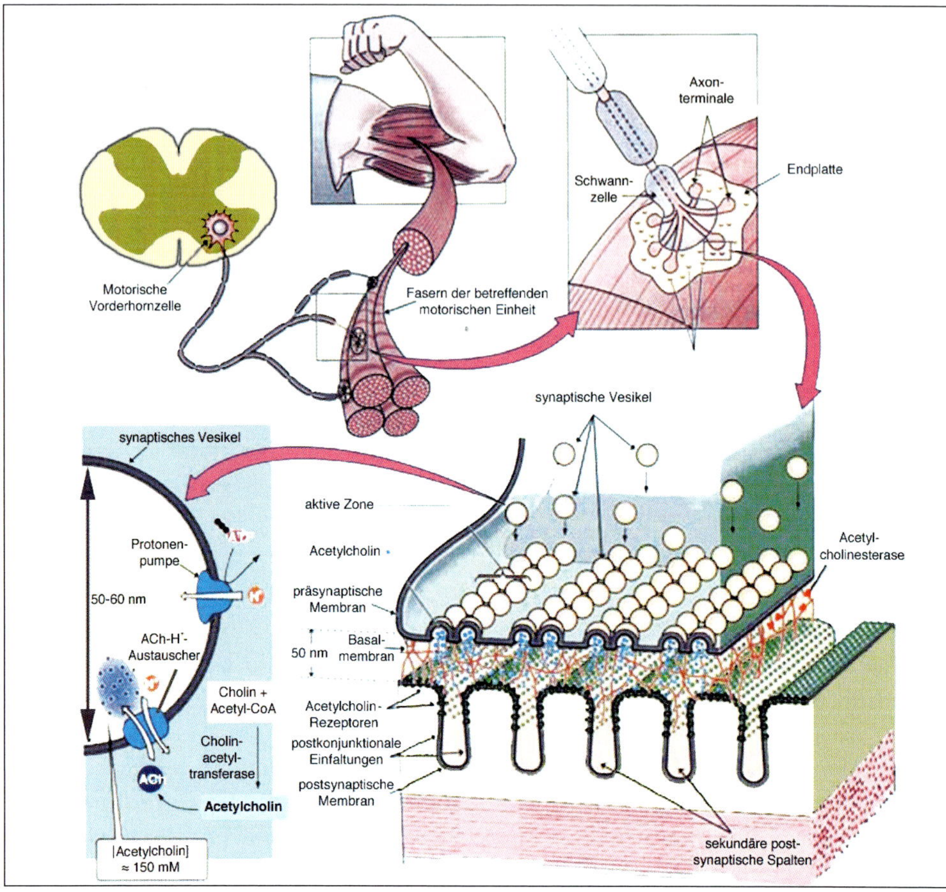

Abb. 4.6: Neuromuskuläre (motorische) Endplatte

AP erreicht neuromuskuläre Endplatte → Freisetzung von **ACh** aus Präsynapse → Bindung von ACh an **nACh-Rezeptoren** → Endplattenpotenzial

Die elektromechanische Kopplung

Der Signalmechanismus, der das eingehende Aktionspotenzial (AP) mit der Kontraktion verbindet, wird als elektromechanische Kopplung bezeichnet.

Das AP, das an der neuromuskulären Endplatte vom Motoneuron auf die Muskelfaser übertragen wurde (Endplattenpotenzial), breitet sich über das Sarkolemm schnell aus und erreicht über das T-System auch das Innere der Muskelfaser. Im tubulären System befinden sich im Sarkolemm modifizierte spannungsabhängige **Ca^{2+}-Kanäle**, die Dihydropyridinrezeptoren (DHPR). Sie öffnen sich bei eingehendem AP. Durch die Konformationsänderung des DHPR wird über einen **mechani-**

schen Kontakt der Ca^{2+}-Kanal in der benachbarten Membran des L-Systems (vgl. Triade, s. o.) geöffnet. Dieser Kanal wird als Ryanodinrezeptor (RyR1) bezeichnet. Es kommt zu einer Ca^{2+}-Freisetzung aus den Terminalzisternen des L-Systems. Das freigesetzte Ca^{2+} bindet an Troponin, eines der Regulatorproteine, das die Bindung von Myosin an Aktin verhindert. Dadurch wird der Kontraktionsmechanismus in der Skelettmuskulatur ausgelöst. Im Herzmuskel fehlt der direkte Kontakt zwischen den spannungsabhängigen Ca^{2+}-Kanälen des Sarkolemms und dem Ryanodinrezeptors (RyR2). Dort wird die Ca^{2+}-Freisetzung aus dem sarkoplasmatischen Retikulum durch einen intrazellulären Anstieg der Ca^{2+}- Konzentration ausgelöst (Trigger-Funktion des Ca^{2+}).

Im Skelettmuskel:
AP aktiviert Dihydropyridinrezeptoren → über direkten Kontakt zu Ryanodinrezeptoren Freisetzung von Ca^{2+} aus SR → intrazellulär Ca^{2+}↑↑ → Bindung des Ca^{2+} an Regulatorproteine → Beginn der Kontraktion
Im Herzmuskel:
AP öffnet spannungsabhängige Ca^{2+}-Kanäle in Sarkolemm → intrazellulär Ca^{2+}↑ → Ca^{2+} wird aus Terminalzisternen (L-Tubuli) freigesetzt → intrazellulär Ca^{2+}↑↑ → Bindung des Ca^{2+} an Regulatorproteine → Beginn der Kontraktion

Kontraktion

Während der Kontraktion einer Muskelfaser schieben sich in den einzelnen Sarkomeren die dicken Myosinfilamente zwischen die dünnen Aktinfilamente (**Gleitfilamentmechanismus**). Ausgelöst wird der dazu erforderliche Mechanismus durch die Bindung von Ca^{2+} an Troponin (genauer an seine Untereinheit Troponin C), das zusammen mit Tropomyosin die Bindungsstelle des Myosin am Aktin blockiert. Die Ca^{2+}-Bindung führt zu einer Konformationsänderung der Regulatorproteine und einer Freigabe der Myosinbindungsstelle. Dadurch kann Myosin an Aktin binden und der Kontraktionszyklus starten. Man bezeichnet die Bindung zwischen Myosin und Aktin auch als Querbrücke und den Kontraktionszyklus analog als **Querbrückenzyklus**.

Der Zyklus besteht aus mehreren Schritten:

- **Querbrückenbildung:** Der Myosinkopf bindet an die freigewordene Bindungsstelle eines Aktinmonomers. Er hat zu diesem Zeitpunkt an seiner ATP-Bindungsstelle ADP und Phosphat gebunden. Die nicht kovalenten Bindungen, die während des Kontraktionszyklus zwischen den Filamenten ausgebildet werden, bezeichnet man als Querbrücken (Schritt 1 Abb. 4.7).
- **Bewegung:** Unter Abgabe von ADP und Phosphat knickt der Myosinkopf in Richtung Sarkomermitte hin ab. Dadurch wird das Aktinfilament zwischen die

Myosinfilamente gezogen und die Gesamtlänge des Sarkomers verringert sich, Schritt 2 Abb. 4.7.

- **Bindung von ATP und Lösen der Querbrücke:** ATP bindet an den Myosinkopf. Dieser löst sich vom Aktin (Schritt 3 Abb. 4.7).
- **Vorbereitung der nächsten Querbrückenbildung:** Durch die ATPase-Funktion des Myosin wird ATP zu ADP und Phosphat gespalten. Dabei richtet sich der zuvor abgeknickte Myosinkopf wieder auf (Schritt 4 Abb. 4.7).

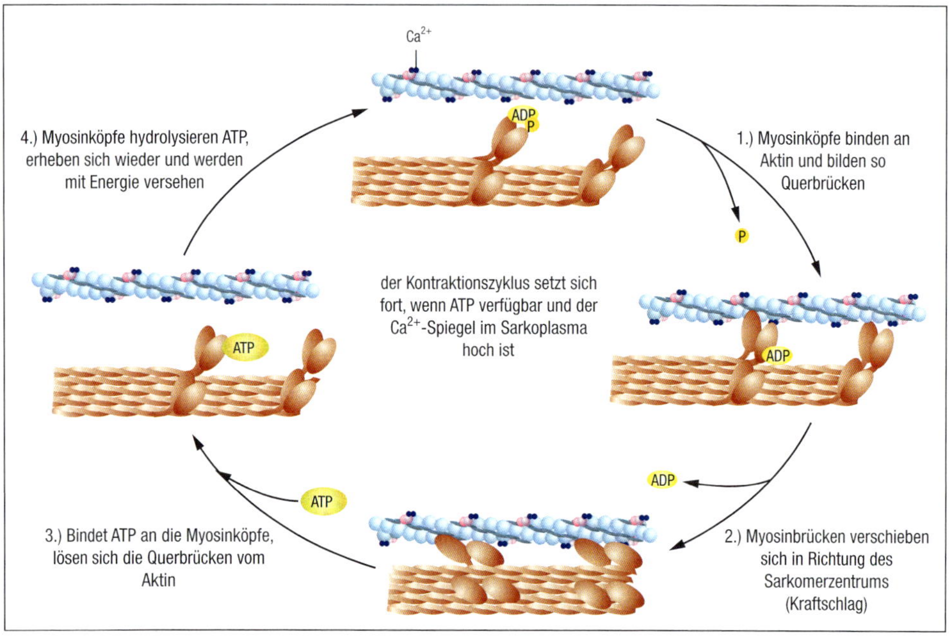

Abb. 4.7: Querbrückenzyklus (ADP: Adenosindiphosphat; P: Phosphatrest; ATP: Adenosintriphosphat)

Jeder Zyklus führt zu einer Verschiebung von nur 10–12 nm. Er muss also häufig wiederholt werden, um eine Verkürzung des Muskels zu erreichen. An einem Myosinfilament läuft der Zyklus gleichzeitig, aber asynchron, viele hundert Mal ab, so dass einige Querbrücken die bereits erreichte Verkürzung festhalten und andere weiterschieben.

Der Energielieferant für den Zyklus ist ATP, von dem in jedem Zyklusdurchgang ein Molekül gespalten wird. Das ATP bindet an den Myosinkopf, wenn er mit dem Aktin verbunden ist, und ermöglicht eine Lösung der Querbrücke. Wenn der ATP-Spiegel in der Muskelfaser zu gering ist, können sich die Querbrücken nicht mehr lösen. Das Myosin verbleibt im angehefteten Zustand. Nach dem Tod setzt die Zellatmung und damit die ATP-Bildung aus. Durch den absinkenden ATP-Spiegel kommt es zur **Totenstarre** (Rigor mortis).

Die Kontraktion wird beendet, wenn der zytosolische Ca^{2+}-Spiegel soweit abgesunken ist, dass Ca^{2+} von Troponin abdiffundiert und die Konformationsänderung der Regulatorproteine umgekehrt wird. Ca^{2+} wird auf zwei Arten aus dem Sarkoplasma entfernt. Es kann über Ca^{2+}-Pumpen zurück in die Terminalzisternen des L-Systems gepumpt werden oder es wird über einen Na^+/Ca^{2+}-Antiporter in das Interstitium abgegeben.

Die Stärke einer Kontraktion hängt von der Ausgangslänge des Sarkomer vor Beginn der Kontraktion ab. Bei optimaler Länge des Sarkomer liegen alle Myosinköpfchen eines Myosinfilamentes im dunkleren Teil der A-Bande (zwischen Rand der H-Zone und Rand der A-Bande). In diesem Fall können sie alle bei eingehendem AP Querbrücken mit den Aktinfilamenten ausbilden.

Ist die Sarkomerlänge zu groß, haben nicht alle Myosinköpfchen die Möglichkeit, bei eingehendem AP an Aktin zu binden, da sie im Bereich der H-Bande (keine Aktinfilamente zwischen den Myosinfilamenten) liegen. Der Muskel ist überdehnt. Ist die Sarkomerlänge zu kurz, werden durch die Kontraktion die Myosinfilamente gegen die Z-Scheiben gedrückt, was eine Kraftentwicklung verhindert.

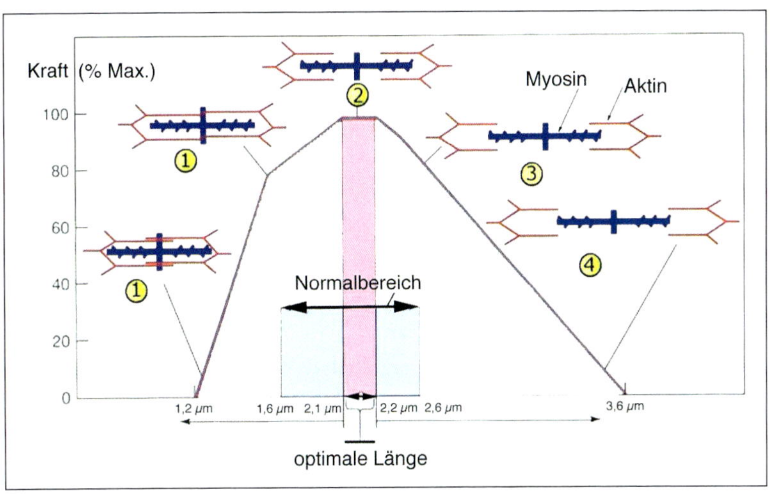

Abb. 4.8: Sarkomerlänge versus Kraftausbeute. (1) Überlappung zwischen Myosin- und Aktinfilamenten, daher kommen nicht alle potenziellen Aktomyosinreaktionen zur Geltung; Myosinfilamente stoßen unter 1,3 µm Sarkomerlänge gegen die Z-Streifen; (2) optimale Sarkomerlänge von 2,1–2,2 µm – alle Aktomyosin-Reaktionsplätze ausgenutzt; (3) Myosinfilament wird zusehends aus der Reihe der Aktinfäden herausgezogen, Zahl der Aktomyosin-Reaktionsstellen – und damit die Kraftausbeute – nimmt ab; (4) bei ≥ 3,6 µm Sarkomerenlänge sind die Filamentreihen gänzlich auseinandergezogen – der Muskel ist überdehnt, erzeugt keine Kraft mehr. Im Normalbereich (1,6–2,6 µm Sarkomerlänge) sind mind. 80 % der maximal verfügbaren Kraftausbeute verfügbar.

Summation und Tetanus

Ein Aktionspotenzial löst an einer Muskelfaser eine einzelne Zuckung aus, also eine schnelle Kontraktion der Faser mit anschließender Erschlaffung. Um eine Muskelkontraktion mit maximaler Verkürzung zu erreichen, werden die Fasern durch viele Aktionspotenziale erregt, um eine höhere Ca^{2+}-Konzentration in der Faser zu erzielen. Dabei kann über die Frequenz der APs die Stärke der Kontraktion bestimmt werden. Dies ist möglich, weil die Refraktärzeit (Zeit, bis das Sarkolemm nach einem Aktionspotenzial wieder erregbar ist) kürzer als die Einzelzuckung der Muskelfaser ist. Dies bedeutet, dass es schon während einer Zuckung zu einem erneuten AP und einer erneuten Ca^{2+}-Freisetzung kommen kann. Die Wirkungen der APs überlagern sich, was als **Summation** bezeichnet wird. Ist die Frequenz der eingehenden APs hoch genug, gehen die Einzelzuckungen ineinander über und es entwickelt sich ein glatter **Tetanus** (Dauerverkürzung, nicht zu verwechseln mit der Infektionskrankheit, die durch Toxine des Bakteriums *Clostridium tetani* ausgelöst wird).

Die Stärke einer Muskelkontraktion kann außerdem über die Anzahl der beteiligten motorischen Einheiten gesteuert werden. Je mehr motorische Einheiten eines Muskels an der Kontraktion beteiligt werden, desto höher ist die resultierende Kraft.

Hohe AP-Frequenz → Überlagerung der Einzelzuckungen = **Summation** → höhere Ca^{2+}-Konzentration in der Faser → stärkere Kontraktion
AP-Frequenz hoch genug → Verschmelzung der Einzelzuckungen → **Tetanus** (Dauerverkürzung)
Steuerung der Muskelkraft über Anzahl der beteiligten motorischen Einheiten: je mehr beteiligte Einheiten, desto höher die Kraft

4.3 Die glatte Muskulatur

Die Bezeichnung »glatte Muskulatur« weist auf den strukturellen Unterschied im Vergleich zu den beiden anderen Muskelarten im Körper hin. Ihr fehlen die Myofibrillen, die als kontraktile Strukturen die Muskelfaser durchziehen, weshalb unter dem Mikroskop keine Streifung zu sehen ist. Sie ist die **Muskulatur der inneren Hohlstrukturen**, kommt also in Wänden von Blutgefäßen, Luftwegen und in den meisten Organen des Bauch- und Beckenraumes vor. Zusätzlich findet man sie an den Haarfollikeln der Haut oder in der Iris des Auges. Kontraktionen der glatten Muskulatur werden nicht nur durch das autonome Nervensystem ausgelöst, sondern auch durch autorhythmisch aktive Schrittmacherzellen, Hormone, Mediatoren und andere Einflussfaktoren.

4.3.1 Typen glatter Muskulatur

Es gibt zwei Typen glatter Muskulatur, die jedoch nicht immer klar zu unterscheiden sind:

Der **Single-Unit-Typ** kommt im Gastrointestinaltrakt, im Ureter, im Uterus und in autoregulierten kleinen Blutgefäßen vor. Die Muskelfasern dieses Typs sind über niederohmige Kontaktstellen (gap junctions) und zahlreiche Desmosomen miteinander verbunden und fungieren als Einheit (funktionelles Synzytium). Ihre Aktivität wird durch Schrittmacherzellen gesteuert. Ein Signal, das eine Kontraktion auslöst, wird über die Zellkontakte weitergeleitet, so dass die verbundenen Muskelfasern im Gleichklang arbeiten.

Der **Multi-Unit-Typ** kommt im Auge, in den Bronchien, in der Haut und in den Arterien vor. Verbindungen durch gap junctions sind seltener (Bildung kleiner Funktionseinheiten). Ihre Aktivität wird über postganglionäre Fasern des autonomen Nervensystems gesteuert. Die Muskelzellen sind einzeln oder in sehr kleinen Gruppen innerviert.

4.3.2 Aufbau der glatten Muskulatur

Eine glatte Muskelfaser ist spindelförmig (in der Mitte dick, zu den Enden spitz zulaufend) und 30–200 µm lang. Der einzelne Zellkern liegt zentral. Im Sarkoplasma finden sich zahlreiche Aktin- und Myosinfilamente. Die kontraktilen Strukturen sind, modellhaft beschrieben, zwischen sogenannten **dense bodies** (dichte Körper) aufgespannt. An diesen sind die Aktinfilamente befestigt. Die dense bodies übernehmen damit die Funktion der Z-Scheibe im Sarkomer. Sie sind sowohl im Sarkoplasma als auch auf dem Sarkolemm verteilt. An den dense bodies sind nicht nur die kontraktilen Strukturen, sondern auch Intermediärfilamente befestigt. Dabei handelt es sich um Teile des Zytoskeletts der Zellen, die die dense bodies auch miteinander verknüpfen. Die Kontraktion der Aktin- und Myosinfilamente wird über die dense bodies an das Zytoskelett und damit an die gesamte Zelle übertragen.

Bei der Kontraktion zieht sich die Faser wie ein Waschlappen, den man auswringt, zusammen.

Das Sarkolemm der glatten Muskelfaser weist Vertiefungen auf, die als Caveolae bezeichnet werden. Diese Vertiefungen erreichen nicht die Ausmaße des T-Systems der Skelettmuskelfaser, spielen wie dieses aber eine wichtige Rolle für die Erregung und Kontraktion der Zelle. Das sarkoplasmatische Retikulum ist weniger stark ausgeprägt, dient aber, ähnlich dem L-System der Skelettmuskulatur, als Ca^{2+}-Speicher. Es liegt direkt unter der Zellmembran.

4.3.3 Kontraktionsauslösung in glatter Muskulatur

Im Gegensatz zur Skelettmuskulatur kann eine Kontraktion der glatten Muskulatur nicht nur durch nervale Impulse, sondern auch durch andere Signale ausgelöst werden. Dazu zählen Änderungen im inneren Milieu (pH-Wert, Temperatur, O_2- und CO_2-Spiegel), Hormone und Dehnung.

Autorhythmische Kontraktionen werden durch **Schrittmacherzellen** ausgelöst. Dabei handelt es sich um einzelne Zellen einer funktionellen Einheit von Muskelfasern, die durch Schwankungen im Ruhemembranpotenziel Aktionspotenziale auslösen. Im Magen-Darm-Trakt sind dies die Cajal-Zellen. Ihre Tätigkeit wird durch das autonome Nervensystem beeinflusst (Regulation der Autorhythmie). Besonders in den Hohlorganen des Gastrointestinaltraktes spielt autorhythmische Aktivität eine Rolle (vgl. Peristaltik; Kapitel Gastrointestinaltrakt).

Die Innervation glatter Muskulatur erfolgt durch das autonome Nervensystem. Die autonomen Nervenfasern können sich im Zielorgan aufteilen und Varikositäten (Verdickungen, wie an einer Perlenschnur) bilden. In diesen werden Transmitter in Vesikeln gespeichert und zur Signalübertragung freigegeben. Die Übertragung der Signale unterscheidet sich zwischen Sympathikus und Parasympathikus. Sympathische postganglionäre Axone nutzen Noradrenalin als Transmitter, das seine Wirkung über adrenerge Rezeptoren vermittelt (Ausnahme Schweißdrüsen: Acetylcholin als Transmitter; parasympathische postganglionäre Axone nutzen Acetylcholin als Transmitter, das an muscarinergen Rezeptoren wirkt (vgl. Kapitel Vegetatives Nervensystem)).

Kontraktionsauslösung und -regulation in glatter Muskulatur durch:
- Autorhythmie
- Autonomes Nervensystem
- Hormone
- Veränderungen im inneren Milieu
- Dehnung

4.3.4 Kontraktion und Erschlaffung

Die Kontraktion glatter Muskelfasern startet langsamer und hält länger an als bei den anderen Muskelgeweben. Zudem erreichen sie eine stärkere Verkürzung und Dehnung.

Die Kontraktion wird, wie bei den anderen Muskelgeweben, über den Anstieg der intrazellulären Ca^{2+}-Konzentration vermittelt. Diese wird durch ein eingehendes

Aktionspotenzial, ein hormonelles Signal oder durch Autorhythmie ausgelöst. Das Ca^{2+} gelangt sowohl über Ca^{2+}-Kanäle aus dem Extrazellularraum als auch aus dem sarkoplasmatischen Retikulum ins Sarkoplasma. Die Ca^{2+}-Ausschüttung aus dem sarkoplasmatischen Retikulum wird durch IP_3 (Inositoltriphosphat) ausgelöst. Dabei handelt es sich um einen second messenger, der von der Phospholipase C gebildet wird. Diese Lipase wird durch die Bindung von extrazellulären Liganden an G_q-gekoppelte Rezeptoren aktiviert (vgl. vegetatives Nervensystem).

Das freigesetzte Ca^{2+} bindet im Sarkoplasma an **Calmodulin**, ein Regulatorprotein. Der Ca^{2+}-Calmodulin-Komplex aktiviert die Myosin-Leichte-Ketten-Kinase (Myosin-light-chain-kinase, MLCK). MLCK phosphoryliert Myosin, indem es ein Phosphat von ATP auf die leichte Kette des Myosin überträgt. Dadurch wird der gleiche Kontraktionszyklus ausgelöst, der auch in der Skelettmuskulatur stattfindet (siehe oben). Durch das Ineinandergleiten der Myosinfilamente kommt es zur Streckenverkürzung zwischen den dense bodies, an denen die Aktinfilamente angeheftet sind. Die Kontraktion wird, ähnlich wie im Skelettmuskel, durch eine Konzentrationssenkung des Ca^{2+} im Sarkoplasma beendet. Dafür wird Ca^{2+}- in das sarkoplasmatische Retikulum oder nach extrazellulär gepumpt oder über $3Na^+/2Ca^{2+}$-Antiporter im Sarkolemm aus der Zelle entfernt. Dies hat eine Inaktivierung der MLCK und eine Aktivierung der Myosinphosphatase zur Folge. Durch Dephosphorylierung des Myosin kommt es zur Erschlaffung.

> Intrazellulär $Ca^{2+}\uparrow$ → Bindung an Calmodulin → Aktivierung der MLCK → Phosphorylierung der leichten Kette → Querbrückenzyklus

Tabelle 4.2: Übersicht über die Muskelgewebearten

Eigenschaft	Skelettmuskel	Glatter Muskel	Herzmuskel
Histologie	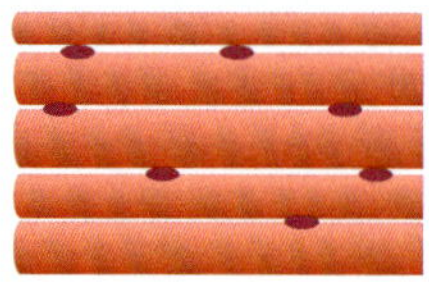	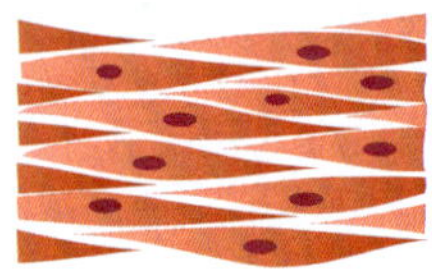	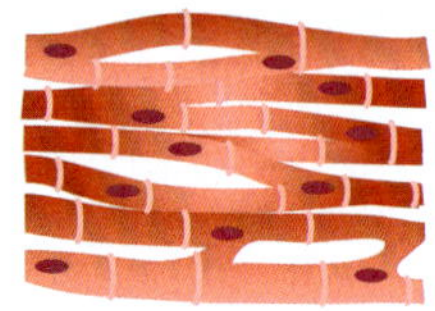
Vorkommen	Meist mit Knochen verknüpft	In Wänden von z. B. Hohlorganen, Luftwegen, Haarfollikeln	Herz
Größe	ø: 10–100 µm , Länge: 100 µm–30 cm	ø: 3–8 µm, Länge: 30–200 µm	ø: 10–20 µm Länge: 50–100 µm
Zell-Zell-Verbindung	keine	Single-Unit-Typ: zahlreiche gap junctions; Multi-Unit-Typ: wenig bis keine gap junctions	Funktionelles Synzytium
Sarkoplasmatisches Retikulum	L-System	Wenig ausgebaut	Vorhanden, aber weniger ausgeprägt als bei Skelettmuskel
T-System	Vorhanden	Nicht vorhanden, nur Caveolae	Vorhanden
Sarkomere	Ja	Nein	Ja
Regulatorproteine	Troponin und Tropomyosin	Calmodulin und MLCK	Troponin und Tropomyosin
Ca^{2+}-Sensor	Troponin	Calmodulin	Troponin
Autorhythmische Aktivität	Nein	Ja (vgl. Peristaltik)	Ja (vgl. z. B. Sinusknoten)
Innervation	Somatisches Nervensystem, willkürlich, Transmitter: ACh	Autonomes Nervensystem, unwillkürlich, Transmitter: ACh bzw. Noradrenalin	Eigenes Reizbildungssystem, Modulation durch Vegetativum (ACh und NA)
Tetanisierbarkeit	Ja	Ja	Nein

5 Das Herz-Kreislauf-System

Das Herz stellt den Blutfluss im Kreislauf sicher. Es stellt die Verbindung zwischen großem Kreislauf **(Körperkreislauf)** und kleinem Kreislauf **(Lungenkreislauf)** dar (vgl. Kapitel Kreislaufsystem) und pumpt das Blut durch rhythmische Kontraktion.

5.1 Das Herz

5.1.1 Lage und Aufbau

Das etwa faustgroße Hohlorgan liegt im Brustkorb zwischen den beiden Lungenflügeln und oberhalb des Zwerchfells in der Brusthöhle. Kranial befindet sich die Herzbasis, nach kaudal läuft das Herz spitz zu (Herzspitze, vgl. Abb. 5.2). Dabei liegt die Achse nicht senkrecht im Brustkorb, sondern verläuft diagonal von kranio-dorsal rechts nach kaudo-ventral links. Das Herz kommt im fünften Zwischenrippenraum dem Brustkorb sehr nahe, sodass dort der Herzschlag zu spüren ist.

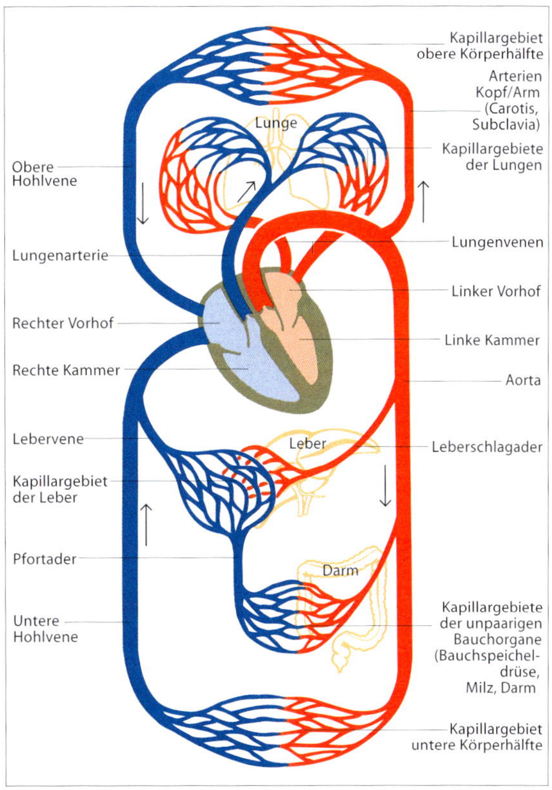

Abb. 5.1: Übersicht über die Blutkreisläufe mit kleinem Lungen- und großem Körperkreislauf

Das Herz wird in ein **linkes** und **rechtes** Herz unterteilt. Beide Herzhälften sind in **Vorhof** (Atrium) und **Kammer** (Ventrikel) geteilt. Die Scheidewand zwischen linkem und rechtem Herz wird als **Septum** bezeichnet. Vorhöfe und Kammern werden durch **Segelklappen** getrennt, Kammern und ausführende Gefäße von **Taschenklappen**. Diese Klappen dienen als Ventile, um einen gerichteten Blutfluss zu ermöglichen.

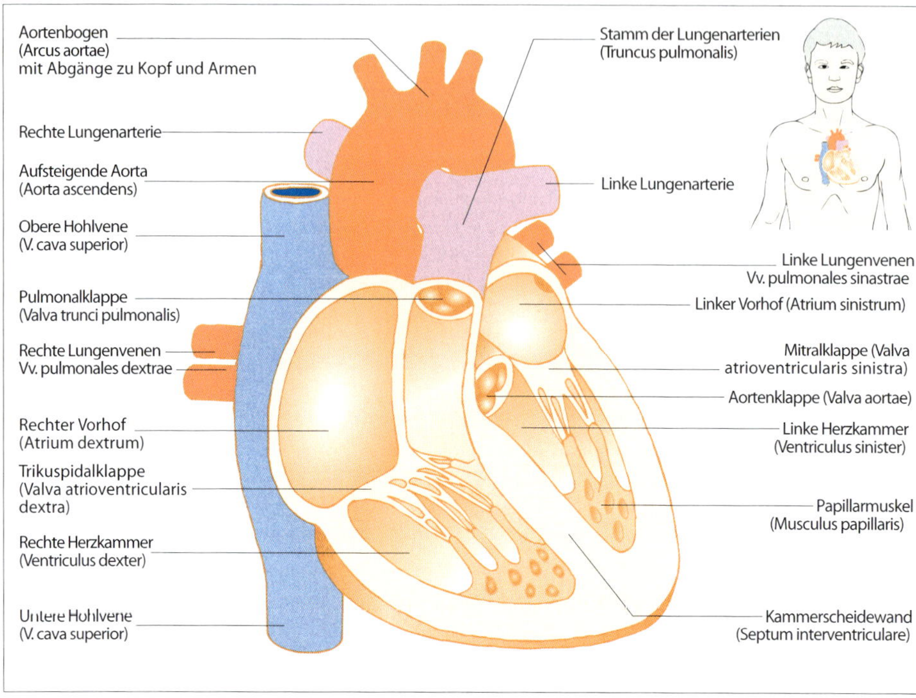

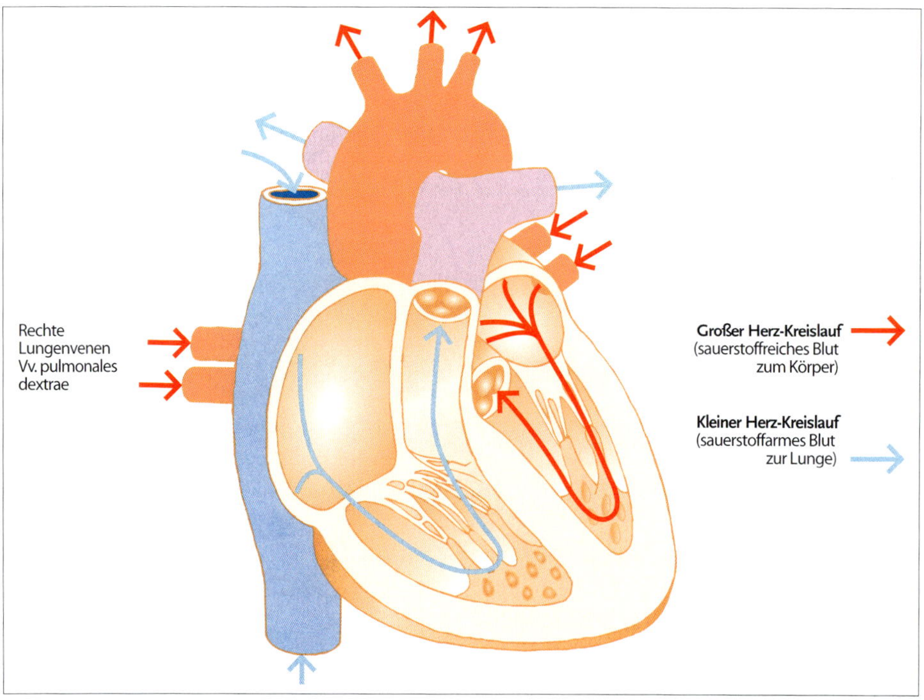

Abb. 5.2: Anatomie und Blutfluss im Herz

Die Segelklappen bestehen aus Bindegewebszipfeln, die im Inneren der Kammer befestigt sind. Kontrahieren sich die Kammern, werden die Segel zusammengepresst – die Befestigung im Inneren der Kammern verhindert dabei ein Umschlagen der Klappen in die Vorhöfe. Die Segelklappen werden auch als **Atrioventrikularklappen** (= AV-Klappen) bezeichnet, da sie Atrium und Ventrikel trennen:

- **Trikuspidalklappe** (tri = drei Segel): Trennung von rechtem Atrium und Ventrikel.
- **Bikuspidalklappe** (bi = zwei Segel): Trennung von linkem Atrium und Ventrikel, Synonym Mitralklappe (zwei aneinandergelegte Segel erinnern an die Mitra eines Bischofs).

Die Taschenklappen bestehen jeweils aus drei halbrunden Bindegewebsplatten, die an den Rändern verstärkt sind. So wird ein Umschlagen ins Innere der Kammern bei Klappenschluss unterbunden:

- **Pulmonalklappe:** Von rechtem Ventrikel zum Lungenkreislauf.
- **Aortenklappe:** Vom linken Ventrikel zum Körperkreislauf.

Alle Klappen liegen in einer Ebene des Herzens. Da die Klappen als Ventile den Blutfluss nur in eine Richtung zulassen, wird sie als **Ventilebene** bezeichnet. Sie wird aus den verstärkten Faserringen der Klappen gebildet und auch als **Herzskelett** bezeichnet. Sie liegt nicht waagerecht im Körper, sondern senkrecht zur diagonalen Herzachse (siehe oben).

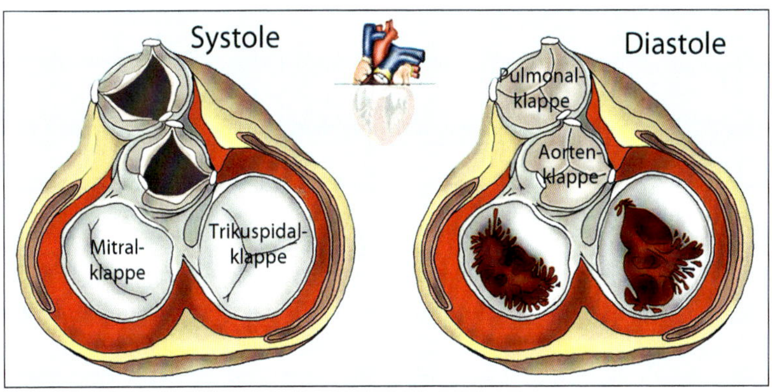

Abb. 5.3: Ventilebene von oben
Systole: Taschenklappen geöffnet
Diastole: Segel-Klappen geöffnet

Der **Blutfluss** ist immer von Vorhof zu Kammer zu einem Abgangsgefäß. Im rechten Herz fließt das Blut aus der oberen und unteren Hohlvene (V. cava superior/inferior) zusammen in den rechten Vorhof, von dort in die rechte Kammer und dann in die Lungenarterie (Truncus pulmonalis), die das Blut zum Gasaustausch zur Lunge führt. Aus der Lunge fließt das Blut über vier Lungenvenen (Vv. pulmonales) in den linken Vorhof, dann in die linke Kammer und schließlich in die Aorta, die das Blut im großen Körperkreislauf verteilt (vgl. Abb. 5.2).

Segelklappen (= Atrioventrikularklappen): Kammereinstromöffnung → zwischen Vorhof und Kammer
Taschenklappen: Kammerausstromöffnung → zwischen Kammer und abführendem Gefäß
Eselsbrücke für die Reihenfolge: »Segeltasche«

Rechtes Herz: Trikuspidalklappe und Pulmonalklappe
Linkes Herz: Mitralklappe und Aortenklappe
Eselsbrücke für Segelanzahl: »Rechtes Herz: 3 Segel (Trikuspidalklappe), wie auch rechter Lungenflügel: drei Lappen«

Blutfluss durch das Herz: V. cava sup./inf. → rechter Vorhof → Trikuspidalklappe → rechte Kammer → Pulmonalisklappe → Truncus pulmonalis → Lunge → V. pulmonalis → linker Vorhof → Mitralklappe → linke Kammer → Aortenklappe → Aorta

Die **Wandschichtung** des Herzens ist von innen nach außen

- **Endokard:** Einlagige Epithelschicht und eine dünne Schicht Bindegewebe, die die gesamte Herzinnenseite bedecken.
- **Myokard:** Das Myokard stellt die Herzmuskelschicht dar (vgl. unten).
- **Perikard** (»Herzbeutel«). Die äußere Schicht des Perikards besteht aus straffem Bindegewebe, das das Herz nach außen schützt und teilweise mit dem umliegenden Gewebe verwachsen ist. Die innere Schicht des Perikards wird als **Epikard** bezeichnet, das fest mit dem Myokard verwachsen ist. Es produziert **Flüssigkeit**, die in den schmalen Raum zwischen Epikard und äußerer Schicht abgegeben wird. Sie dient als Gleitschicht bei Bewegung des Atmungsapparates und bei der rhythmischen Kontraktion des Herzens.

5.1.2 Herzmuskulatur

Das Herz als pumpendes Hohlorgan ist ein **Hohlmuskel**. Seine Faserstränge verlaufen auf komplizierte Weise verschlungen um das gesamte Organ, um eine konzentrische Kontraktion zu gewährleisten. Die Stärke bzw. Dicke des Herzmuskels wird durch die von ihm verrichtete Arbeit bestimmt. Die Vorhöfe tragen wenig zur Kontraktion bei und dienen eher als Füllspeicher für die Kammerfüllung – ihre Wände sind relativ dünn. Die Kammern müssen deutlich höhere Drücke erzeugen, um gegen Lungen- und Kreislaufwiderstand anzukommen. Die **linke Kammer** hat die **dickste Herzwand** (bis zu 10 mm).

Das Herz als ausdauernd pumpender Muskel ist besonders auf die Versorgung mit Blut angewiesen. Das Herz wird dabei nicht durch das Blut versorgt, das durch die Herzkammern fließt, sondern von eigenen **Herzkranzgefäßen (Koronargefäßen)** versorgt. Sie entspringen der Aorta direkt oberhalb der Aortenklappe und liegen dem Herzen auf. Es gibt ein rechtes und ein linkes Herzkranzgefäß. Das rechte Gefäß zieht um das Herz herum und versorgt vor allem die rechte Herzwand und die Hinterwand. Das linke Gefäß versorgt vor allem die linke Herz- und die Vorderwand. Herzinfarkte in unterschiedlichen Gefäßen ziehen dementsprechend eine Unterversorgung verschiedener Gebiete nach sich (Beispiel: Hinterwandinfarkt bei Verschluss der rechten Koronarie).

Die Herzmuskulatur ähnelt im Aufbau der Skelettmuskulatur mit ihrer Querstreifung durch Anordnung von Myofibrillen zu Sarkomeren (vgl. Kapitel Muskulatur). Allerdings sind die Zellen (Kardiomyozyten) nicht wie im Skelettmuskel komplett miteinander verschmolzen, sondern durch gap junctions verbunden. Eine elektrische Erregung kann sich entsprechend direkt von Zelle zu Zelle ausbreiten – so ist eine gerichtete Kontraktion gewährleistet. Da die Zellen nicht direkt miteinander verschmolzen, sondern lediglich über gap junctions verbunden sind, spricht man nicht von einem echten, sondern einem **funktionellen Synzytium**. Eine Erregung breitet sich direkt von Zelle zu Zelle aus. Zonen mit besonders vielen gap junctions werden mikroskopisch als **Glanzstreifen** sichtbar, da sich das Licht dort stark bricht. Die genauen Unterschiede zu Skelett- und glatter Muskulatur sind am Ende des Muskelkapitels im Tab. 4.2 zusammengefasst.

5.1.3 Herzerregung

Grundlage zum Verständnis dieses Kapitels ist die Bearbeitung des Kapitels Skelettmuskulatur.

Aktionspotenzial und elektromechanische Kopplung

Die Kardiomyozyten besitzen wie die Skelettmuskulatur T-Tubuli (transversales System), die in die Muskelzelle hineinreichen und die Erregung ins Faserinnere weiterleiten. Direkt angrenzend befindet sich auch hier das Sarkoplasmatische Retikulum (SR, longitudinales System). Die Ryanodinrezeptoren besitzen jedoch Besonderheiten:

- Sie sind vom Typ **RYR2** (statt RYR1 im Skelettmuskel).
- Sie sind **nicht mechanisch mit den DHPR-Rezeptoren** der T-Tubuli **gekoppelt** (vgl. Abb. 5.4).

Ein ankommendes Aktionspotenzial (AP) löst am DHPR-Rezeptor einen geringen Ca^{2+}-Einstrom ins Innere der Zelle aus. Das Ca^{2+} triggert nun die Öffnung des RYR2-Rezeptors, sodass Ca^{2+} aus dem SR in die Zelle einströmt ($[Ca^{2+}]\uparrow$ von $10^{-7} \rightarrow 10^{-5}$ M). Die **elektromechanische Kopplung** erfolgt also durch die **Triggerwirkung des Ca^{2+}**.

Die Öffnungswahrscheinlichkeit der Ca^{2+}-Kanäle kann durch verschiedene Botenstoffe sowohl erniedrigt als auch erhöht und damit die Herzaktion beeinflusst werden. Das Ca^{2+} bindet wie im Skelettmuskel an Troponin und löst den **Querbrückenzyklus** aus. Im Gegensatz zur Skelettmuskulatur ist der Herzmuskel **nicht tetanisierbar** (vgl. Plateauphase und Refraktärzeit weiter unten).

- **DHPR und RYR2 *nicht* mechanisch gekoppelt** → Triggerwirkung des Ca^{2+}
- **Querbrückenzyklus:** Troponin als Ca^{2+}-Bindestelle

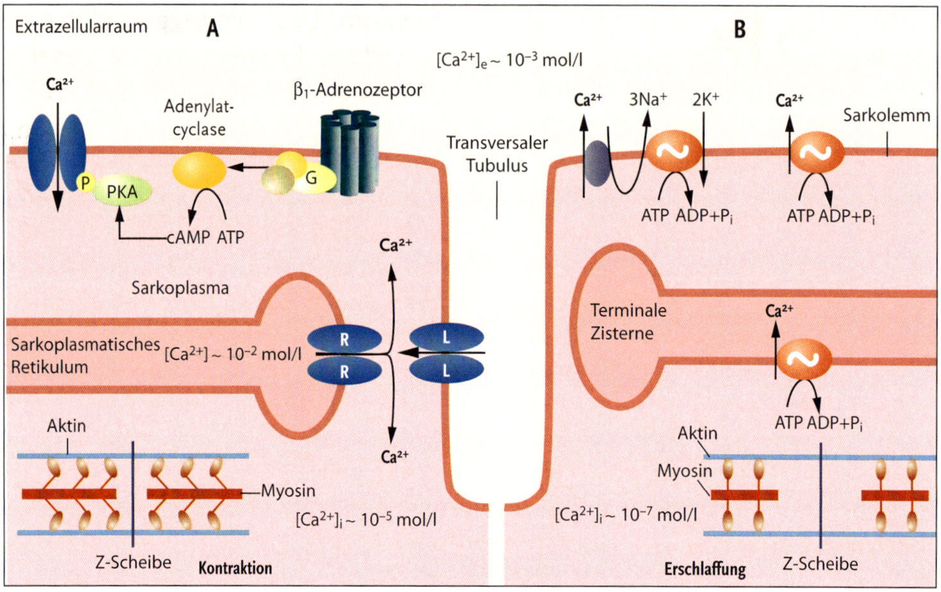

Abb. 5.4: Elektromechanische Kopplung in der Herzmuskelzelle (A: Aktivierung der Kontraktion und Einfluss der β_1-Adrenozeptoren; B: Erschlaffung der Myokardfaser durch Ca^{2+}-Entfernung aus dem Zytoplasma); rote Pfeile: Ionen-Bewegungen; R: Ryanodin-Rezeptor; L: Calcium-Kanal (L-Typ) = DHPR-Rezeptor; G = G-Protein; P = Phospat; PKA = Proteinkinase A

Das **Aktionspotenzial** der Herzmuskelzelle weist im Vergleich mit anderen Zellen deutliche Unterschiede in Verlauf und Dauer auf:

- Die **Dauer** des Aktionspotenzials ist deutlich länger als bei Skelettmuskelfasern, variiert jedoch mit der Herzfrequenz, zwischen 200–400 ms.
- Das **Ruhepotenzial** beträgt ca. –90 mV, was dem K^+-Gleichgewichtspotenzial entspricht. Dies wird durch geöffnete K^+-Kanäle verursacht.
- **Depolarisation:** Überschreitet eine lokale Depolarisation das Schwellenpotenzial von ca. –70 mV, wird eine rasche Depolarisation ausgelöst. Sie wird durch die kurzzeitige Öffnung von schnellen spannungsgesteuerten Na^+-Kanälen und einem daraus resultierenden Na^+-Einstrom verursacht, der ein Potenzial von +30mV erzeugt. Die Depolarisation löst ein teilweises Schließen von K^+- und ein Öffnen von Ca^{2+}-Kanälen (DHPR-Typ) aus.

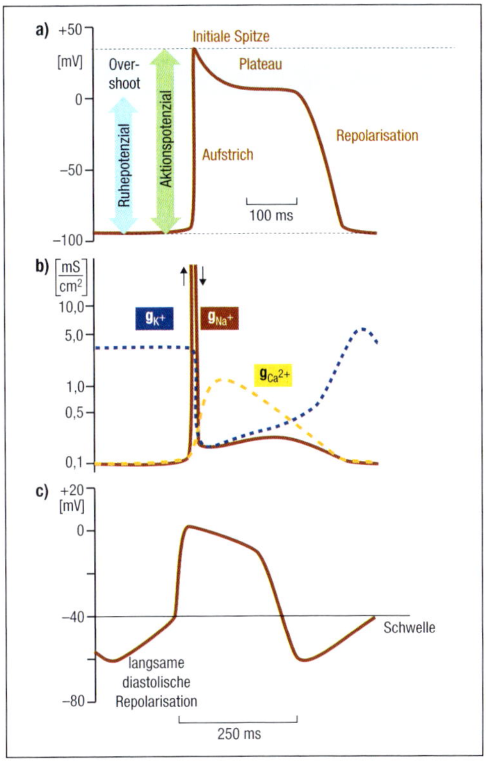

Abb. 5.5: a) Verlauf des Aktionspotenzials einer Herzmuskelzelle (Ruhepotenzial, Depolarisation mit initialer Spitze, Plateau, Repolarisation, Zeitachse), b) Membranleitfähigkeiten für K^+, Na^+, Ca^{2+}, c) Schrittmacherpotenzial am Beispiel des Sinusknotens. Schnelle Depolarisation nach überschreiten der Schwelle löst Aktionspotenzial in a) aus.

- **Plateauphase:** Es findet jedoch zunächst keine vollständige Repolarisation, sondern eine Plateaubildung des Potenzials statt. Dies ist charakteristisch für die Herzmuskelzelle. Sie resultiert aus dem gegenseitigen Ausgleich von langsamem Ca^{2+}-Einstrom und erniedrigtem K^+-Ausstrom. Das Ca^{2+} triggert nun einen weiteren Einstrom von Ca^{2+} aus dem SR und damit eine Kontraktion.
- **Repolarisation:** Es findet eine vollständige Rückkehr zum Ruhepotenzial statt. Sie kommt durch Zunahme der Öffnung von K^+-Kanälen sowie dem Schließen von Ca^{2+}-Kanälen zustande. Die Ca^{2+}-Konzentration im Inneren der Zellen wird durch ATP-abhängige Pumpen ins SR und Na^+-Ca^{2+}-Austauscher aus der Zelle gesenkt.

Bis zum Ende der Plateauphase befindet sich die Zelle in der **absoluten Refraktärphase**, da die schnellen Na^+-Kanäle geschlossen sind. Ab etwa −40 mV sind Teile der Na^+-Kanäle wieder aktivierbar (relative Refraktärzeit): Starke Reize können wieder Aktionspotenziale auslösen, die jedoch kleiner ausfallen. Erst bei vollständiger Repolarisation und somit vollständig hergestellter Erregbarkeit der schnellen Na^+-Kanäle ist die Refraktärphase beendet. Die Refraktärphase stellt den Wechsel von Kontraktion und Erschlaffung für einen gerichteten Bluttransport sicher, ohne dass Zellen unkontrolliert wiedererregt werden. Der Herzmuskel ist somit **nicht tetanisierbar.**

Ablauf des AP:
- Schwellenpotenzial erreicht → Depolarisation (Na^+-Einstrom) → **Plateauphase** (Ca^+-Einstrom und K^+-Ausstrom im Gleichgewicht) → Repolarisation (K^+-Ausstrom, Ca^{2+}-Konzentration intrazellulär ↓)
- **AP-Dauer:** 200–400 ms
- **Lange Refraktärzeit** → nicht tetanisierbar

Schrittmacherzellen

Das Herz besitzt **autonome Schrittmacherzellen,** die eine Herzkontraktion unabhängig von äußeren Einflüssen ermöglicht. Es sind spezielle Myokardzellen, die eine Spontandepolarisation besitzen und so eine Herzaktion auslösen. Die Schrittmacherzellen werden nach Frequenz der Spontandepolarisation unterteilt in:

- Primär: Sinusknoten (60–80 Schläge/min)
- Sekundär: AV-Knoten (ca. 40–50 Schläge/min)
- Tertiär: Ventrikuläre Schrittmacher/Kammerleitungssystem(ca. 25–40 Schläge/min).

Erst wenn der Sinusknoten ausfällt, wird der AV-Knoten der rhythmusbestimmende Knoten. Fällt dieser aus, übernehmen die ventrikulären Schrittmacherzellen diese Funktion.

Die Spontandepolarisation der Schrittmacherzellen wird durch langsamen **unselektiven Kationeneinstrom** ausgelöst. Die für den unselektiven Kationeneinstrom verantwortlichen Kanäle werden als **i_f-** oder **HCN-Kanäle** bezeichnet. Sie sind Ursache einer langsamen Depolarisation ausgehend von einem Ruhepotenzial von maximal –60 mV. Ab einem Schwellenwert von –40 mV wird ein Ca^{2+}-Einstrom ausgelöst, der die Depolarisation beschleunigt. Das Ca^{2+}-System ist jedoch träger als das bei der Depolarisation sonst übliche Na^{+}-System, sodass die Depolarisation weniger steil als bei einem AP eines Neurons abläuft. Die Repolarisation wird wie üblich durch K^{+}-Ausstrom erreicht.

Beeinflusst werden kann die Aktionspotenzial-Frequenz der Schrittmacherzellen an verschiedenen Stellen. Sind weniger HCN-Kanäle geöffnet, wird das Schwellenpotenzial später erreicht und es finden weniger AP statt. Gleiches gilt für eine stärkere Hyperpolarisation der Schrittmacherzellen und ein höheres (also weniger negatives) Schwellenpotenzial. Verläuft die Repolarisation langsamer, wird eine erneute Depolarisation verzögert.

Erregungsleitungssystem

Das Myokard besitzt ein eigenes Erregungsleitungssystem, das die Erregung im Herzen fortleitet (Abb. 5.6):

Sinusknoten → AV-Knoten → His-Bündel → Tawara-Schenkel → Purkinje-Fasern.

Löst der Sinusknoten selbsttätig eine Erregung aus, läuft diese durch die Vorhöfe, kann die Ventilebene aber nicht ohne Weiteres erfassen, da diese elektrisch durch Bindegewebe abgeschirmt ist. Lediglich durch den AV-Knoten können Erregungen auf die Kammern übergehen. Dabei verzögert der AV-Knoten die Erregung, sodass die Kammern etwas später als die Vorhöfe erregt werden. Er dient als **Frequenzsieb**. Durch die weiteren Stationen des Leitungssystems im Septum und den Kammern kann das Kammermyokard gleichmäßig von innen nach außen erregt werden.

Schrittmacher: Primärer Schrittmacher (Sinusknoten, 60–80/min) → Sekundärer Schrittmacher (AV-Knoten, 40–50/min) → Tertiärer Schrittmacher (Kammerleitungssystem, 25–40/min)
Schrittmacherfunktion: unselektiver Kationeneinstrom (HCN = i_f) → Schwellenwert → Depolarisation → Auslösung eines AP des Herzmuskels
Reihenfolge im Leitungssystem: Sinusknoten → AV-Knoten → His-Bündel → Tawara-Schenkel → Purkinje-Fasern

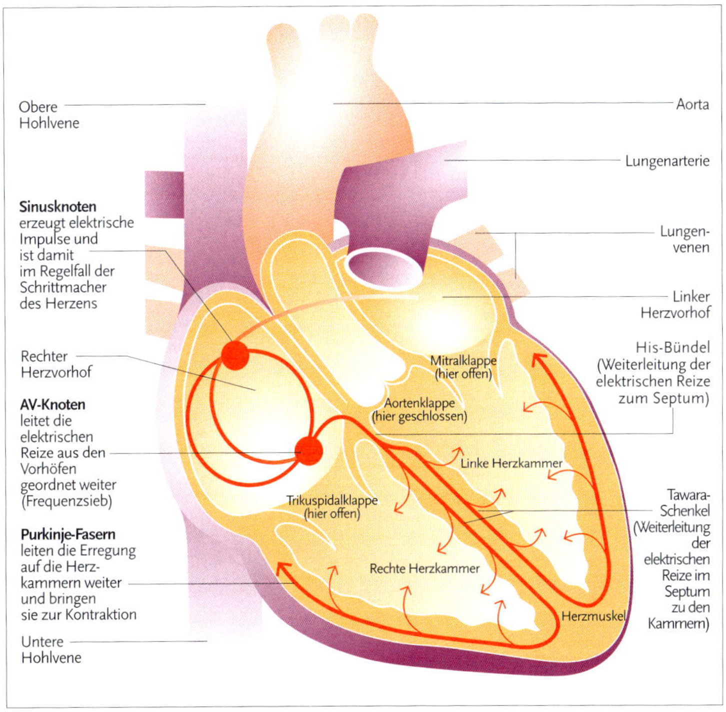

Abb. 5.6: Erregungsausbreitung und Aktionspotenzial im Herzen

Einfluss der Kalium- und Calciumkonzentration

Bei sämtlichen oben beschriebenen Prozessen spielen insbesondere K^+- und Ca^{2+}-Konzentration eine entscheidende Rolle. Unregelmäßigkeiten im Elektrolythaushalt haben daher auch direkte Auswirkungen auf die Funktion des Herzens.

Veränderungen der K^+-Konzentration im Extrazellularraum wirken sich v. a. auf Prozesse der Membran aus. Ein K^+-Überschuss (**Hyperkaliämie**) führt zunächst zu einer Positivierung des Membranpotenzials. Dies bedeutet ein schnelleres Erreichen des Schwellenwertes und somit eine Übererregbarkeit und schnellere Leitung der Erregung. Bei einer starken Hyperkaliämie ist die Membran so stark depolarisiert, dass Leitungsgeschwindigkeit, Erregung und Kontraktilität jedoch stark abnehmen, sodass ein Herzstillstand drohen kann. Dies kann auch genutzt werden, um in der Herzchirurgie das Herz mit hoch konzentrierten K^+-Lösungen reversibel stillzulegen. Ein K^+-Mangel (**Hypokaliämie**) führt zu einer schnelleren Spontandepolarisation (die Depolarisation verläuft steiler) und einer Verlängerung der Plateauphase. Somit können tertiäre Erregungszentren unabhängige Erregungen auslösen und Rhythmusstörungen verursachen.

Verändert sich die extrazelluläre Ca^{2+}-Konzentration, beeinflusst dies insbesondere die Kontraktionskraft. Ein Ca^{2+}-Überschuss (**Hypercalcämie**) bewirkt zunächst eine Kontraktionskraftzunahme, da mehr Ca^{2+} in die Zelle einströmen und die elektromechanische Kopplung dadurch verstärkt ablaufen kann. Bei weiterer Steigerung der Konzentration kommt es jedoch zu Rhythmusstörungen und Herzstillstand. Ein Ca^{2+}-Mangel (**Hypocalcämie**) mindert durch geringeren Ca^{2+}-Einstrom die Kontraktionskraft.

5.1.4 Elektrokardiogramm (EKG)

Das Elektrokardiogramm ist ein wichtiges Verfahren, das täglich im medizinischen Bereich Anwendung findet. Weiterhin ist das Verständnis der Grundlagen des EKG auch für die Klinische Pharmazie und in der Beratung bei Arzneimittelneben- und wechselwirkungen wichtig.

Grundlagen

Die Grundlage der Messungen sind **Potenzialdifferenzen** zwischen polarisierten und depolarisierten Herzmuskelzellen. Depolarisiert ein Teil des Herzmuskels, ist er umgekehrt geladen wie die nicht depolarisierten Anteile. Es bilden sich Dipole zwischen polarisierten und depolarisierten Myokardabschnitten, die in der Summe so stark sind, dass sie noch auf der Körperoberfläche gemessen werden können. Da die Herzmuskulatur nicht gleichzeitig, sondern von den Vorhöfen zu den Kammern erregt wird, wandert die Erregungsfront durch das Myokard.

Das EKG ist die **graphische Darstellung der Erregungsausbreitung im Myokard.** Die gemessenen Differenzen liegen unterhalb von 2 mV und werden von den Messapparaten vergrößert, damit Schwankungen vom menschlichen Auge wahrgenommen werden können. Man unterscheidet folgende Abschnitte im EKG:

- **Nulllinie**: Es findet keine Bewegung elektrischer Erregung statt → wird auch als isoelektrisch bezeichnet.
- **Ausschläge**: Abweichungen von der Nulllinie als Wellen oder Zacken durch Wanderung von elektrischer Erregung im Herzen
- **Strecken**: Abschnitte der Nulllinie zwischen den Ausschlägen
- **Intervalle**: Zusammenfassung von Ausschlägen und Strecken

EKG = Darstellung von Erregungsausbreitung im Myokard:
isoelektrische Nulllinie kein Gewebe erregt

EKG-Ableitung

Die Erstellung eines EKGs nennt man **Ableitung**. Um die Kurve zu erhalten, werden Extremitätenableitungen angelegt. Am rechten und linken Unterarm sowie am linken Unterschenkel werden Elektroden angelegt. Am rechten Unterschenkel wird eine Erdung angebracht. Da sich die Extremitäten im Liegen in der Frontalebene vom Körper abspreizen, werden v. a. **Ströme in der Frontalebene** gemessen. Es gibt verschiedene Formen der Ableitung dieser Extremitätenelektroden (vgl. Abb. 5.7).

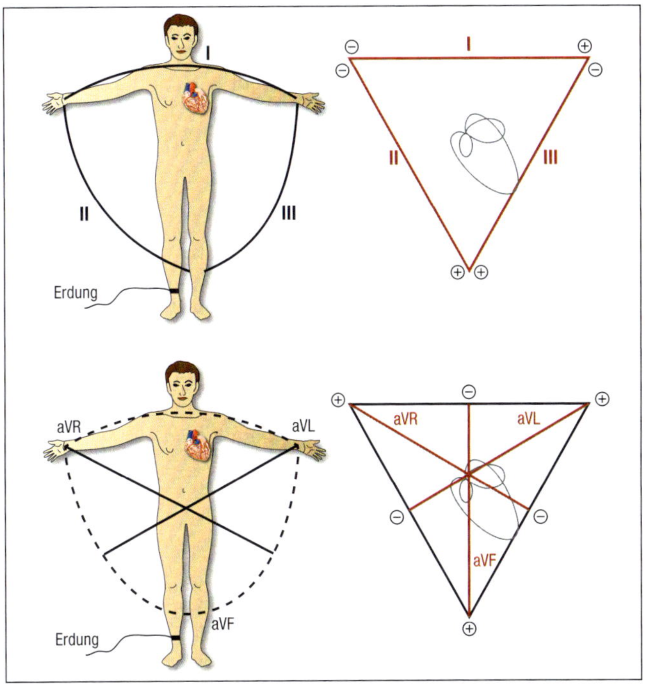

Abb. 5.7: Extremitätenableitung nach Einthoven (oben) und Goldberger (unten) und ihre Polaritäten

Bipolar (nach Einthoven) werden jeweils zwei Elektroden gegeneinander gemessen:

- Ableitung I: rechter Arm – linker Arm
- Ableitung II: rechter Arm – linker Fuß
- Ableitung III: linker Arm – linker Fuß

Diese Ableitungen werden als Standardableitungen bezeichnet.

Nach Goldberger wird **unipolar** abgeleitet, das heißt, zwei Elektroden werden zu einer indifferenten zusammengeschaltet und gegen die verbliebene gemessen.

- aVF: rechter Arm und linker Arm zusammen – gemessen gegen linkes Bein
- aVL: rechter Arm und linker Fuß zusammen – gemessen gegen linken Arm
- aVR: linker Arm und linker Fuß zusammen – gemessen gegen rechten Arm

Erweitert werden kann die Diagnostik durch Aufkleben von mindestens 6 **Brustwandableitungen** (V_1–V_6) nach Wilson. Sie messen Ströme in der Horizontalebene und ermöglichen so eine Lokalisation von Schädigungen in dieser Ebene (zum Beispiel Hinterwandinfarkt).

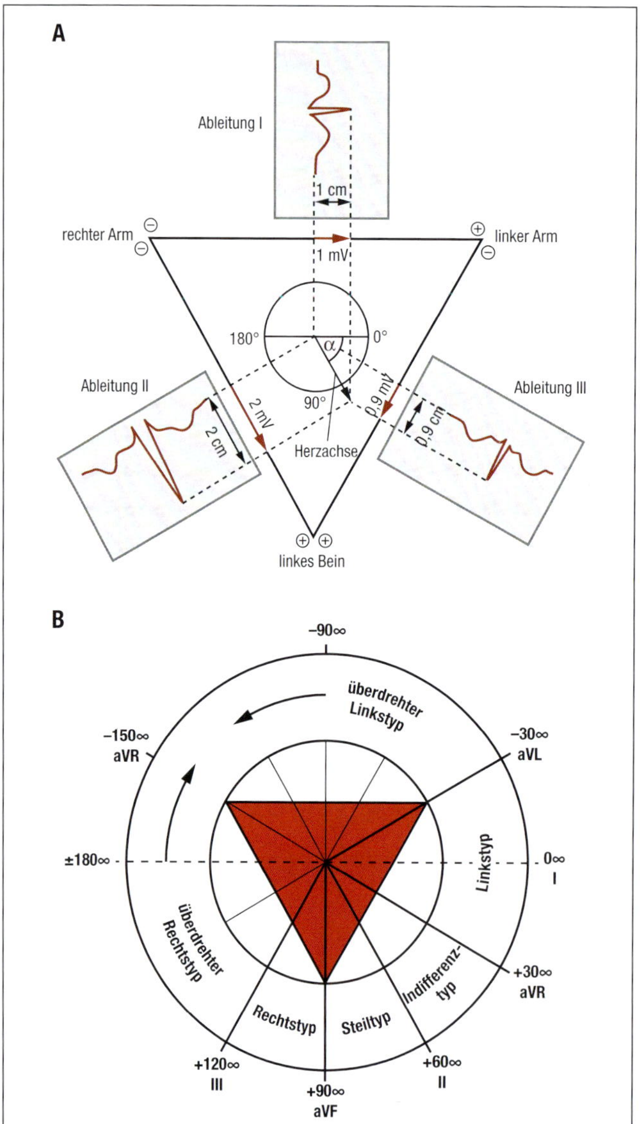

Abb. 5.8: EKG-Dreieck und Cabrera-Kreis

Zusammengenommen ermöglichen die Ableitungen eine **räumliche Darstellung der Herzerregung**: die Extremitätenableitungen in der Frontalebene für Herzrhythmus und Lagetyp, die Brustwandableitungen in der Horizontalebene. Insbesondere in der Herzinfarktdiagnostik ist so eine gute Eingrenzung der unterversorgten Gebiete möglich.

Das EKG kann auch zur Bestimmung des **Lagetyps** herangezogen werden (Abb. 5.8). Der Lagetyp ist die Hauptausbreitungsrichtung der Herzerregung in der Frontalebene. Die so bestimmte elektrische Herzachse entspricht näherungsweise der anatomischen Herzachse und kann Hinweise auf Pathologien geben.

Der **Indifferenztyp** ist der häufigste Lagetyp, wohingegen der **Steiltyp** eher bei jungen schlanken Patienten und Sportlern vorkommt. Der **Linkstyp** kann zum Beispiel bei Schwangeren auftreten, da das Herz aufgrund der Verdrängung durch den Uterus eher horizontal liegt, er kann aber auch eine Linksherzhypertrophie bei arteriellem Bluthochdruck anzeigen. In diesem Fall ist die linke Herzwand durch die erhöhte Arbeit so stark verdickt, dass ihre elektrische Herzachse die der restlichen Herzmuskelzellen überdeckt.

Der Lagetyp bezieht sich auf den Winkel α, der sich zwischen einer horizontalen Linie und der elektrischen Herzachse bildet (vgl. Abb. 5.8). Die Winkel lassen sich in den **Cabrerakreis** eintragen. Zur Bestimmung des Lagetyps gibt es verschiedene Vorgehensweisen. Ein einfacher, aber effektiver Ansatz ist der folgende:

1) Ableitung I, II & III: Welche hat die höchste R-Zacke?
2) Ableitung mit höchster R-Zacke im Einthovendreieck suchen und Lagetyp bestimmen
3) Falls zwei R-Zacken gleich hoch: aVF, aVR und aVF hinzuziehen
4) Ableitungen in Dreieck einzeichnen und wie in 2) verfahren

Extremitätenableitungen: Messung in Frontalebene → Herzrhythmus und Lagetyp
Brustwandableitungen: Messung in Horizontalebene → Differenzierung von Lage der Rhythmusstörungen
Lagetyp: Bestimmung der elektrischen Herzachse → Hinweis auf Pathologien

Vektortheorie und EKG-Kurve

Die Ausschläge im EKG lassen sich mittels der **Vektortheorie** erklären, da die Ausbreitung der Potenzialdifferenzen mittels eines Vektors dargestellt werden kann, der sich zwischen depolarisiertem und nicht depolarisiertem Myokard ausbildet. Addiert man alle diese »Vektor-Dipole« zu einem bestimmten Zeitpunkt, bildet sich ein Summenvektor in Wanderungsrichtung der Dipolfront. Die Spannungsdifferenz zwischen den Dipolpolen ist groß genug, um an der Körperoberfläche gemessen werden zu können:

- Positiver Ausschlag: Wanderung der Erregung in Messrichtung (von – → +)
- Negativer Ausschlag: Erregung entgegen der Messrichtung

Verläuft die Erregung überwiegend von Herzbasis zur Spitze, ist der Ausschlag positiv – verläuft die Erregung umgekehrt, ist der Ausschlag negativ.
Die **Höhe des Ausschlages** richtet sich nach der Anzahl der aufsummierten Potenziale, das heißt dem Anteil des erregten Myokards:

- Dicker Herzmuskel → viele depolarisierte Myokardzellen → großer Summenvektor → großer Ausschlag

Da der linke Ventrikel die dickste Herzwand besitzt, bildet er die stärksten Ausschläge im EKG. Die Spitze des Summationsvektors beschreibt eine Schleife, da sich die Ausbreitungsrichtung der Erregungsfront in Relation zur Ableitungsrichtung aufgrund der Herzanatomie ändert. Aus der Ausbreitungsrichtung der Erregungsfront pro Zeitpunkt ergibt sich die typische EKG-Kurve (Abb. 5.10).

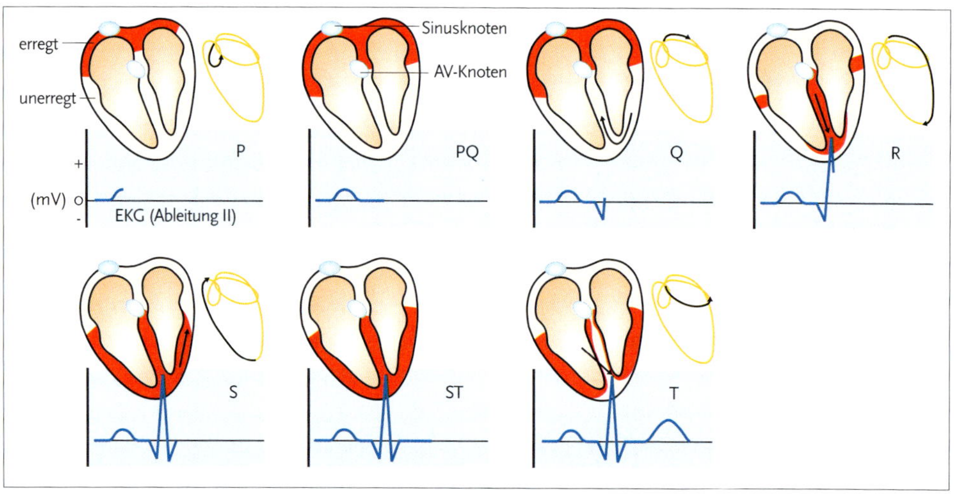

Abb. 5.9: Erregungsausbreitung im Herzen und ihr Korrelat im EKG

P-Welle: Sie kommt durch die ***Erregung der Vorhöfe*** zustande. Da die Erregungsausbreitung in Messrichtung verläuft, ist die P-Welle positiv. Durch die relativ kleine Muskelmasse der Vorhöfe ist die P-Welle recht niedrig. Sie dauert < 0,1 s.

PQ-Strecke: Sie stellt den ***Zeitraum der Überleitung*** von Vorhöfen auf die Kammern am AV-Knoten dar. Zu diesem Zeitpunkt liegen keine Potenzialdifferenzen im Vorhof- und Kammermyokard vor, da die Vorhöfe bereits komplett, die Kammern noch nicht erregt sind. Zudem bildet sich zwischen Vorhöfen und Kammern kein Dipol aus, da die Ventilebene die beiden Bereiche gegeneinander isoliert. Daher ist

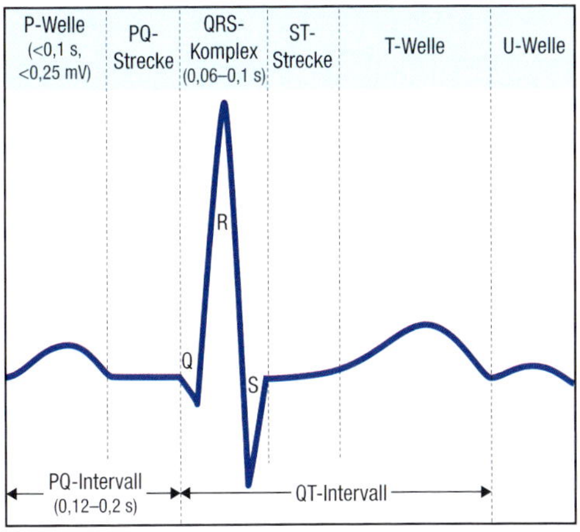

Abb. 5.10: Typisches Elektrokardiogramm (EKG)

die Strecke eine isoelektrische Nulllinie. Das **PQ-Intervall** (Anfang P-Welle bis Beginn QRS-Komplex, »PQ-Zeit«) stellt somit den Zeitraum zwischen Beginn der Herzerregung und Beginn der Kammererregung dar. Es sollte zwischen 0,12 und 0,2 Sekunden dauern.

QRS-Komplex: Der QRS-Komplex zeigt die ***Kammererregung*** an. Zunächst wird ein Teil des Septums von der Spitze zur Basis erregt (Q-Zacke negativ). Anschließend erfolgt die Erregung der Kammermuskulatur von Basis zu Spitze und innen nach außen. Da zu diesem Zeitpunkt die größte Zahl an Zellen depolarisiert, ist die R-Zacke mit maximal 2 mV die größte im EKG. Sie verläuft in Richtung der elektrischen Herzachse und stimmt näherungsweise mit dem anatomischen Lagetyp des Herzens überein. Die S-Zacke ist wieder negativ, da der letzte Teil der Erregungsausbreitung wieder von der Spitze zur Basis verläuft, um die Ventrikelbasis zu depolarisieren. Der QRS-Komplex dauert < 0,1 s. Gleichzeitig erfolgt die Repolarisation der Vorhöfe. Da die Vorhöfe im Vergleich zu den Ventrikeln deutlich weniger Muskelmasse besitzen, wird diese Potenzialdifferenz allerdings vom viel größeren QRS-Komplex überdeckt.

ST-Strecke: Die ST-Strecke ist der Zeitraum zwischen vollständiger Kammererregung und Erregungsrückbildung in den Kammern. Sie ist ebenfalls eine isoelektrische Nulllinie.

T-Welle: Die T-Welle wird durch die Erregungsrückbildung der Ventrikel gebildet. Sie verläuft von außen nach innen. Zusätzlich haben die zuletzt erregten Zellen das kürzeste Aktionspotenzial, weshalb sie zuerst repolarisieren. Die Repolarisation der Ventrikel verläuft also umgekehrt der Depolarisation der Ventrikel. Gleichzeitig ist auch ihre Polarität umgekehrt. Auf diese Weise kommt ein positiver Ausschlag zustande (Eselsbrücke: minus x minus = plus). Das **QT-Intervall** (»QT-Zeit«) ist die Zeit vom Beginn der Absenkung zum Q bis zur Beendigung der T-Welle und sollte zwischen 0,3 und 0,4 Sekunden dauern.

U-Welle: Manchmal kann die U-Welle als Ausdruck einer späteren Repolarisation von Purkinje-Fasern auftreten. Sie soll nur der Vollständigkeit halber erwähnt werden.

Rhythmusstörungen

Der Vollständigkeit wegen sollen noch kurz Rhythmusstörungen angesprochen werden. Das normale EKG weist einen Sinusrhythmus mit um die 70 Schlägen/Minute auf, der nach dem taktgebenden Sinusknoten benannt ist.

Zusätzliche Schläge (**Extrasystolen**) können auftreten. Sie gehen von Gewebe aus, das außerhalb der normalen Erregungsbildungszentren liegt. Dieses Gewebe wird als »ektop« bezeichnet. Treten die Extrasystolen in den Vorhöfen auf (also oberhalb der Kammern), werden sie als **supraventrikulär** bezeichnet. Innerhalb der Kammer nennt man sie **ventrikulär**. Extrasystolen besitzen nicht zwangsläufig Krankheitswert.

Tritt eine Verzögerung oder Blockade im AV-Knoten auf, wird von einem **AV-Block** gesprochen, der in drei Grade unterteilt wird.

- AV-Block I. Grades: Überleitung verlangsamt → PQ-Intervall > 200 ms.
- AV-Block II. Grades: Nicht alle Schläge werden weitergeleitet.
  - Typ I (Wenckebach): Mobitz PQ-Zeit wird immer länger → ein Schlag fällt aus → neuer Zyklus.
  - Typ II (Mobitz): jeder x.te Schlag fällt aus, zum Beispiel jeder 3.
- AV-Block III. Grades: Völlige Blockade, nachgeordnete Schrittmacherzentren übernehmen die Erregung der Kammern, die Vorhöfe werden weiter vom Sinusknoten erregt → unregelmäßige Erregung von Vorhöfen und Kammern

Weitere bekannte Rhythmusstörungen sind **Vorhofflattern** (Frequenz < 350 Schläge/min) und **Vorhofflimmern** (Frequenz > 350 Schläge/min). Der AV-Knoten als Frequenzsieb leitet nur einen Bruchteil der Erregungen an die Kammern weiter, sodass eine Frequenz zwischen 120 und 150 Schlägen/min resultiert (absolute Arrhythmie). Im EKG kann dies zunächst relativ normal aussehen.

Wesentlich schlimmer, da kein Blut mehr gepumpt wird, ist das **Kammerflimmern**. Hierbei kreisen Erregungen in der Kammer – es kann keine geordnete Erregung mehr stattfinden, sodass weder Blut ausgeworfen noch neues aufgenommen wird. Das EKG ist völlig unregelmäßig. Mittels Defibrillation wird versucht, alle Zellen gleichzeitig zu depolarisieren. Nach einer erfolgten Repolarisation kann der Sinusknoten idealerweise seine Aufgabe wieder normal erfüllen.

5.1.5 Mechanik und Regulation der Herztätigkeit

Einfluss des vegetativen Nervensystems

Das Herz besitzt zwar sein eigenes Erregungsbildungs- und -leitungssystem (vgl. **Schrittmacherzellen**), jedoch kann dieses durch das vegetative Nervensystem beeinflusst werden, um den Kreislauf an die Erfordernisse der Umwelt anzupassen. Die sympathischen Fasern stammen aus den Seitenhörnern des thorakalen Rückenmarks, die parasympathischen Fasern aus dem Nervus vagus (vgl. Kapitel vegetatives Nervensystem). Die postganglionären Fasern entstammen schließlich einem Nervengeflecht (Plexus cardiacus), das um das Herz angeordnet ist.

Die **afferente Innervation** besteht aus Fasern, die zum Beispiel die Dehnung der Vorhöfe messen. Sie ziehen zu Vaguskernen des verlängerten Rückenmarks und anderen Gehirnteilen. Dort werden die Informationen verarbeitet und lösen zum Beispiel bei erhöhtem Blutvolumen eine vermehrte Harnausscheidung aus. Sympathische Afferenzen vermitteln vermutlich die Vernichtungsschmerzen, die bei Durchblutungsstörungen des Herzmuskels (Herzinfarkt) erlebt werden.

Komplexer ist die **efferente Innervation.** Sympathicus und Parasympathicus sind auch hier Gegenspieler und beeinflussen verschiedene Parameter der Herzaktion:

- Frequenz (Chronotropie),
- Erregungsleitung (Dromotropie),
- Schlagkraft (Inotropie).

Der Sympathicus wirkt dabei über Catecholamine, die entweder aus postsynaptischen Nerven (Noradrenalin) oder dem Nebennierenmark (Adrenalin) stammen. Catecholamine wirken am Herzen an β_1-Rezeptoren (G_s gekoppelt). Der Parasympathicus reguliert seinen Einfluss durch Ausschütten von Acetylcholin. Acetylcholin wirkt hier an mACh-Rezeptoren vom Typ M2 (G_i gekoppelt).

Zu beachten ist die unterschiedliche Innervation der Herzräume: Der Sympathicus beeinflusst alle Gebiete des Herzens, während der Parasympathicus nur die Vorhöfe beeinflusst.
Die Beeinflussung der Herzfrequenz (HF) wird als **Chronotropie** bezeichnet:

- positive Chronotropie $\rightarrow$ HF steigt (zum Beispiel durch Sympathicus oder Catecholamine),
- negative Chronotropie $\rightarrow$ HF sinkt (zum Beispiel durch Parasympathicus).

Die beiden Gegenspieler stehen dabei in einem empfindlichen Gleichgewicht. Eine Herunterregulation der Aktionspotenziale im Nervus vagus (= Vagustonus sinkt) verschiebt das Gleichgewicht zum Sympathicus: Die Herzfrequenz steigt.

Auf Rezeptorebene lässt sich dies wie folgt erklären: β_1-Rezeptoren sind G_s-gekoppelt (vgl. Kapitel Rezeptoren bzw. Vegetatives Nervensystem). Bei Aktivierung durch Catecholamine wird die Adenylatcyclase aktiviert, die cAMP produziert. Das cAMP erhöht die Öffnungswahrscheinlichkeit der HCN-Kanäle, wodurch mehr Kationen einströmen können. Die Depolarisation der Schrittmacherzellen verläuft steiler, die Schwelle wird schneller erreicht und ein Herzschlag öfter ausgelöst.

M_2-Rezeptoren sind G_i-gekoppelt, senken somit die cAMP-Konzentration und die Öffnungswahrscheinlichkeit der HCN-Kanäle. Dadurch verlängert sich die Zeit zum Erreichen der Schwelle und zur Auslösung eines Herzschlages. Gleichzeitig wird die Zelle durch die Öffnung eines G-Protein gesteuerten K^+-Kanals (GIRK) stärker hyperpolarisiert, was die Zeit zum Erreichen der Schwelle ebenfalls verlängert.

Die Beeinflussung der Überleitungsgeschwindigkeit wird als **Dromotropie** bezeichnet. Dieser Effekt greift hauptsächlich am AV-Knoten an:

- positive Dromotropie →schnellere Überleitung → Vorhof- und Kammerkontraktion finden schneller nacheinander statt (zum Beispiel durch Sympathicus und Catecholamine),
- negative Dromotropie → langsamere Überleitung → Vorhof-und Kammerkontraktion liegen zeitlich weiter auseinander.

Der Anstieg des Potenzials erfolgt bei Catecholamineinfluss durch Steigerung des Ca^{2+}-Einstroms schneller, unter Acetylcholineinfluss durch K^+-Ausstrom langsamer. Die Beeinflussung der Kontraktionskraft wird als **Inotropie** bezeichnet.

- positive Inotropie → Steigerung der Herzkraft *im gesamten Myokard* (zum Beispiel Sympathicus und Catecholamine)
- negative Inotropie → Senkung der Kontraktionskraft *im Vorhofmyokard* (zum Beispiel Parasympathicus)

Der negativ inotrope Effekt des Parasympathicus ist jedoch vernachlässigbar, da er kaum zur Herzaktion beiträgt.

Die G_s-Kopplung der β_1-Rezeptoren führt über AC-Aktivierung und cAMP-Erhöhung zur Aktivierung der Proteinkinase A. Sie phosphoryliert DHPR-Kanäle, wodurch mehr Ca^{2+} einströmen und einen Einstrom von Ca^{2+} aus dem SR triggern kann. Mehr Ca^{2+} führt zu einer stärkeren Kontraktion. Gleichzeitig wird die **Erschlaffung** beschleunigt **(positiv lusitrope Wirkung)**. Diese Wirkung wird durch das Protein Phospholamban hervorgerufen. Ist es phosphoryliert, wird die Ca^{2+}-Aufnahme ins SR gesteigert.

Durch eine erhöhte Herzfrequenz befindet sich ebenfalls mehr Ca^{2+} im Inneren der Zelle, sodass das SR besser aufgefüllt werden kann. Dieser Mechanismus führt unabhängig vom direkten Sympathicuseinfluss zu einer positiv inotropen Wirkung.

Des Weiteren gibt es die **Bathmotropie**. Sie bezieht sich auf die Beeinflussung der Reizschwelle, das heißt der Schwelle, ab der ein Aktionspotenzial ausgelöst wird. Positiv bathmotrope Substanzen sind zum Beispiel Noradrenalin und Adrenalin. Eine körpereigene negativ bathmotrope Substanz ist Acetylcholin.

Sympathicus mit β_1-Rezeptoren (G_s): + chronotrop, dromotrop, inotrop, lusitrop und bathmotrop → Wirkung am gesamten Herzen
Parasympathicus mit M_2-Rezeptoren (G_i): – chronotrop, dromotrop und bathmotrop → Wirkung nur an den Vorhöfen und der AV-Überleitung
Chronotropie: Einfluss auf Herzfrequenz → am Sinusknoten → v. a. Einfluss auf Steilheit der diastolischen Depolarisation und Ruhepotenzial
Dromotropie: Einfluss auf Erregungsleitung → am AV-Knoten → Einfluss auf Ruhepotenzial, Ca^{2+}- und K^+-Strom
Inotropie: Einfluss auf Kontraktilität → v. a. am Ventrikelmyokard → Erhöhung der Ca^{2+}-Konzentration im Zellinneren
Lusitropie: Einfluss auf Erschlaffungsgeschwindigekeit → am Ventrikelmyokard → phosphoryliertes Phospholamban → Ca^{2+} wird schneller ins SR zurückgepumpt
Bathmotropie: die Reizschwelle beeinflussend

Herzmechanik

Das Herz stellt den Blutfluss im Kreislauf sicher. Die Herzaktion wird dabei in **Systole** und **Diastole** unterteilt. Diese können jeweils in zwei Phasen unterteilt werden:

- Systole: Anspannungs- und Austreibungsphase,
- Diastole: Entspannungs- und Füllungsphase.

In diesen Phasen ändern sich Drücke und Volumina in den Herzräumen. Das Verständnis dieser Änderungen ist wichtig für das Gesamtverständnis der Herzmechanik.

- **Anspannungsphase**
  Alle Klappen sind geschlossen. Es baut sich Druck gegenüber Aorten- und Pulmonalklappe auf, ohne dass dabei das Volumen des Ventrikels vermindert wird (vgl. Abb. 5.11). Daher spricht man von isovolumetrischer Kontraktion. Wird der Druck in den ausführenden Gefäßen (ca. 25 mmHg im Truncus pulmonalis, 120 mmHg in der Aorta) übertroffen, öffnen sich die Taschenklappen und es beginnt die Austreibungsphase.

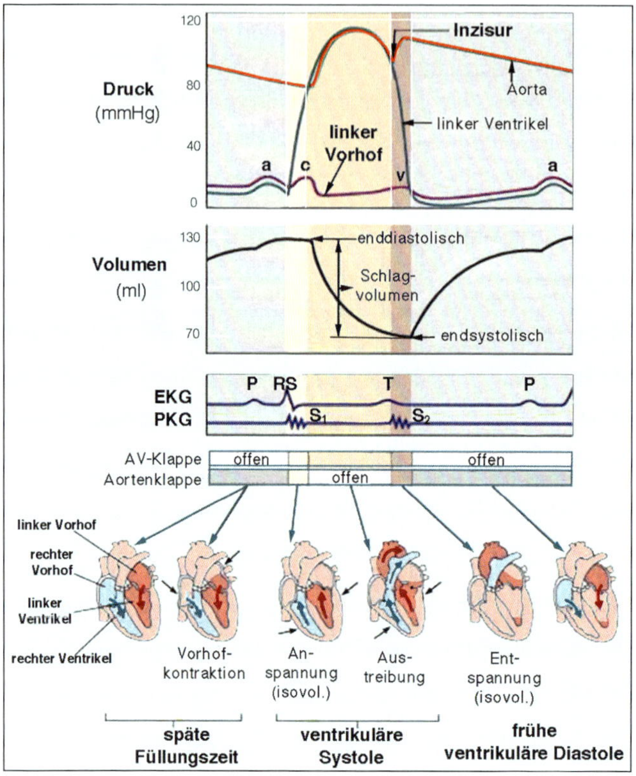

Abb. 5.11: Zyklus der Herzmechanik: Druck-, Volumen-, EKG- und PKG-Korrelation in verschiedenen Herzphasen (PKG = Phonokardiogramm mit S1 und S2 für 1. bzw. 2. Herzton)

- **Austreibungsphase**
  Blut wird in Lunge und Körperkreislauf ausgeworfen. Dabei steigt der Druck zunächst weiter an, um gegen Ende der Systole wieder abzufallen (vgl. Laplace-Gesetz). Wird der Gefäßdruck unterschritten, schließen die Taschenklappen. Druck und Volumen verändern sich in dieser Phase gleichzeitig, was als auxobare Kontraktion bezeichnet wird. Das Schlagvolumen beträgt ca. **80 ml**, das Restvolumen ca. **40 ml.** Der gefüllte Ventrikel beinhaltet also etwa 120 ml Blut. Die **Auswurffraktion** des Herzens (Schlagvolumen/Gesamtvolumen am Ende der Füllung) beträgt also etwa 2/3.

Systole: Anspannungs- und Austreibungsphase;
Diastole: Entspannungs- und Füllungsphase
Enddiastolisches Ventrikelvolumen: 120 ml → Schlagvolumen: 80 ml [Eselsbrücke: Blutdruck sollte 120/80 sein]

Der Druckanstieg in den Ventrikeln während der Austreibungsphase nach Öffnung der Taschenklappen bei gleichzeitig sinkender Wandspannung lässt sich mittels des **Laplace-Gesetzes** erklären:

$$K = P \cdot \frac{r}{2d} \leftrightarrow P = K \cdot \frac{2d}{r}$$

mit K = Wandspannung, P = Innendruck einer Kugel, r = Radius und d = Wanddicke.

Bei der Austreibung sinkt der Radius, die Wanddicke steigt. Durch die Dickenzunahme der Wand (= Querschnitt der Ventrikelwand↑) wird die Spannung auf die einzelnen Fasern geringer. Das teilweise entleerte Herz (zum Beispiel in der Auswurfphase) kann somit mit geringem Kraftaufwand relativ hohe Drücke erzeugen.

Anschließend beginnen die diastolischen Phasen:

- **Entspannungsphase**
  Das Kammermyokard erschlafft und die Taschenklappen schließen. Noch sind die AV-Klappen ebenfalls geschlossen, sodass das Volumen aller Ventrikel isovolumetrisch bleibt. Der Druck sinkt bis auf das Niveau der Vorhofdrücke (links knapp 10, rechts 5 mmHg). Wird dieser Druck unterschritten, öffnen die Segelklappen und die Füllungsphase beginnt.
- **Füllungsphase**
  Die Ventrikel füllen sich durch die offenen AV-Klappen bei geschlossener Aorten- und Pulmonalklappe. Dabei steigt das Volumen in den Kammern, wobei der Druck sich jedoch nur wenig erhöht. Hauptmechanismus der Füllung ist der **Ventilebenenmechanismus**, nicht die Vorhofkontraktion. Bei der Ventrikelkontraktion zieht sich das Herz zusammen, wobei sich die Ventilebene zur Spitze bewegt, da das Herz am Zwerchfell fixiert ist. Die AV-Klappen sind geschlossen, sodass das Blut in Lunge und Aorta ausgeworfen wird. Gleichzeitig wird ein Unterdruck in den Vorhöfen erzeugt, der Blut aus den zuleitenden Venen anzieht und die Vorhöfe füllt. Bei der nachfolgenden Diastole entspannt sich die Kammermuskulatur, die Ventilebene bewegt sich, bei geöffneten AV-Klappen, wieder zur Herzbasis und stülpt sich über das Blut in den Vorhöfen. Die Vorhofkontraktion trägt zur Ventrikelfüllung nur einen untergeordneten Anteil bei.

Ventilebenenmechanismus: Hauptfüllungsmechanismus für Ventrikel, Vorhofkontraktion hilft zusätzlich

Kurz seien die beiden Herztöne erwähnt (vgl. Abb. 5.11). Der **1. Herzton** entsteht in der Anspannungsphase durch das Anschlagen der Kammermuskulatur an das nicht kompressible Blut im Ventrikel. Das Öffnen der Taschenklappen ist nicht hörbar. Das Zusammenschlagen der Taschen beim Schließen der Taschenklappen führt jedoch zum **2. Herzton.** Weitere Herztöne können bei Kindern physiologisch sein, sind ansonsten aber immer pathologisch. Abzugrenzen von reinen Tönen sind noch Geräusche, die zum Beispiel durch Blutverwirbelungen bei Verengungen der Klappen zustande kommen können. Das Herz wird über dem Erb'schen Punkt abgehört, über dem alle Klappen etwa gleich laut wahrgenommen werden. Die einzelnen Klappen haben eigene Auskultationspunkte (Punkte, auf die das Stethoskop zum Abhören aufgelegt wird).

Arbeitsdiagramm

Das Verständnis der Zusammenhänge von Druck und Volumen während des Herzzyklus lässt sich erleichtern, wenn ein **Druck-Volumen-Diagramm** erstellt wird (vgl. Abb. 5.12). Zunächst wird die **Ruhedehnungskurve**, also das passive Dehnungsverhalten des Herzmuskels, eingezeichnet. Mit zunehmender Füllung nimmt der Druck im Ventrikel gleich einem langsam befüllten wenig elastischen Ball immer stärker zu. Die **Ventrikelkontraktion** kann in eine isobare und eine isovolumetrische Kontraktion unterteilt werden. Die isobare Kontraktion beschreibt einen Blutauswurf bei vernachlässigbar kleinem Widerstand. Wäre der Auswurf des Blutes völlig blockiert, bliebe das Volumen im Ventrikel gleich und man könnte die isovolumetrische Kurve messen. So lassen sich sämtliche Maxima verbinden und Kurven der isovolumetrischen und isobaren Maxima erstellen. Besonders relevant ist in diesem Zusammenhang, dass das Herz bei einer bestimmten Ausgangsfüllung seinen stärksten Druck aufbauen kann, bei einer Überfüllung jedoch weniger Arbeit aufbringen kann. Dies kann ähnlich dem Skelettmuskel mit einer besseren Vordehnung erklärt werden, bei der Aktin und Myosin besser zusammenarbeiten können. Bei einer Überdehnung ist die Zusammenarbeit gestört. Zusätzlich ist die Herzmuskulatur bei Vordehnung auch empfindlicher für das einströmende Ca^{2+}.

Im Menschen besteht die Herzaktion in der Anspannungsphase aus einer isovolumetrischen (ohne Volumenverminderung ablaufenden), in der Austreibungsphase aus einer auxobaren Kontraktion. Durch Austreiben des Blutes in die Aorta verringert sich hier das Volumen. Daher liegt die Kurve der wahren Maxima zwischen beiden Kurven. Sie wird als **Kurve der Unterstützungsmaxima (U-Kurve)** bezeichnet.

Jede Phase der Herzaktion kann in dieses Diagramm eingetragen werden, sodass eine verbundene Schleife der Herzaktion entsteht (vgl. Abb. 5.12). Da die Herzarbeit das Produkt aus Druck und Volumen (= eingeschlossene Fläche in der Schleife) ist, wird eine solche Darstellung auch als **Arbeitsdiagramm** bezeichnet. Die Strecke

A–B beschreibt die isovolumetrische Anspannung, B–C die auxobare Austreibung. C–D steht für die isovolumetrische Entspannung und D–A für die Füllungsphase. A–C sind somit der Systole, C–A der Diastole zuzuordnen. Das Arbeitsdiagramm spannt sich zwischen Ruhedehnungskurve und U-Kurve auf. Die Kurven der isobaren und isovolumetrischen Maxima sind lediglich zur Konstruktion der U-Kurve notwendig. Die maximalen Volumina und Drücke während des Herzzyklus dienen als Eckpunkte A, B, C und D des Arbeitsdiagramms.

Das Arbeitsdiagramm in der Druck-Volumen-Darstellung sieht zwar zunächst verwirrend aus, allerdings lohnt sich ein selbstständiges Aufmalen und Einzeichnen. Einmal verinnerlicht ist das Verständnis der Zusammenhänge für den folgenden Frank-Starling-Mechanismus deutlich erleichtert und kann auch in Prüfungen ohne Auswendiglernen problemlos hergeleitet werden ...

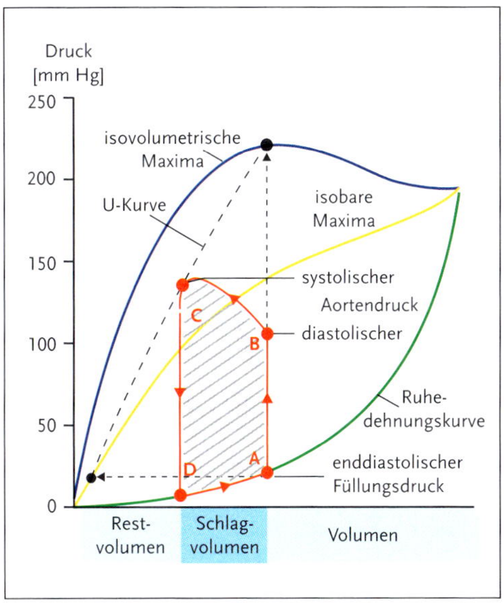

Abb. 5.12: Druck-Volumen-Diagramm mit isovolumetrischen und isobaren Maxima, Ruhedehnungskurve, U-Kurve und Arbeitsdiagramm (rot)
A–B: Isovolumetrische Anspannung
B–C: Auxobare Austreibung
C–D: Isovolumetrische Entspannung
D–A: Füllungsphase
schraffierte Fläche: Herzarbeit

Das **Herzzeitvolumen** beschreibt das pro Zeiteinheit vom Herzen ausgeworfene Blutvolumen. Da das Auswurfvolumen ca. 80 ml beträgt und die Herzfrequenz zwischen 65 und 80 Schläge pro Minute liegt, kann man sich als Richtwert **5–6 Liter/Minute** merken. Bei Belastung wird das Herzzeitvolumen unter Einfluss des vegetativen Nervensystems (vgl. oben) deutlich gesteigert. Das Schlagvolumen kann sich dabei verdoppeln, die Herzfrequenz sogar mehr als verdoppeln, sodass 25 Liter/Minute erreicht werden können.

Der **Sympathicus** beeinflusst das Herz positiv inotrop, chronotrop, dromotrop lusitrop und bathmotrop (vgl. oben). Im Arbeitsdiagramm bedeutet dies eine Erhöhung der isovolumetrischen und isotonen Maxima und damit der U-Kurve. Letztlich bedeutet eine sympathische Aktivierung eine höhere Herzarbeit.

Zusätzlich zur Steuerung von außen existiert ein herzeigener Mechanismus, der als **Frank-Starling-Mechanismus** bezeichnet wird. Er dient der Anpassung an unterschiedliche Ausgangsvolumina und -drücke. In diesem Kontext müssen zwei weitere Begriffe erklärt werden. Als **Vorlast** wird die passive Wandspannung bezeichnet, die am Ende der Diastole durch die Füllung mit Blut zustande kommt. Durch ein erhöhtes venöses Volumen steht zum Beispiel mehr Blut zur diastolischen Füllung zur Verfügung – die Vorlast ist erhöht. Die **Nachlast** ist die zur Überwindung des Drucks in Aorta und Truncus pulmonalis nötige Arbeit. Sie steigt also mit ansteigendem mittleren arteriellen Blutdruck. Ist die Nachlast erhöht, können die Taschenklappen erst später öffnen.

Bei **steigender Vorlast** ist der Ventrikel am Ende der Diastole stärker gefüllt (A verschiebt sich weiter nach rechts). Der Herzmuskel ist stärker gedehnt und kann nun ein höheres Blutvolumen auswerfen. Das Arbeitsdiagramm ist dabei nach rechts verschoben. Dies kann zum Beispiel bei plötzlichem Lagewechsel (mehr Blutrückstrom zum Herzen beim Kopfstand) oder zur Anpassung des Schlagvolumens von rechtem und linkem Herz relevant sein.

Bei **steigender Nachlast** verbleibt zunächst ein erhöhtes Restvolumen im Ventrikel. Bei der nächsten Füllung strömt jedoch ebenso viel Blut wie vorher nach, sodass der Ventrikel nun überfüllt ist. Wie im vorherigen Beispiel ist der Ventrikel besser vorgedehnt und kann somit mehr Druck aufbringen, um das Blutvolumen auszuwerfen. Das Arbeitsdiagramm ist dabei nach rechts verschoben und nach oben vergrößert. Der Mechanismus ist zum Beispiel bei plötzlich ansteigendem Blutdruck relevant.

Wie eine sympathische Aktivierung bedeuten eine Erhöhung von Vorlast und Nachlast eine Steigerung der Herzarbeit.

Vorlast: abhängig von Volumenbelastung (Eselsbrücke: *V*orlast bei *V*olumenbelastung)
Nachlast: abhängig von Druckbelastung

Sauerstoffversorgung

Die Sauerstoffversorgung des Herzens ist von großer Bedeutung, da das Organ ohne Unterlass arbeitet. Daher erhält das Herz über die Koronarien etwa 5 % des Herzzeitvolumens an Blut zur Eigenversorgung. Unter Belastung kann dieser Anteil auf bis zu 25 % steigen. Diese Steigerung der Durchblutung bezeichnet man als **Koronarreserve.**

Während der Systole wird Blut in die Aorta ausgeworfen, jedoch können die Koronarien zu diesem Zeitpunkt nicht durchblutet werden, da die sie umgebende Herzmuskulatur zu stark kontrahiert ist und Blut aus den Gefäßen presst. Erst in der Diastole findet eine Blutversorgung der Koronarien statt. Dies wird durch die Elastizität der Aorta ermöglicht, die das in der Systole ausgeworfene Blut »speichert« und während der Diastole in die Koronarien abgeben kann (vgl. Windkesselfunktion im Kapitel Kreislauf). Beträgt das Verhältnis von Systole zu Diastole in Ruhe 2:1, wird die Diastole bei Erhöhung der Herzfrequenz relativ immer kürzer. Zudem beträgt die **Sauerstoffausschöpfung** des durchströmenden Blutes in Ruhe bereits 70 % (deutlich höher als im Rest des Körpers). Eine gesteigerte Extraktion von Sauerstoff ist daher kaum mehr möglich. Ein geschädigtes Herz hat dann unter Umständen trotz Durchblutungssteigerung nicht mehr genügend Sauerstoff zur Verfügung.

Die Dauerarbeit des Herzens erfordert auch eine kontinuierliche Versorgung mit »Brennstoff«. Die Herzmuskulatur kann dabei sowohl Glukose, freie Fettsäuren als auch Laktat verwenden (vgl. Lehrbücher der Biochemie). Je nach metabolischem Zustand im Körper verarbeitet sie den vorhandenen »Brennstoff«. Bei schwerer Muskelarbeit entsteht durch anaeroben Stoffwechsel zum Beispiel viel Laktat, das in dieser Situation vom Herzmuskel als Brennstoff herangezogen werden kann. Das Herz ist diesbezüglich eine Art »Allesfresser«.

Ca. 5 % des HZV für Herz → Koronarreserve: Durchblutungssteigerung bis 5x
Durchblutung der Koronarien nur in Diastole
Energieversorgung des Herzens: »Allesfresser«

5.2 Der Kreislauf

5.2.1 Gliederung des Kreislaufsystems

Grundlagen

Der Blutkreislauf dient der Sicherstellung der Versorgung mit Sauerstoff und Nährstoffen sowie dem Transport von Hormonen, Komponenten des Immunsystems sowie Abfall- und Schadstoffen.

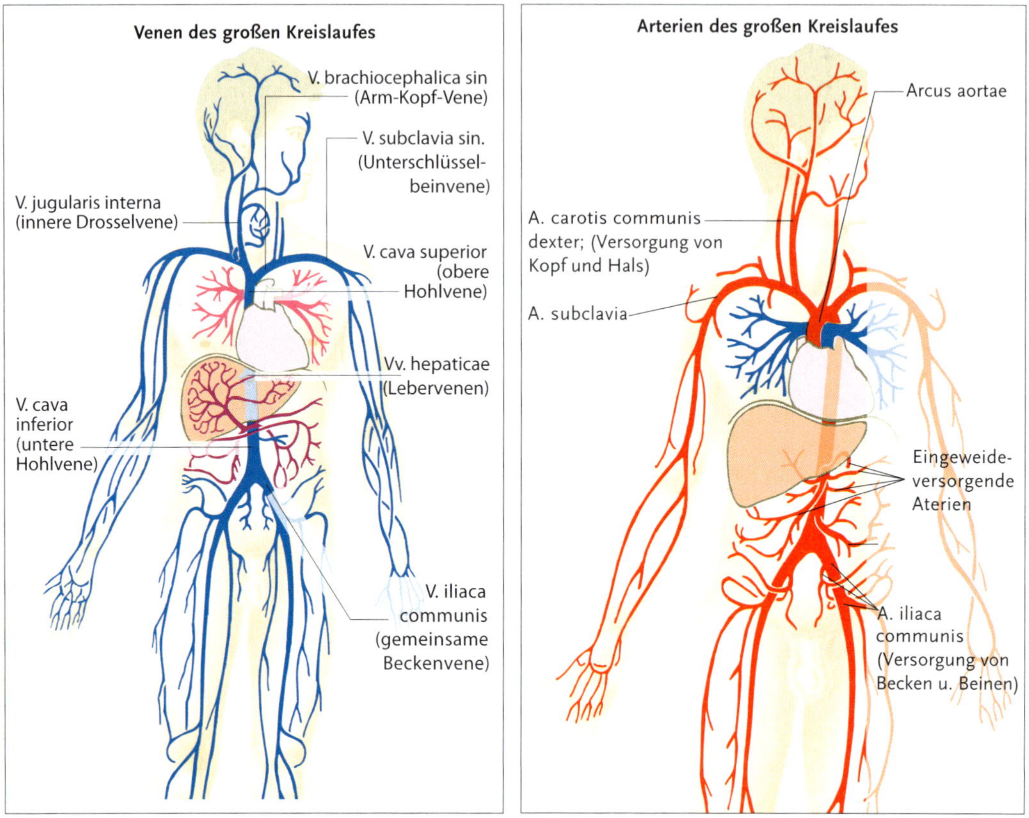

Abb. 5.13: Verlauf der wichtigsten Blutgefäße im Körper

Vom Herzen fortführende Gefäße werden als **Arterien**, zum Herzen führende Gefäße als **Venen** bezeichnet. Diese Benennung ist **unabhängig vom Sauerstoffgehalt** des Blutes. Im Regelfall beinhalten Arterien zwar sauerstoffreicheres Blut als Venen, jedoch enthält zum Beispiel die A. pulmonalis sauerstoffarmes und die V. pulmonalis sauerstoffreiches Blut (vgl. unten). Die arteriellen Gefäße sind jeweils **vom dickeren zum dünneren Kaliber** gestaffelt. Kleinere Arterien werden Arteriolen, kleinere Venen Venolen genannt. Die feinsten Verästelungen, die zwischen arteriellem und venösem System geschaltet sind, heißen **Kapillaren**. Sie sind teilweise so dünn, dass die roten Blutkörperchen (Erythrozyten) sich hintereinander stapeln müssen, um noch hindurch zu passen. Der geringe Durchmesser und die dünnen Kapillarwände führen zu einem guten Sauerstoff- und Nährstoffaustausch (vgl. unten). Die größte Arterie des Körperkreislaufs ist die **Aorta**, die größte Vene des Körperkreislaufs die **Vena cava** (vgl. Abb. 5.13).

Grundsätzlich ergibt sich daher folgenden Reihenfolge im Gefäßsystem:
Aorta – Arterien – Arteriolen – Kapillaren – Venolen – Venen – Vena cava

Großer und kleiner Kreislauf

Das Herz als Pumpe sorgt für den Blutfluss (vgl. Kapitel Herz). Im Grunde würde ein zweikammeriges Herz genügen, um das Blut im Kreis zu pumpen. Im menschlichen Körper ist allerdings die Lunge parallel zum Körper geschaltet, weshalb beide Teilkreisläufe eine eigene Pumpe benötigen. Der **Lungenkreislauf** wird als **kleiner Kreislauf**, der **Körperkreislauf** als **großer Kreislauf** bezeichnet. Der kleine Kreislauf geht dabei vom rechten Herzen aus über den Truncus pulmonalis zur Lunge, wo das sauerstoffarme Blut oxygeniert wird (vgl. Kapitel Lunge). Anschließend fließt das mit Sauerstoff angereicherte Blut zurück über die V. pulmonalis ins linke Herz und von dort in den Körperkreislauf.

Es sollten einige wichtige Gefäße zum besseren Verständnis bekannt sein. Hierzu sollte man sich am besten am beistehenden Schema orientieren, das das arterielle System im Rumpfbereich grob vereinfacht bis zum Kopf und den Extremitäten darstellt. Mehrmaliges Aufzeichnen ist sehr hilfreich.

Pfortaderkreislauf

Eine Besonderheit stellt der Pfortaderkreislauf dar. Die Leber wird zum einen durch den normalen Körperkreislauf mit sauerstoffreichem Blut versorgt, zum anderen laufen die meisten Venen aus Darm, Magen, Milz und Pankreas in der **Pfortader (V. portae)** zusammen, die zur Leber fließt. Diese Vene stellt sprichwörtlich die »Pforte« für aufgenommene Moleküle aus dem Darm in den Körperkreislauf dar. Die Leber als stoffwechselaktives Organ wirkt als eine Art Filter, der Stoffe umbaut und entgiftet. Der Pfortaderkreislauf wird genauer im Kapitel »Leber, Galle, Pankreas« besprochen.

Eine Besonderheit des untersten Darmabschnittes im Enddarm ist die venöse Versorgung: Dieser Abschnitt ist nicht an die Pfortader angebunden. Dies kann bei der Applikation von Arzneistoffen genutzt werden, um den Weg durch die Leber zu umgehen.

Kaliberverlauf: Aorta > Arterien > Arteriolen > Kapillaren < Venolen < Venen < V. cava

Kleiner Kreislauf (Lungenkreislauf): rechtes Herz – Truncus pulmonalis – Lunge – V. pulmonalis – linkes Herz

Großer Kreislauf (Körperkreislauf): linkes Herz – Aorta – Körper – V. cava – rechtes Herz

Pfortaderkreislauf: Zusammenfluss eines Großteils der Venen des Gastrointestinaltraktes in der Pfortader zur Leberpassage vor Körperkreislauf

5.2.2 Bau der Gefäße

Arterien und Venen

Arterien und Venen besitzen grundsätzlich einen ähnlichen Aufbau mit drei **Schichten:**

- **Intima:** Sie bildet die innerste Schicht mit Endothel und darunterliegendem Bindegewebe.
- **Media:** Hauptbestandteil sind glatte Muskelfasern, Kollagen und elastische Fasern. Sie sind meist zirkulär angeordnet. Im Aufbau der Media unterscheiden sich die Gefäßarten am stärksten. Venen sind deutlich dünnwandiger.
- **Adventitia:** Die äußerste Schicht ist eine Bindegewebsschicht.

Die wesentlichen Unterschiede sind in Tabelle 5.1. hervorgehoben.

Tabelle 5.1: Gewebeschichten von Arterien und Venen

	Vene	Arterie
Intima	• Endothel mit **Venenklappen** • Bindegewebe (Lamina propria) • Membrana elastica interna (unterbrochen)	• Endothel • Bindegewebe (Lamina propria) • Membrana elastica interna
Media	• **Schwach** ausgeprägt	• **Stark** ausgeprägt • Zirkuläre Schicht aus glatter Muskulatur • Viele elastische Fasern
Adventitia	• Bei Venen dicker als bei Arterien ausgeprägt	• Dünner als bei Venen • Zusätzlich Serosa (Bindegewebe)

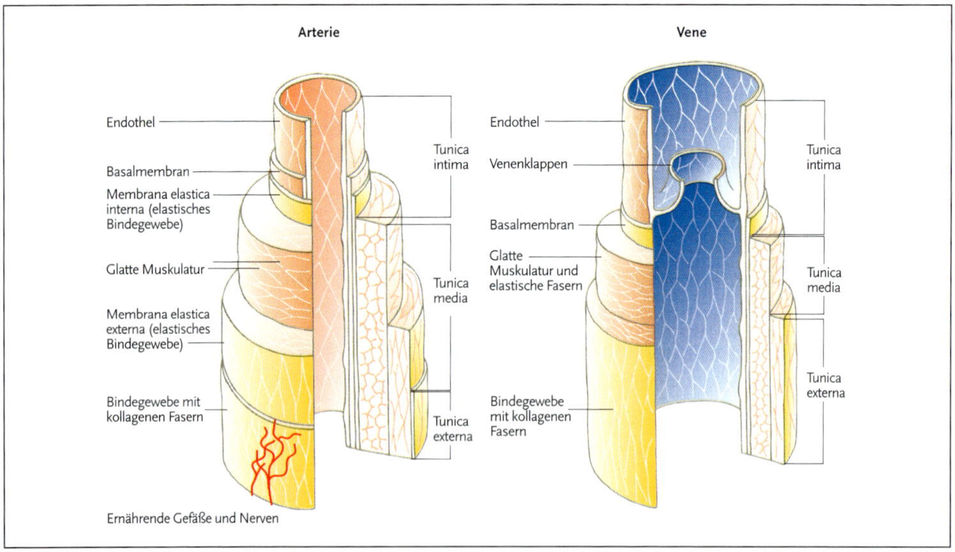

Abb. 5.14: Wandaufbau von Arterien und Venen

Venen besitzen taschenförmige **Venenklappen** (Ausstülpungen der Intima), die nur den Transport des Blutes in eine Richtung zulassen. Ihre Media ist schwach ausgeprägt. Sie können ihre Weite daher deutlich schlechter regulieren als Arterien. Der Transport des Blutes erfolgt zum einen durch den Druck des nachströmenden Blutes, zum anderen durch Kompression von außen. Venen sind meist benachbart zu Arterien gelagert **(arteriovenöse Kopplung)**. Eine Pulswelle in einer Arterie verdrängt somit venöses Blut, das aufgrund der Klappen nicht mehr zurückströmen kann, sondern in der Vene in Richtung Herz strömt. Die **Muskelpumpe** bei Kontraktion funktioniert nach dem gleichen Prinzip (vgl. Abb. 5.15).

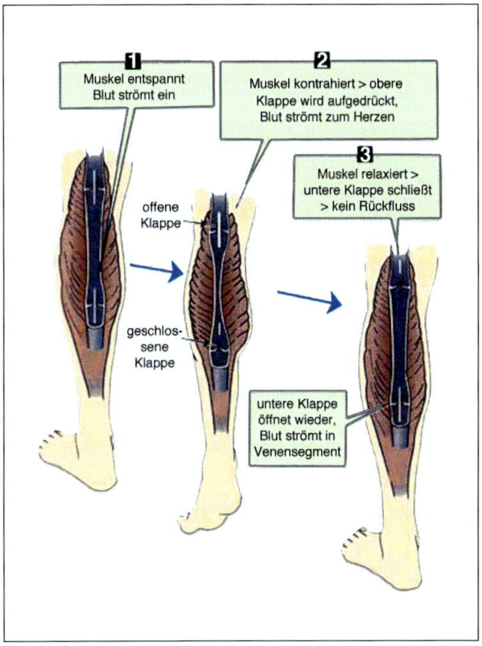

Abb. 5.15: Prinzip der Muskelpumpe

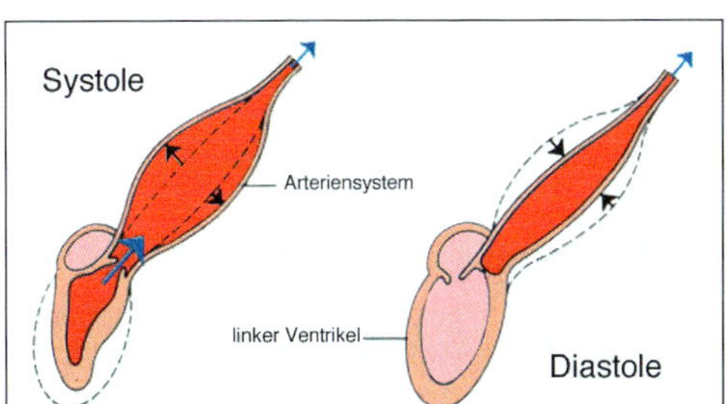

Abb. 5.16: Windkesselfunktion

Arterien sind v. a. durch die **starke Media** mit ihren zirkulären Muskelfasern geprägt. Sie ermöglichen eine Einstellung des Gefäßdurchmessers und damit des Gefäßwiderstands. Insbesondere mittlere und kleine Arterien besitzen stark ausgeprägte Muskelfasern in der Media. Große Arterien in der Nähe des Herzens (zum Beispiel Aorta) besitzen **elastische Fasern**, die für den gleichmäßigen Transport des Blutes von Bedeutung sind (vgl. Windkesselfunktion).

Windkesselfunktion

Das Herz schlägt in Ruhe zwischen 60- und 80mal pro Minute. Um in den Pausen einen gleichmäßigen Blutstrom zu gewährleisten, besitzen die herznahen großen Arterien in ihrer Media viele elastische Fasern. Diese Arterien vom elastischen Typ (zum Beispiel die Aorta direkt hinter dem Herzen) dehnen sich bei Volumenanstieg während eines Herzschlags zunächst stark aus und speichern einen Teil des ausgeworfenen Blutvolumens. In der folgenden Diastole des Herzens ziehen sich die elastischen Fasern wieder zusammen und pressen das Blut in den folgenden Gefäßabschnitt aus, der sich ebenfalls zunächst dehnt, um das Blut dann weiter zu transportieren (vgl. Abb. 5.16). Der Effekt wird in der herznahen Aorta als **Windkesselfunktion** bezeichnet. Er dient dem gleichmäßigen Transport des Blutes auch in der Diastole. Die Pulswelle kann zum Beispiel an den Carotisarterien des Halses mit den Fingern getastet werden.

Kapillaren

Kapillaren sind sowohl die dünnlumigsten als auch dünnwandigsten Gefäße. Sie bilden das Kapillarbett (weit verzweigtes Gefäßnetz) und dienen dem **Nährstoff- und Gasaustausch** des Blutes mit dem Gewebe. Sie sind teilweise kleiner als ein rotes Blutkörperchen (Erythrozyt, Ø ≈ 7,5 µm), sodass diese sich geldrollenartig anordnen oder sogar verbiegen müssen, um hindurchzupassen. Ihre Wände bestehen nur aus einschichtigem **Endothel** und der **Basallamina**. Der Transport zwischen Blut und Gewebe kann so leichter vonstatten gehen. Das Endothel der Kapillaren hat je nach spezieller Aufgabe unterschiedliche Ausprägungen.

- **Kontinuierliches Endothel** ist in den Kapillaren am häufigsten anzutreffen, wobei tight junctions die Endothelzellen nur unvollständig abgrenzen, sodass Wasser und Albumin parazellulär transportiert werden können.
- **Diskontinuierliches Endothel** findet sich zum Beispiel an den blind beginnenden Lymphgefäßen (vgl. Lymphsystem), sowie in den Gefäßen von Milz und Knochenmark. Es weist extrazelluläre Poren auf. In diesen Bereichen fehlt die Basallamina, sodass fast alle Bestandteile des Blutes (sogar Zellen) diese Poren passieren können.
- **Fenestriertes Endothel** (»gefenstert«) ist das Endothel der Gefäße endokriner Organe, der Darmschleimhaut und der Nieren (außer den Glomeruli). Auf einer geschlossenen Basallamina sitzen Zellen, zwischen denen sich Poren befinden. Diese sind durch ein Diaphragma (Glykokalyx) verschlossen, die auf der luminalen Seite negativ geladen ist. Nur Wasser und kleine hydrophile Stoffe können diese Poren passieren.

Auswirkungen auf den Stofftransport

Die Endothelschicht der Gefäße bildet eine Barriere für Stoffe, die diese Schicht passieren. Die Endothelzellen besitzen lipophile Zellmembranen. Daher können lipophile Stoffe die Membran leichter, hydrophile Stoffe die Membran schwerer überwinden. Durch Transportproteine in den Membranen können auch hydrophile Stoffe die Membran durchdringen.

Der Stoffaustausch geschieht dabei u.a. durch **Filtration** und **Reabsorption**: Die Filtration ins Gewebe ist von einer starken Reabsorption begleitet, sodass diese beiden Vorgänge normalerweise im Gleichgewicht stehen. 10 % des Filtrates werden über die **Lymphe** wieder dem Kreislauf zugefügt (vgl. Lymphsystem), 90 % werden wieder in den Kapillaren aufgenommen.

Der **effektive Filtrationsdruck P_{eff}** setzt sich zusammen aus

- kapillärem hydrostatischem Druck P_{cap} (ins Interstitium gerichtet),
- onkotischem Druck π_{cap} (innerhalb der Kapillaren),
- interstitiellem hydrostatischem Druck P_{int} (in die Kapillaren gerichtet),
- onkotischem Druck im Interstitium π_{int}.

Vereinfacht gesagt drückt der Blutdruck vom Inneren der Kapillaren (P_{cap}) Wasser nach außen, das Interstitium mit seinem Gewebedruck (P_{int}) dagegen. Der onkotische Druck kommt durch die wasserbindende Eigenschaft der Proteine im Blut (π_{cap}) bzw. im Gewebe (π_{int}) zustande.

Filtration bedeutet ein Überwiegen von nach außen gerichteten Faktoren, Reabsorption ein Überwiegen nach innen gerichteter Kräfte. Beschrieben wird das pro Minute filtrierte Volumen V mittels der **Starling-Filtrationsformel:**

$$V = P_{eff} \cdot K = (\Delta P - \Delta \pi) \cdot K = \left(P_{cap} + \pi_{int} - P_{int} - \pi_{cap}\right) \cdot K$$

K ist der Filtrationskoeffizient, der von der Durchgängigkeit der Kapillarwand abhängt. Kontinuierliches Endothel besitzt ein niedriges K, diskontinuierliches ein hohes K. Die Gewebedrücke P_{int} und π_{int} sind vernachlässigbar klein und π_{cap} bleibt konstant bei 25 mmHg. Der hydrostatischen Kapillardruck **P_{cap}** ist folglich die **bestimmende Kraft für die Austauschvorgänge**. Er sinkt von 30 mmHg zu Beginn der Kapillaren auf ca. 15 mmHg am Ende ab. Zu Beginn der Kapillaren ist die Filtration sehr hoch, zum Ende hin sinkt sie gegen 0. Kurzfristig wird V negativ, was zu einer Reabsorption führt.

Bei einer Störung der Drücke kann es zu Ödemen kommen. So kann der onkotische Druck bei Mangelernährung erniedrigt sein (»Hungerbauch«) oder eine Rechtsherzinsuffizienz zu einer Erhöhung des Blutvolumens und damit des hydrostatischen Drucks in den Venen führen (»Beinödeme«).

Lymphsystem

Im Gegensatz zu den Blutgefäßen, die einen Kreislauf bilden, beginnen Lymphgefäße blind im Gewebe. Ihre Gefäßwände sind hochdurchlässig für Wasser und Proteine, die sich im Gewebe befinden und nicht ohne Weiteres in die Blutgefäße gelangen können.

In den Kapillaren werden täglich bis zu drei Liter Flüssigkeit ins Gewebe abgepresst, die nicht mehr in die Gefäße zurückkehren kann. Dieses Wasser wandert angereichert mit Proteinen in die Lymphgefäße ein. Die Lymphe ist daher milchig. Da die Gefäße ein offenes System bilden, besitzen sie keine Pumpe wie ein zirkuläres System. Die Fortbewegung der Lymphe geschieht teilweise durch Kontraktionen der glatten Gefäßmuskulatur, im Wesentlichen jedoch durch Kompression und Dekompression des umliegenden Gewebes, wie zum Beispiel der Muskeln. Damit der Transport gerichtet geschieht, besitzen die Gefäße Klappen, die sich nur in Richtung Herz öffnen.

Die Lymphgefäße werden immer größer und schließen sich schließlich im **Brustmilchgang** (Ductus thoracicus) bzw. dem **Ductus lymphaticus dexter** zusammen, die in die Venenwinkel (Gefäßwinkel, in denen Kopfvenen und Armvenen zusammenfließen) münden. Auf dem Weg dorthin passiert die Lymphe Lymphknoten, die als Filter für Partikel und Krankheitserreger dienen. In den Lymphknoten werden diese Erreger Zellen des Immunsystems präsentiert (vgl. Immunsystem).

Lymphe: Wasser + Proteine + Partikel + Krankheitserreger
Lymphgefäße: Transport zu den Venenwinkeln
Lymphknoten: Präsentationsorte für Zellen des Immunsystems

Die **Lymphknoten** sind Filtrationsstationen des Lymphsystems, in denen in den Körper eingedrungene Krankheitserreger den Immunzellen präsentiert werden (vgl. Immunsystem). Dazu sind an bestimmten Körperstellen (zum Beispiel Achseln, Leiste) Lymphknoten in die Lymphbahnen eingelagert. Sie werden als **sekundäre lymphatische Organe** bezeichnet (primäre lymphatische Organe sind Thymus und Knochenmark, vgl. Kapitel Immunsystem).

Sie sind nierenförmig und bis zwei Zentimeter lang. Auf der konvexen Seite befinden sich Vasa afferentia, die dem Lymphknoten Lymphe zuführen und mit Klappen gegen einen Rückstrom der Flüssigkeit gesichert sind. An der konkaven Seite befindet sich der Hilus mit Lymphe abführenden Vasa efferentia. Zusätzlich befinden sich am Hilus Blut zuführende Arterien und Blut abführende Venen. An ihrer Außenseite sind Lymphknoten von einer bindegewebigen Kapsel umschlossen, die Trabekel ins Innere des Knotens abgibt und das umgebende Parenchym gliedert. Direkt unterhalb der Kapsel befindet sich ein Randsinus. Das Parenchym gliedert sich von außen nach innen in

- **Rindenzone** (Cortex): Sie beinhaltet Lymphfollikel, in denen sich v. a. B-Lymphozyten aufhalten.
- **Paracortex:** Schwer abzugrenzende »Zwischenzone«. Hier sammeln sich v. a. T-Lymphozyten.
- **Markzone** (Medulla): Lymphoretikuläres Gewebe, das in Strängen gegliedert ist.

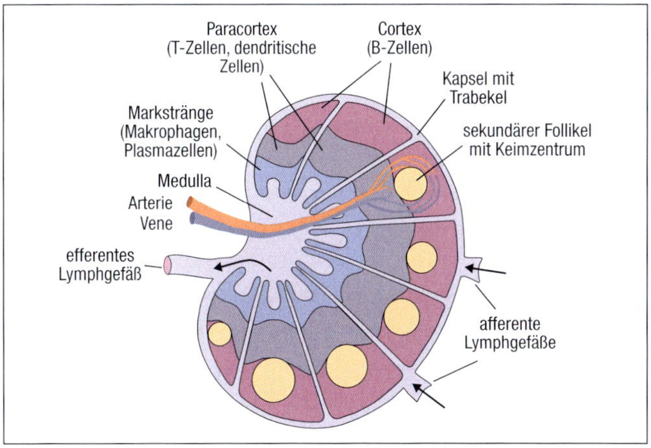

Abb. 5.17: Der Lymphknoten

Die zuführende Lymphe gelangt über die Vasa afferentia in den Randsinus, von wo sie durch Cortex und Paracortex zur Markzone sickert. Sind Krankheitserreger in den Körper eingedrungen, werden während dieser Durchwanderung des Lymphknotens B- und T-Lymphozyten aktiviert, die schließlich über den Hilus in Blut und abführende Lymphgefäße abgegeben werden. Bei einer solchen Immunreaktion schwillt der Lymphknoten an und wird druckdolent (druckschmerzhaft).

5.2.3 Blutdruck

Im Allgemeinen wird der arterielle Blutdruck im täglichen Sprachgebrauch mit dem Ausdruck »Blutdruck« gleichgesetzt. Zuerst wird der systolische, dann der diastolische Wert in mmHg angegeben (zum Beispiel 120/80 mmHg). Physiologisch liegen die systolischen Werte < 130, die diastolischen < 90, wobei diese Werte aufgrund der sinkenden Elastizität der Gefäße im Alter leicht zunehmen.

Unabhängig von systolischen und diastolischen Maximalwerten, kann auch der **arterielle Mitteldruck** berechnet werden. In dieser Berechnung werden die Maxima und Minima über die Zeit geglättet. Beeinflusst wird er vom Herzzeitvolumen (HZV) und dem totalen peripheren Widerstand (total peripher resistance = TPR). Die Konstanthaltung dieses Drucks ist entscheidend für die Durchblutung der einzelnen Organe.

Messung des Blutdrucks

Die Messung erfolgt meist nach einem ursprünglich von dem italienischen Kinderarzt Scipione Riva-Rocci (1863–1937) eingeführten Verfahren, weshalb der Blutdruck oft auch als »RR« abgekürzt wird. Die Armarterie wird zur Messung mittels einer Blutdruckmanschette abgedrückt (Manschettendruck > Arteriendruck). Beim Druckablassen wird mittels eines Stethoskops auf Geräusche in der Arterie gehört.

Sobald der arterielle Blutdruck unterschritten ist, strömt Blut mit turbulenter Strömung in den folgenden Arterienabschnitt. Dieses sogenannte Korotkow-Geräusch markiert den systolischen Wert. Sobald der diastolische Wert unterschritten wird, kann das Blut wieder gleichmäßig strömen (vgl. »laminare Strömung« unten) und es können keine Geräusche mehr wahrgenommen werden. Der Blutdruck kann natürlich auch invasiv im Gefäß gemessen werden, etwa um in der Intensivmedizin auch den Verlauf des Venenpulses zu bestimmen.

Der Blutdruck ist von der Lage des Körpers abhängig. So ist beim Stehen der Druck in den Venen des Kopfes sogar negativ, da die Schwerkraft das Blut zusätzlich nach unten zieht. Auch der mit Blutdruckmanschette im Arm gemessene Blutdruck ist lageabhängig: Er sinkt zum Beispiel deutlich, wenn der Arm über den Kopf gehoben wird. Aus diesem Grund wird der Blutdruck üblicherweise im Sitzen gemessen, wobei der Ellenbogen zum Beispiel auf einem Tisch ruht und die Hand in Herzhöhe gehalten wird.

Physikalische Grundlagen

Bevor die Zusammenhänge der Blutdruckregulation weiter erklärt werden, findet ein kurzer Ausflug in die Physik statt. Die Grundlagen, die im Folgenden erklärt werden, ermöglichen das Lösen oft gestellter Prüfungsfragen.

Die angegebenen Gesetze gelten streng genommen nur für Newton'sche Flüssigkeiten (zum Beispiel Wasser) in starren Röhren und nicht für Blut (Teilchen in einer wässrigen Lösung). Zum grundlegenden Verständnis der Zusammenhänge sind sie jedoch ausreichend.

Stromstärke und Widerstand

Die Stromstärke lässt sich mit dem **Ohm'schen Gesetz** erklären.

$$\dot{Q} = \frac{\Delta P}{R}$$

(vgl. Elektrizitätslehre: $I = \frac{U}{R}$)

mit $\dot{Q}$ = Stromstärke, ΔP=Druckunterschied zwischen Anfang und Ende, R = Strömungswiderstand = $\frac{8 \cdot \eta \cdot l}{\pi \cdot r^4}$

Wird der Druck z. B. erhöht, muss der Widerstand steigen (Vasokonstriktion), damit die Stromstärke gleich bleibt. Dieser Mechanismus ist z. B. in der Niere für eine gleichmäßige Durchblutung relevant. Die Druckdifferenz R ist abhängig von der Länge l des Gefäßes und der Viskosität η (vgl. unten) des Blutes. Ein Einsetzen von R in das Ohm'sche Gesetz führt zum **Hagen-Poiseuille'schen Gesetz:**

$$\dot{Q} = \left(\frac{\pi \cdot r^4}{8 \cdot \eta \cdot l}\right) \cdot \Delta P$$

Diese Formel berücksichtigt nicht, dass Blut durch seine Bestandteile eine höhere Viskosität als Wasser besitzt und daher keine Newton'sche Flüssigkeit ist.

Das Einsetzen des Ohm'schen Gesetzes in das Hagen-Poiseuille'sche Gesetz ($\dot{Q} = \Delta P/R$) und auflösen nach R ergibt

$$\boldsymbol{R} = \frac{8 \cdot \eta \cdot l}{\pi \cdot \boldsymbol{r}^4}$$

wobei $\boldsymbol{R} = \frac{1}{\boldsymbol{r}^4}$ der entscheidende (und gerne geprüfte) Zusammenhang zwischen Gefäßradius und Widerstand ist. Verdoppelt man den Radius, sinkt also der Widerstand auf $\frac{1}{16}$ des Ausgangswertes ($R = \frac{1}{2^4}$).

Weiterhin gelten für den Gefäßwiderstand (= R) die **Kirchhoff'schen Gesetze** wie in der Elektrizitätslehre.

1. Kirchhoff'sches Gesetz

$$R_{Gesamt} = R_1 + R_2 + R_3 + \ldots + R_n$$

→ Bei *hintereinander* geschalteten Gefäßen addiert sich der Widerstand.

2. Kirchhoff'sches Gesetz

$$\frac{1}{R_{Gesamt}} = \frac{1}{R_1} + \frac{1}{R_2} + \frac{1}{R_3} + \ldots + \frac{1}{R_n}$$

→ Bei *parallel* geschalteten Gefäßen ist der Gesamtwiderstand kleiner als der Einzelwiderstand.

Das **Kontinuitätsgesetz** besagt, dass die Stromstärke in jedem Abschnitt eines verbundenen Röhrensystems konstant ist. Steigt der Querschnitt D, wird die Strömungsgeschwindigkeit v langsamer:

$$\dot{Q} = D_a \cdot v_a = D_b \cdot v_b = \ldots$$

Oder einfacher: Verteilt man die gleiche Menge Flüssigkeit auf mehr Gefäßvolumen, fließt diese langsamer. An den Kapillaren kann man dies gut beobachten.

Blutströmung

Normalerweise ist die **Strömung** in den Blutgefäßen **laminar** (vgl. Abb. 5.18), also geordnet. Die Schichten am Rand strömen durch die Reibung mit der Gefäßwand am langsamsten, während die inneren Schichten zur Mitte hin immer schneller werden. Bei sehr hohen Strömungsgeschwindigkeiten kann es zu **turbulenter Strömung** kommen. Dies geschieht zum Beispiel in der Aorta, in die innerhalb kurzer Zeit während der Systole viel Blut ausgeworfen wird. Bei der turbulenten Strömung gerät die Ordnung der Schichten durcheinander, sodass sich Verwirbelungen bilden können.

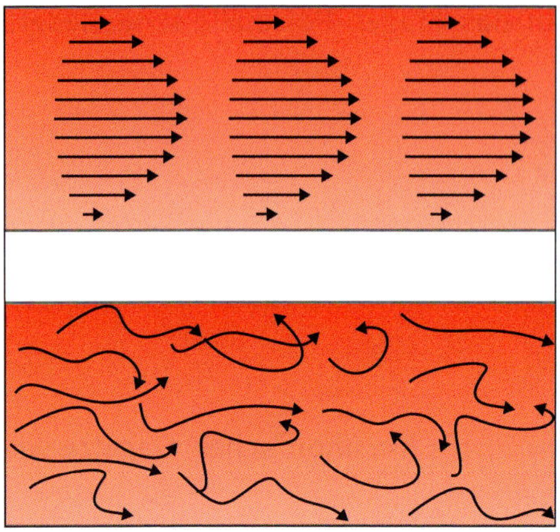

Abb. 5.18: Laminare (oben) und turbulente (unten) Strömung

Die Grenzzahl zwischen laminarer und turbulenter Strömung ist die **Reynolds-Zahl**:

$$Re = \frac{2 \cdot r \cdot v \cdot \rho}{\eta}$$

r = Gefäßradius,
v = Strömungsgeschwindigkeit,
η = Viskosität,
ρ = Dichte

Die Zahl ist dimensionslos. Ab einem Wert von 2000 wird die laminare zur turbulenten Strömung. Anhand der Formel lässt sich leicht herleiten, welche Faktoren die Reynolds-Zahl erhöhen: niedrige Viskosität (zum Beispiel durch niedrige Zellzahlen im Rahmen von Anämien), hohe Strömungsgeschwindigkeit (zum Beispiel Aorta) und hohe Dichte.

Viskosität

Die Viskosität (Einheit Pa·s) ist ein Maß für die Zähflüssigkeit. Diese wird durch die innere Reibung bestimmt. Wasser wird als Bezugspunkt = 1 gesetzt. Plasma besitzt eine Viskosität um 2, Vollblut durch die Blutzellen um die 4. Die Viskosität wird sowohl von der Reibung innerhalb der Flüssigkeit als auch von Umgebungsbedingungen (Gefäßdurchmesser, Strömungsgeschwindigkeit etc.) beeinflusst. In diesem Zusammenhang spricht man von apparenter (scheinbarer) und effektiver Viskosität.

Bei sehr kleinen Kapillaren und niedriger Fließgeschwindigkeit können sich die roten Blutkörperchen zum Beispiel ungeordnet zusammenlagern und dadurch die Strömungsgeschwindigkeit weiter verringern. Andererseits können sie sich geldrollenartig hintereinander »stapeln« und so Gefäße, die in etwa ihrem eigenen Durchmesser von 8 µm entsprechen, sehr gut passieren. Die Viskosität ist dabei kaum noch größer als diejenige von Wasser. Bei weiterer Reduktion des Gefäßdurchmessers unter 4 µm steigt die Viskosität allerdings wieder deutlich an – die Erythrozyten müssen sich verbiegen, um überhaupt noch durch die Gefäße zu passen. Dieser Effekt der zunächst sinkenden und schließlich steigenden Viskosität bei langsam verringerndem Gefäßdurchmesser wird als **Fåhraeus-Lindqvist-Effekt** bezeichnet.

Elastizität

Der unterschiedliche Gefäßwandaufbau führt zu einem unterschiedlichen Elastizitätsverhalten bei Druck. Die Arterien setzen durch ihre muskuläre Media dem Volumen einen deutlich stärkeren Wanddruck entgegen. Daher muss ein stärkerer Druck aufgebaut werden, um eine Volumenänderung hervorzurufen. Als Maß dient der **Volumenelastizitätskoeffizient E'**:

$$E' = \frac{\Delta P}{\Delta V}$$

Ist zum Beispiel in den Arterien E = 1 mmHg/ml, führt eine Druckerhöhung um 1 mmHg zu einer Volumenzunahme von 1 ml.
Bei den Arterien ist dieser Wert entsprechend größer als bei Venen.
Der Kehrwert von E' ist die **Compliance:**

$$C = \frac{1}{E'} = \frac{\Delta V}{\Delta P}$$

C ist ein Maß für die volumenabhängige Dehnbarkeit. Das gesamte venöse System besitzt eine deutlich größere Compliance als das arterielle. Infundiert man zum Beispiel 2 Liter Kochsalzlösung, landen davon 1990 ml im venösen und lediglich 10 ml im arteriellen System. Die Venen werden daher auch als **Kapazitätsgefäße** bezeichnet.

Die physikalischen Zusammenhänge werden gerne geprüft!

Ohm'sches Gesetz: $\dot{Q} = \frac{\Delta P}{R}$

→ Druckdifferenz steigt → Widerstand erhöht sich, um Stromstärke zu halten

Hagen-Poiseuille'sches Gesetz: $\dot{Q} = \left(\frac{\pi \cdot r^4}{8 \cdot \eta \cdot l}\right) \cdot \Delta P$

→ Blut besitzt höhere Viskosität als Wassser

→ Radius beeinflusst Widerstand stark → $R = \frac{1}{r^4}$

1. Kirchhoff'sches Gesetz: $R_{Gesamt} = R_1 + R_2 + R_3 + \ldots + R_n$

→ *Hintereinander* geschaltete Gefäße: Addition des Widerstands

2. Kirchhoff'sches Gesetz: $\frac{1}{R_{Gesamt}} = \frac{1}{R_1} + \frac{1}{R_2} + \frac{1}{R_3} + \ldots + \frac{1}{R_n}$

→ *Parallel* geschaltete Gefäße: Gesamtwiderstand ist kleiner als Einzelwiderstand

Kontinuitätsgesetz: $\dot{Q} = D_a \cdot v_a = D_b \cdot v_b = \ldots$

→ Gesamtdurchmesser steigt → Fließgeschwindigkeit wird langsamer

Reynoldszahl = $Re = \frac{2 \cdot r \cdot v \cdot \rho}{\eta}$ > 2000 → turbulente Strömung

Fåhraeus-Lindqvist-Effekt: $Ø_{Gefäß} \approx 8$ µm → $\eta_{Blut} \approx \eta_{Plasma}$; $Ø_{Gefäß} < 4$ µm → η_{Blut}↑↑

Volumenelastizitätskoeffizient: $E' = \frac{\Delta P}{\Delta V}$ → Venen als Kapazitätsgefäße

Hoch- und Niederdrucksystem

Die Fähigkeit, mehr Volumen bei geringem Druckanstieg aufzunehmen, wird auch in der Unterteilung in Hoch- und Niederdrucksystem im Kreislauf deutlich.
Zum **Hochdrucksystem** zählen:

- die linke Herzkammer (in der Systole),
- die nachfolgenden Arterien des Körperkreislaufs.

Das linke Herz muss Drücke über 120 mmHg aufbringen, um Blut in die Aorta auswerfen zu können (der linke Ventrikel hat aufgrund der größten Arbeit auch die dickste Herzwand). Obwohl das Hochdrucksystem weniger als 20% des Blutvolumens enthält, ist der mittlere Blutdruck deutlich höher (bis 100 mmHg) als im Niederdrucksystem. Die Werte innerhalb der Aorta schwanken zwischen 80 und 120 mmHg. In den Kapillaren nimmt der Wert schließlich stark ab.

Zum **Niederdrucksystem** zählen:

- die Kapillaren
- das venöse System mit rechtem Herz und Lunge.

Über 80% des Blutvolumens befinden sich im Niederdrucksystem. In der rechten Kammer werden allerdings nur Drücke bis 25 mmHg gemessen. Der mittlere Blutdruck kann in den Kapillaren bis auf nahezu 0 mmHg sinken.

Hochdrucksystem: linker Ventrikel (systolisch) + arterielles System
Niederdrucksystem: Kapillaren + venöses System + rechtes Herz + Lunge

5.2.4 Blutdruckregulation

Die Stellschrauben der Blutdruckregulation sind

- Herzzeitvolumen HZV → beeinflusst durch Herzfrequenz, Kontraktilität etc.
- Totaler peripherer Widerstand TPR (= total peripheral resistance) → beeinflusst durch Gefäßdurchmesser.
- Blutvolumen → beeinflusst durch renale Ausscheidung/Retention.

Die Blutdruckregulation kann nach der zeitlichen Wirksamkeit in kurzfristig (in wenigen Sekunden) und mittel- bis langfristig (in Minuten bis Stunden) unterteilt werden.

Kurzfristige Regulationsmechanismen

Kurzfristige Regulationsmechanismen laufen zum Beispiel über die **Barorezeptoren**. Das sind drucksensible Sensoren, die im Aortenbogen und in der Carotisgabelung im Hals liegen. In ihnen liegen mechanosensible Na^+-Kanäle, die ständig Aktionspotenziale (AP) auslösen, die zum Hirnstamm (Kreislaufzentrum) gesendet werden.

Bei einer Blutdrucksenkung werden weniger AP gesendet – der Sympathicus wird aktiviert und der Parasympathicus gehemmt. Dadurch steigt die Herzfrequenz sowie die Kontraktilität (HZV↑) und die Gefäße kontrahieren sich (TPR↑). Der Sensor misst nicht nur Unterschiede im Druck, sondern auch den Grad der Druckänderung, weshalb die Sensoren auch als **Proportional-Differential-Sensoren** bezeichnet werden. Die Differentialmessung ermöglicht die Feststellung rascher Druckanstiege und -absenkungen, sodass der Kreislauf schnell gegenreguliert werden kann, um eine Minderversorgung mit Sauerstoff oder Druckschäden des Gewebes zu verhindern.

Weiterhin liegen in den Herzvorhöfen **Dehnungssensoren**, die die Füllung des Ventrikels messen. Sie können Unterschiede in der venösen Füllung (Vorlast) messen. Die Sensoren sind über den N. vagus an den Hirnstamm gekoppelt. Bei einer Erregung durch Dehnung wird der Parasympathicus aktiviert: Das HZV sinkt und die Gefäße dilatieren (TPR↓).

Chemosensoren in der Carotisgabelung und im Aortenbogen messen zusätzlich noch H^+- und CO_2-Konzentration. Die Effekte dieser Rezeptoren werden wegen ihrer Wirkung auf die Atmung im Kapitel Lunge besprochen.

Mittel- und langfristige Regulationsmechanismen

Mittel- bis langfristig wird der Blutdruck vor allem über die Volumenausscheidung der Niere reguliert. Bei Blutdrucksteigerung steigt die Ausscheidung, bei Blutdrucksenkung sinkt sie. Die erhöhte Urinausscheidung wird durch die Aktivierung von Dehnungssensoren der Herzvorhöfe vermittelt (vgl. oben), was zu einer Ausschüttung von **ANP** (atriales natriuretisches Peptid) führt. Der Name dieses Hormons verrät seine Herkunft und Funktion: Es wird im Atrium von Herzmuskelzellen ausgeschüttet und verursacht eine Natriurese (und somit auch Wasserausscheidung) in der Niere. Es hemmt die Renin- und Aldosteronfreisetzung und antagonisiert die zentralen Wirkungen von Angiotensin II (vgl. unten). Das Herz ist somit nicht nur ein Effektororgan für Hormone, sondern auch ein Produzent.

Durch eine Dehnung der Vorhöfe werden zusätzlich Signale an die Hypophyse gesendet, die daraufhin die Sekretion von **ADH** (= antidiuretisches Hormon, Adiuretin) aus dem Hypophysenhinterlappen drosselt. Die Flüssigkeitsresorption durch Aquaporine in der Niere wird dadurch vermindert und das Blutvolumen gesenkt. Durch eine Abnahme des Blutvolumens hingegen wird die ADH-Freisetzung erhöht. Die Regulation des Blutvolumens über ADH wird als **Gauer-Henry-Reflex** bezeichnet. ADH besitzt eine starke vasokonstriktorische Wirkung, weshalb es auch Vasopressin genannt wird.

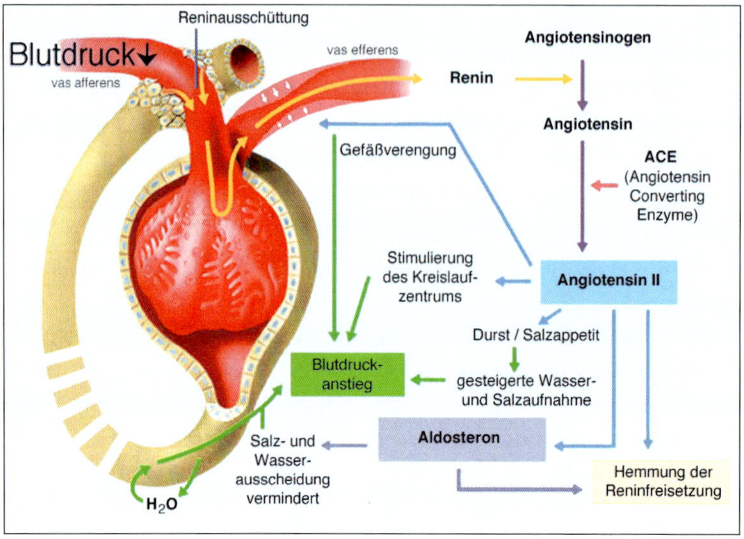

Abb. 5.19: Funktionen des Renin-Angiotensin-Aldosteronsystems mit Darstellung der Reninausschüttung aus dem juxtaglomerulären Apparat der Niere

Weiterhin ist das **Renin-Angiotensin-Aldosteron-System (RAAS)** zu nennen. Es bewirkt über die Niere eine Änderung des Blutvolumens und des TPR. **Renin** wird aus dem juxtaglomerulären Apparat aufgrund verschiedener Reize ausgeschüttet (vgl. Kapitel Niere):

- Senkung der Nierendurchblutung (zum Beispiel durch Natriummangel oder Blutverlust),
- Senkung des Blutdrucks im Vas afferens der Glomeruli,
- Aktivierung von β_1-Rezeptoren des Symphaticus.

Renin ist eine Protease, die Angiotensinogen (aus der Leber) zu Angiotensin I spaltet. Mittels des **angiotensin converting enzyme** (= ACE, überwiegend aus Endothelzellen der Lunge) wird **Angiotensin I zu Angiotensin II** gespalten. Dieses bewirkt direkt eine Vasokonstriktion über AT_1-Rezeptoren (TPR↑). Im Gehirn wird Durstempfinden (Flüssigkeit wird zugeführt) ausgelöst. Aus der Nebennierenrinde wird Aldosteron ausgeschüttet. Aldosteron führt am Sammelrohr zu einer Verminderung der Na^+- und der H_2O-Ausscheidung (vgl. Niere), wodurch Blutvolumen und TPR steigen.

Beispiele

Die oben beschriebenen Mechanismen greifen auch bei ganz alltäglichen Situationen wie zum Beispiel Aufstehen aus dem Liegen (**Orthostase**). Beim schnellen Aufstehen wird dabei der Blick kurz »schwarz« und das Herz beginnt stark zu pochen. Dabei versackt Blut in den Beinvenen, es kann weniger Blut zum Herzen strömen und der Blutdruck sinkt (das Gehirn bekommt dabei kurzfristig weniger Blut → »schwarz« vor den Augen). Durch den Frank-Starling-Mechanismus (vgl. Abb. 5.12) wird die sinkende Vorlast innerhalb weniger Schläge ausgeglichen. Zusätzlich wird die Veränderung von Presso- und Dehnungsrezeptoren der Vorhöfe registriert, die mit dem **Sympathicus** verbunden sind und ihn **aktivieren:** die Herzfrequenz steigt (»das Herz pocht«), die Blutgefäße werden kontrahiert und nicht benötigte Organe wie der Darm weniger durchblutet. Der Körper reguliert so den arteriellen Blutdruck auf einen Normalwert zurück.

Ein weiteres Beispiel ist die Regulation des Blutdrucks bei körperlicher Anstrengung: Die beanspruchte Muskulatur wird dabei stärker durchblutet. Dies geschieht durch die Verminderung des Gefäßwiderstandes (TPR) in der Arbeitsmuskulatur (vgl. Blutdruckregulation auf Gefäßebene unten). Die Sympathicusaktivierung sorgt gleichzeitig für eine Verminderung der Durchblutung von Organen, die nicht zur Bewältigung der Anstrengung benötigt werden (zum Beispiel Verdauungstrakt), indem der TPR dort erhöht wird. Zusätzlich erhöht die Sympathicusaktivierung das HZV. Insgesamt ist somit der **arterielle Mitteldruck bei Muskelarbeit erhöht**, da die Blutdrucksteigerung bei Aktivierung des Sympathicus nicht durch die Verringerung des TPR in der Arbeitsmuskulatur ausgeglichen werden kann.

Barorezeptoren in Carotisgabel und Aortenbogen

RR↓ → Sympathicus aktiviert, Parasympathicus gehemmt

Dehnungssensoren in Herzvorhöfen:

Dehnung →
- Parasympathicusaktivierung (HZV↓, TPR↓)
- ANP-Ausschüttung (Na^+- & H_2O-Ausscheidung↑, Renin↓, Aldosteron↓)
- ADH ↓ (Blutvolumen↓ → Gauer-Henry-Reflex)

Renin-Angiotensin-Aldosteron-System

Nierendurchblutung↓/RR in Niere↓/β_1 aktiviert

→ Renin (aus juxtaglomerulärem Apparat der Niere) spaltet Angiotensinogen (aus Leber)

→ Angiotensin I

→ ACE (aus Endothel der Lunge) spaltet Angiotensin I → Angiotensin II

→ Angiotensin II (Vasokonstriktion, Durst, Aldosteron aus NNR)

→ Aldosteron (Na^+- und H_2O-Ausscheidung↓)

ANP und Angiotensin II als Gegenspieler bezüglich Na+- und H_2O-Ausscheidung

Blutdruckregulation auf Gefäßebene

Die Gefäße selbst unterliegen einem **Ruhetonus**. Dieser basale Tonus ist myogen. In den glatten Muskelzellen sind spontandepolarisierende Zellen, die immer zu einer gewissen Kontraktion führen. Diesen Ruhetonus halten die Gefäße auch ohne äußere Einwirkung. Er kann neurogen durch den **Sympathicus** moduliert werden. Die postganglionären Fasern des Sympathicus innervieren alle Gefäße außer den Kapillaren und den Venolen. Noradrenalin (NA) bindet an α_1-Rezeptoren und sorgt dort für eine Vasokonstriktion (vgl. Muskel). Der Sympathicus feuert mit einer Ruhefrequenz, die erhöht (→ Vasokonstriktion) und erniedrigt werden kann (→ Vasodilatation). Angiotensin II (vgl. RAAS) fördert die NA-Freisetzung durch den Sympathicus. Besonders stark innerviert sind Gefäße von Haut und Muskeln. Dort können präkapilläre Sphinkter den Blutfluss bestimmter Areale stark einschränken. Die Gefäße der Lunge sind hingegen kaum vom Sympathicus innerviert.

Eine weitere myogene Autoregulation stellt der **Bayliss-Effekt** dar. Steigt in Endarterien oder Arteriolen der Blutdruck stark an, reagieren die Gefäße automatisch mit einer *Kontraktion*. Dehnungsabhängige Kationenkanäle führen v. a. zu einem Na^+-Einstrom, der einen Ca^{2+}-Einstrom induziert. Die folgende Kontraktion schützt das sich anschließende Kapillarbett vor zu starkem Druck – die Durchblutung bleibt somit konstant. Nicht alle Organe besitzen diesen Mechanismus. Die Lungengefäße verhalten sich eher druckpassiv, während der Bayliss-Effekt der Niere zwischen 80 und 180 mmHg wirksam ist.
Zusätzlich hat der **Metabolismus** bzw. dessen Stoffwechselprodukte Einfluss auf die Gefäßweite. Steigt der Stoffwechsel bei Arbeit an, fallen auch mehr vasodilatatorische Metabolite an (vgl. Tabelle 5.2). Der verstärkte Sauerstoff- und Nährstoffbedarf des Herzens oder des Skelettmuskels bei starker Arbeit wird somit sichergestellt.

Tabelle 5.2: Metabolite und ihr Einfluss auf die Gefäßdilatation

CO_2-/H^+-Konzentration↑	Spannungsabhängige Ca^{2+}-Kanäle seltener geöffnet → Dilatation
O_2-Konzentration↓	NO, PGI_2-Freisetzung (vgl. unten) → Dilatation
ADP-Erhöhung	→ Dilatation
Adenosinanstieg	Gehirn und Herzmuskel: ATP-abhängige K^+-Kanäle öffnen → Hyperpolarisation → Dilatation

Auf **hormoneller Ebene** wirken zum einen die im Rahmen des RAAS beschriebenen Hormone. Zum anderen wirken Adrenalin und Noradrenalin auf die Gefäße. Sie werden aus dem Nebennierenmark nach Bedarf (Sympathicusaktivierung) freigesetzt und mit dem Blutstrom zu den Gefäßen transportiert. NA führt immer zu einer Vasokonstriktion (α_1), während Adrenalin zu einer Vasokonstriktion (α_1) oder -dilatation (β_2) führen kann. Die Rezeptoren sind je nach Organ unterschiedlich verteilt. Bei gleichmäßig verteilten Rezeptoren sprechen jedoch bei niedriger Adrenalinkonzentration zuerst die β_2-, dann die α_1-Rezeptoren an. In niedrigen Konzentrationen wirkt Adrenalin also vasodilatorisch, in höheren vasokonstriktorisch.

Autakoide, vasoaktive Gefäßhormone, sind ebenfalls an der regionalen Durchblutungsregulation beteiligt. So modulieren Histamin, Serotonin und zum Beispiel Prostaglandine (Derivate der Arachidonsäure) die Gefäßweite. Histamin wirkt dabei vasodilatorisch (zum Beispiel bei Allergien), Serotonin vasokonstriktorisch (Abdichtung bei Verletzungen).

Das **Endothel** spielt dabei eine entscheidende Rolle, da es die Effekte der vasoaktiven Substanzen moduliert. Gleichzeitig produziert es selbst solche Moleküle. So kann es mittels NO-Synthase **Stickstoffmonoxid (NO)** aus L-Arginin produzieren. L-Arginin wird dabei zu L-Citrullin abgebaut und NO diffundiert zur Gefäßmuskulatur, wo es dilatierend wirkt und rasch wieder zerfällt. Aus diesem Grund wird NO auch als EDRF (endothelium-derived relaxing factor) bezeichnet. Eine Abnahme der O_2-Konzentration, ein erhöhter Volumenstrom (Schubspannung↑) und vasoaktive Substanzen (zum Beispiel ACh, Histamin, Serotonin) können diese Kaskade auslösen.

Prostacyclin PGE_1 und PGE_2 (aus Arachidonsäure durch Cyclooxygenase gebildet) wirken ebenfalls vasodilatatorisch. $PGF_2\alpha$ und Thromboxan wirken vasokonstriktorisch.

> **Myogener Ruhetonus:** durch Spontandepolarisation der glatten Muskelzellen
> **Sympathicus:** NA aus postganglionären Neuronen (α_1) → Vasokonstriktion
> **Bayliss-Effekt:** Blutdruckanstieg → Vasokonstriktion (zum Beispiel Niere, Gehirn)
> **Stoffwechsel↑** → Vasodilatation
> **NA und Adrenalin aus NNM:** NA (α_1) → Vasokonstriktion; wenig Adrenalin (β_2) → Vasodilatation, viel Adrenalin (α_1) → Vasokonstriktion
> **NO aus Endothel** → Guanylatzyklase in Muskelzelle → cGMP↑ → Proteinkinase G aktiviert → intrazelluläre Ca^{2+}-Konzentration↓ → Vasodilatation

Blutdruckregulation auf Organebene

Nicht nur der Blutdruck an sich, sondern auch die Durchblutung der einzelnen Organe ist reguliert.

Das **Herz** benötigt aufgrund seiner Dauerleistung eine starke Durchblutung (5 % des Herzzeitvolumens (HZV)). Gleichzeitig ist die Sauerstoffausschöpfung bereits in Ruhe bei 70 %. Ein erhöhter Bedarf muss durch eine stärkere Durchblutung gedeckt werden. Diese Koronarreserve kann eine Steigerung der Durchblutung um das Fünffache bedeuten.

Die **Lunge** besitzt zwei Blutkreisläufe. Zum einen *Vasa publica* (»öffentliche Gefäße« für den Gasaustausch) und *Vasa privata* (private Gefäße zur Eigenversorgung der Lunge). Beide Gefäßsysteme fließen letztlich über die Pulmonalvene ins linke Herz. Die Gefäße der Lunge dehnen sich bei Druckzunahme und kontrahieren sich bei Druckabnahme. Die Lungengefäße halten dadurch den Druck bei etwa 15 mmHg konstant (Niederdrucksystem). Die passive Dehnbarkeit der Gefäße bedeutet aber auch eine Mehrdurchblutung der Lungenbasis und eine Minderdurchblutung der Lungenspitzen im Stehen. Ebenso wird in schlecht belüfteten Abschnitten eine hypoxische Vasokonstriktion durchgeführt. Dieser Mechanismus ist auch als **Euler-Liljestrand-Mechanismus** bekannt (vgl. Lunge). Andere Gefäße reagieren bei Hypoxie normalerweise mit einer Vasodilatation.

Die **Niere** erhält ein Fünftel des HZV und damit die stärkste, auf das Organgewicht bezogene Durchblutung. Während das Mark nur 10 % erhält, wird die Rinde mit 90 % durchblutet. Die starke Durchblutung der Rinde ist für die Filtrationsfunktion, die geringe Durchblutung des Marks für die Harnkonzentrierung von essentieller Bedeutung. Die glomeruläre Filtrationsrate ist stark vom Blutdruck abhängig, weshalb dieser durch den Bayliss-Effekt zwischen 80 und 180 mmHg konstant gehalten wird. Die Durchblutung des **Gehirns** wird ebenfalls durch den Bayliss-Effekt konstant gehalten. O_2- und CO_2-Konzentration spielen ebenfalls eine wichtige Rolle. In Ruhe passieren 15 % des HZV das Gehirn.

Die **Haut** dient im Rahmen des Kreislaufs der Wärmeabgabe. Ihre Durchblutung schwankt daher, insbesondere in Zehen und Fingern, stark. Bei Hitze wird die Durchblutung erhöht, um eine Wärmeabgabe zu ermöglichen. Bei Kälte können die Gefäße der Haut stark kontrahiert werden und das Blut zum Schutz der inneren Organe in den Rumpf umgeleitet werden.

Die Durchblutung des **Gastrointestinaltrakts** wird v. a. durch das vegetative Nervensystem reguliert. In anstrengenden Situationen überwiegt der Sympathicus und die Bauchorgane werden deutlich weniger durchblutet. In Ruhephasen steigert der Parasympathicus die Durchblutung und die Verdauung. Die Leber ist im Abdominalbereich am besten versorgt, da sie durch die A. hepatica und zusätzlich durch die Pfortader durchblutet wird.

Die **Skelettmuskulatur** erhält in Ruhe ebenfalls fast ein Fünftel des HZV. Bei starker Muskelarbeit wird die Durchblutung auf bis zum 25-Fachen gesteigert, wobei insgesamt das Herzzeitvolumen ebenfalls erhöht ist.

Herz: Durchblutungssteigerung durch Koronarreserve
Lunge: Druckpassives Verhalten und hypoxische Vasokonstriktion (Euler-Liljestrand-Mechanismus)
Niere: Bayliss-Effekt (80–180 mmHg)
Gehirn: Bayliss-Effekt, O_2- und CO_2-Partialdruck
Haut: Wärmeabgabe
GIT: Sympathicus reduziert, Parasympathicus steigert Durchblutung
Skelettmuskulatur: Durchblutung↑↑ bei Muskelarbeit

5.2.5 Fetaler Kreislauf

Der Kreislauf des Fötus ist über die Plazenta und Nabelschnur an den Blutkreislauf der Mutter gekoppelt (vgl. Kapitel Fortpflanzung). Der Kreislauf ist komplex, daher sollte man sich den Blutstrom am besten mehrmals aufschreiben, um ihn nachzuvollziehen.

Vor der Geburt übernimmt die Plazenta die Versorgung des Kindes mit Sauerstoff und die Aufgaben der noch nicht ausgereiften Leber. Aus diesem Grund werden Lunge und Leber vom Blut größtenteils »umgangen«.

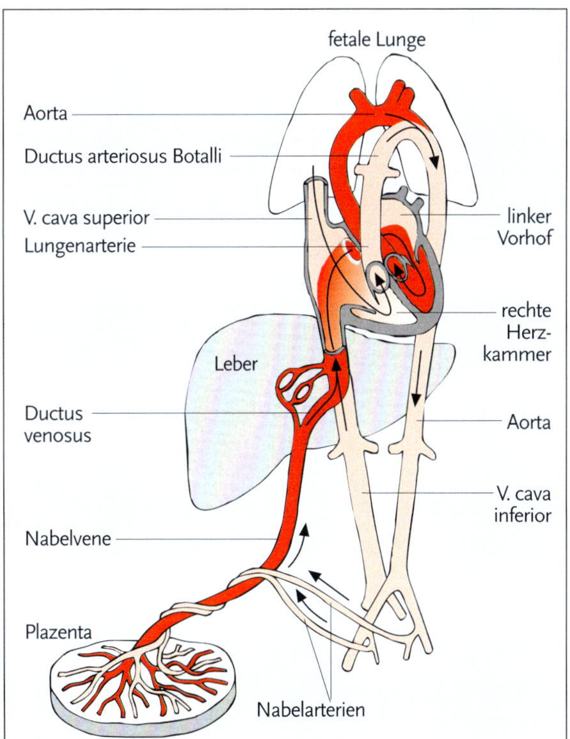

Abb. 5.20: Fetaler Kreislauf

Am besten beginnt man auch die Beschreibung des Blutflusses in der Plazenta. Dort wird das Blut des Fötus durch das Blut der Mutter mit Sauerstoff angereichert und fließt über die Nabelvene (Vene, da zum Herzen hin fließend) und die untere Hohlvene zum rechten Vorhof. Die Leber wird dabei durch den **Ductus venosus** umgangen. Zwischen rechtem und linkem Vorhof befindet sich das **Foramen ovale** – eine Durchgangsverbindung zwischen den Vorhöfen. Somit fließt das sauerstoffreiche Blut direkt vom rechten ins linke Herz und von dort in den Körperkreislauf.

Das sauerstoffärmere Blut aus der oberen Hohlvene fließt aufgrund der Strömungsrichtung größtenteils durch den rechten Vorhof in die rechte Herzkammer und von dort in den Truncus pulmonalis. Die Lunge ist jedoch noch nicht entfaltet und setzt dem Blut einen hohen Widerstand entgegen. Nur ein Viertel des ausgeworfenen Volumens des rechten Ventrikels durchblutet daher die Lunge, der Rest weicht über den **Ductus arteriosus botalli** (Kurzschluss zwischen Truncus pulmonalis und absteigender Aorta) direkt in den Körperkreislauf aus, wo es sich mit dem sauerstoffreichen Blut vermischt. Da die Kopf- und Armgefäße bereits vor der Mündung von der Aorta abgegangen sind, bekommen sie sauerstoffreicheres Blut als die untere Körperhälfte ab. Aus den großen Iliacalgefäßen gehen schließlich die Nabelarterien, die zum Mutterkuchen zurückführen, hervor.

Nach der Geburt werden die Nabelgefäße abgebunden. Die Plazenta kann keine Oxygenierung des Blutes mehr vornehmen, sodass der CO_2-Partialdruck im Blut ansteigt. Im Hirnstamm wird dadurch der Atemreflex ausgelöst, das Fruchtwasser ausgestoßen und der Säugling schreit zum ersten Mal. Dadurch entfaltet sich die Lunge und der Widerstand in den Lungengefäßen nimmt stark ab, sodass Blut vermehrt in die Lunge und nicht den Ductus arteriosus botalli fließen kann. Durch den erhöhten Blutfluss aus der Lunge nimmt der Druck im linken Vorhof zu und übersteigt den Druck des rechten Vorhofs, der pränatal aufgrund der noch nicht belüfteten Lunge noch höher war als im linken Vorhof. Das Foramen ovale, das im Sinne eines Ventils aufgebaut ist, wird dadurch verschlossen. Der Druck der Aorta ist nun höher als im Ductus arteriosus botalli, sodass zunächst Blut aus der Aorta in die Lunge zurückfließt. Innerhalb einiger Tage verschließt sich der Ductus durch Gefäßkontraktion jedoch völlig. Der Ductus venosus zur Leberumgehung verschließt sich ebenfalls innerhalb der ersten Stunden nach der Geburt.

***Vor* Geburt**

Blut von Plazenta:
V. umbilicalis → Ductus venosus → V. cava inferior → rechter Vorhof → Foramen ovale → linker Vorhof → linke Kammer → Aorta → Iliacalgefäße → A. umbilicalis
Blut von Kopf/Armen:
V. cave superior → rechter Vorhof → rechte Kammer → Truncus pulmonalis → Ductus arteriosus botalli → absteigende Aorta → Iliacalgefäße → A. umbilicalis

***Nach* Geburt**

Lunge entfaltet sich → Blut durchströmt Lunge → Druckanstieg im linken Vorhof → Foramen ovale zugedrückt → linke Kammer → Aorta
Ductus arteriosus botalli und Ductus venosus verschließen sich innerhalb von Tagen durch Kontraktion der glatten Muskulatur

6 Blut und Immunsystem

6.1 Das Blut: Bestandteile und Eigenschaften

Das Blut erfüllt vielfältige Aufgaben. Diese sind unter anderem

- **Transport** von Nährstoffen und Atemgasen,
- **Gerinnung**,
- **Immunsystem**.

In jedem Menschen zirkulieren vier bis sechs Liter Blut (7–8 % des Körpergewichts).

Das Blut kann in Blutzellen und Blutflüssigkeit (Plasma) eingeteilt werden, die einzelnen Bestandteile erfüllen unterschiedliche Aufgaben (Tabelle 6.1).

Tabelle 6.1: Blutbestandteile und ihre physiologischen Aufgaben

Blutbestandteile	Hauptaufgaben
Zellen	
Erythrozyten (≈ Hämatokrit)	Sauerstofftransport
Leukozyten: • Lymphozyten (B-/T-Lymphozyten) • Granulozyten • Monozyten	Immunabwehr
Thrombozyten	Blutgerinnung
Plasma	
Serum (= Plasma ohne Gerinnungsfaktoren)	Trägerstoff
Proteine	Transport, kolloidosmotischer Druck, Blutgerinnung
Elektrolyte	Osmolarität, Homöostase
Puffersubstanzen	pH-Einstellung, Homöostase

Der **Hämatokrit** ist als Anteil der Blutzellen am Gesamtvolumen definiert, er macht bei Männern bis zu 50 % des Blutvolumens aus, bei Frauen meist etwas weniger. Der größte Anteil der Blutzellen sind rote Blutkörperchen (Erythrozyten), sodass der Hämatokrit näherungsweise mit dem Anteil der Erythrozyten am Gesamtvolumen gleichgesetzt werden kann. Diese sind für den Sauerstofftransport im Blut verantwortlich und werden weiter unten ausführlicher besprochen. Leukozyten und Thrombozyten werden ebenfalls gesondert besprochen.

Tabelle 6.2: Normale Konzentrationen der Blutzellen

	Normwerte (konventionelle Einheit)
Hämatokrit	♂ –50 %, ♀ etwas weniger
Erythrozyten (rote Blutkörperchen)	♂ 4,5–6,0 x 10^6/µl ♀ 4–5 x 10^6/µl
Leukozyten (weiße Blutkörperchen)	4–10 x 10^3/µl
Thrombozyten (Blutplättchen)	150–400 x 10^3/µl

Das **Plasma** besteht aus allen nicht zellulären Bestandteilen des Blutes und ist eine klare, gelbliche Flüssigkeit. Es wird durch Abzentrifugieren von ungerinnbar gemachtem Blut gewonnen – der Überstand ist das Plasma. Es besteht zu 90 % aus Wasser, knapp 9 % aus Proteinen und niedermolekularen organischen Substanzen sowie zu 0,9 % aus Elektrolyten.

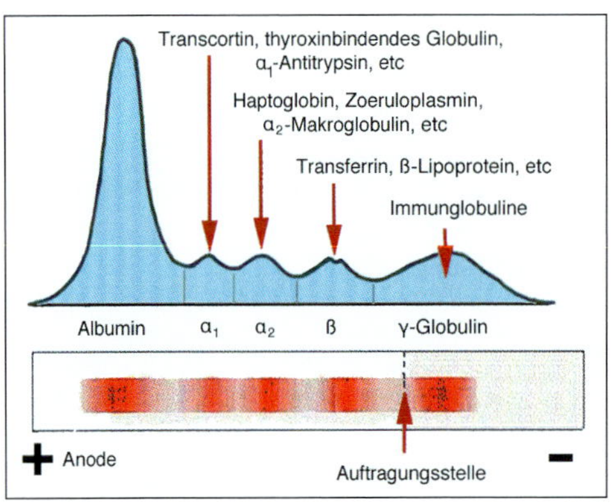

Abb. 6.1: Plasmaproteine (Fraktionen nach Auftrennung durch Elektrophorese) mit Beispielen der aufgetrennten Proteine

Die **Proteine** werden überwiegend in der Leber synthetisiert und sind zu über 50 % Albumine, der Rest teilt sich auf verschiedene Globuline auf, die elektrophoretisch aufgeteilt werden können (vgl. Abb. 6.1). Die Proteine erfüllen vielfältige Aufgaben:

- Transport (v. a. von hydrophoben Substanzen),
- pH-Einstellung,
- Einstellung des kolloidosmotischen Druckes,
- Gerinnung,
- Immunabwehr.

Weiterer wichtiger Bestandteil des Plasmas sind die **Elektrolyte** (Tabelle 6.3).

Tabelle 6.3: Normaler Elektrolytgehalt im Plasma

	Konzentration im Blutplasma [mmol/l]
Na^+	135–145
K^+	3,8–5,2
Ca^{2+}	2,02–2,60
Cl^-	96–110
HCO_3^-	22–26
$HPO_4^{2-}/H_2PO_4^-$	0,84–1,45

Sie spielen mit ihrer ungleichen Verteilung in Intra- und Extrazellularraum eine entscheidende Rolle bei Transportprozessen und Erregungsvorgängen im Organismus (zum Beispiel Herzerregung, vgl. Kapitel Herz-Kreislauf-System).

Die **Osmolalität** des Blutes entspricht bei konstanten Membraneigenschaften dem osmotischen Druck, der durch im Plasma gelöste Teilchen, z. B. Proteine und Elektrolyte, entsteht. Er entspricht 290 mosmol/kg und setzt sich hauptsächlich aus Na^+ (ca. 140 mmol/l) und Cl^- (ca. 100 mmol/l) zusammen. Andere Substanzen (Harnstoff, Glucose etc.) liegen in deutlich niedrigeren Konzentrationen vor. Proteine spielen v. a. eine Rolle, da sie nicht durch das Endothel der Blutgefäße diffundieren können und auf diese Weise Wasser im Gefäßsystem binden (vgl. Kapitel Kreislaufsystem). Eine Osmolalität von 290 mosmol/kg wird als *isoton* bezeichnet. Bei einer höheren Osmolalität spricht man von *hyperton*, bei niedrigeren Werten von *hypoton*.

Das **Serum** des Blutes ist das Blutplasma ohne die Gerinnungsfaktoren. **Gerinnungsfaktoren** sind Proteine, die im Rahmen der Blutgerinnung verbraucht werden (siehe unten). Löst man im Reagenzglas eine Blutgerinnung aus, werden diese Faktoren verbraucht. Wird nun zentrifugiert, setzen sich Zellen und Gerinnungsthrombus am Gefäßboden ab – der Überstand ist Serum. Die Blutgerinnung wird in einem eigenen Unterkapitel besprochen.

6.1.1 Der pH-Wert des Blutes

Da die Stoffwechselvorgänge ein bestimmtes pH-Optimum haben, gibt es im Blut **Puffersysteme.** Sie halten den pH bei 7,4 (± 0,03). Die Gesamtkonzentration der Pufferbasen des Bluts liegt bei 48 mmol/l. Mit etwa 24 mmol/l besitzt der Bicarbonatpuffer die größte Konzentration der Pufferbasen und ist somit der wichtigste Puffer des Blutes:

$$H^+ + HCO_3^- \leftrightarrows H_2CO_3 \leftrightarrows H_2O + CO_2\uparrow$$

Die größte Pufferkapazität des Puffers liegt um einen pH von 6,1 (pKs=6,1, vgl. Henderson-Hasselbalch-Gleichung für »geschlossene« Puffersysteme, Chemielehrbücher). Beim pH von 7,4 besitzt der Puffer eine geringere Kapazität, jedoch reicht die relativ hohe Konzentration des Puffers aus, den pH des Blutes stabil zu halten. Zudem kann überschüssiges HCO_3^- über die Lunge als CO_2 abgeatmet oder über die Niere ausgeschieden werden (»offenes« Puffersystem). Ungleichgewichte im Säure-Base-Haushalt können somit über Atmung und Niere ausgeglichen werden (vgl. Kapitel Atmung und Niere). Der Phosphatpuffer ($H^+ + HPO_4^{2-} \leftrightarrows H_2PO_4^-$) besitzt zwar einen günstigeren pK-Wert zur Pufferung (6,8), ist allerdings viel niedriger konzentriert als Bicarbonat, weshalb er eine untergeordnete Rolle spielt.

Ebenso als Puffer wichtig sind die **Proteine**, deren Aminosäuren basische und saure Eigenschaften haben können. Albumin ebenso wie das Hämoglobin in den Erythrozyten (vgl. unten) haben daran mengenmäßig den größten Anteil.

Aufgaben des Blutes: Transport (Nährstoffe, Atemgase), Gerinnung, Immunsystem
Hämatokrit: alle zellulären Bestandteile
Plasma: alle nicht zellulären Bestandteile
Serum: Plasma ohne Gerinnungsfaktoren
pH 7,4 (± 0,03), Puffer vor allen Bicarbonat und Proteine

Exkurs: Säure-Base-Haushalt

Durch Stoffwechselvorgänge kann sich der Blut-pH verschieben. Entscheidend ist hierbei folgende Puffergleichung:

$$H^+ + HCO_3^- \leftrightarrows H_2CO_3 \leftrightarrows H_2O + CO_2\uparrow$$

Eine pH-Veränderung
< 7,4 (± 0,03) wird als Azidose
> 7,4 (± 0,03) als Alkalose bezeichnet.

Die Auslöser dieser Vorgänge können **respiratorischer oder metabolischer Natur** sein.

a) **Respiratorisch** (vgl. zusätzlich Kapitel »Die Atmung«):
   respiratorische Alkalose durch Hyperventilation → da mehr CO_2 abgeatmet
   respiratorische Azidose durch Hypoventilation → da weniger CO_2 abgeatmet
b) **Metabolisch:**
   Metabolische Alkalose z. B. Ausscheidung saurer Valenzen durch übermäßiges Erbrechen
   Metabolische Azidose z. B. durch Übersäuerung bei Muskelarbeit mit Laktatanreicherung

Der Ausgleich dieser pH-Schwankungen erfolgt ebenfalls respiratorisch oder metabolisch.

a) **Respiratorisch**
Ausgleich einer Alkalose → Hypoventilation → weniger CO_2 (HCO_3^-) wird abgeatmet → pH↓
Ausgleich einer Azidose → Hyperventilation → mehr CO_2 (HCO_3^-) wird abgeatmet → pH↑

b) **Metabolisch**
Ausgleich einer Alkalose → weniger Ausscheidung von H^+ über die Niere → pH↓
Ausgleich einer Azidose → mehr Ausscheidung von H^+ über die Niere → pH↑

6.1.2 Blutbildung

Die Blutbildung (**Hämatopoese**) erfolgt nach der Geburt in den platten Knochen (z. B. Sternum) und den Enden der langen Röhrenknochen. Dort liegen die **pluripotenten Stammzellen.** Pluripotent bedeutet, dass diese Zellen sich zu einer Vielzahl von Zellen entwickeln können (aber nicht zu allen Zellen → das wäre omnipotent). Die Stammzellen können sich zu zwei Vorläuferzellen differenzieren: **lymphopoietische** und **myelopoietische Vorläuferzellen.** Diese Vorläuferzellen sind ebenfalls pluripotent. Mittels sogenannter Wachstumsfaktoren differenzieren sich die beiden Zellreihen weiter (vgl. Abb. 6.2):

- **Lymphopoietische Reihe:** Lymphozyten (vgl. Immunsystem)
- **Myelopoietische Reihe:** Erythrozyten, Thrombozyten, Granulozyten, Monozyten, Dendritische Zellen

Die Wachstumsfaktoren zur Weiterdifferenzierung sind

- **Lymphopoietische Reihe:** diverse Interleukine (IL, vgl. Abb. 6.2)
- **Myelopoietische Reihe:** Erythropoietin (= EPO → Eryhthroyzten), Thrombopoietin (= TPO → Thromobozyten), Colony-stimulating factors (= CSF → Monozyten, Granulozyten)

Die Schritte der Differenzierung werden soweit nötig bei den einzelnen Blutzellen besprochen.

Ort der Hämatopoese: platte Knochen und Enden der großen Röhrenknochen
Lymphopoietische vs. myelopoietische Reihe

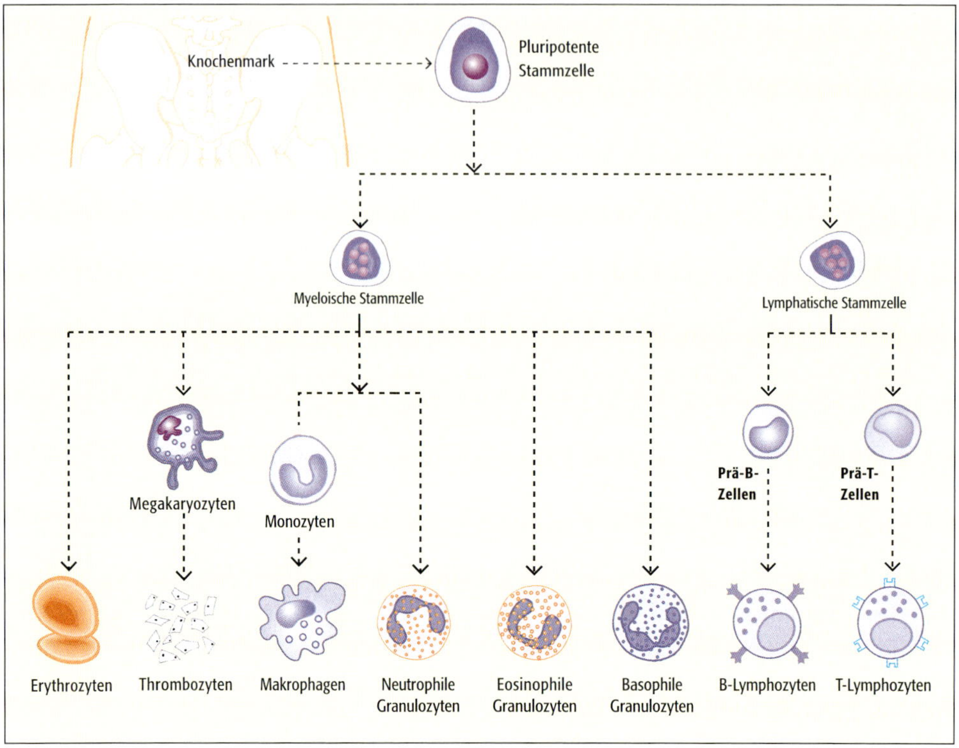

Abb. 6.2: Bildung der Blutkörperchen aus pluripotenten Stammzelle

6.1.3 Erythrozyten

Die roten Blutkörperchen messen etwa 8 µm im Durchmesser, sind 2 µm dick und bikonkav geformt. Männer besitzen 4,5–6,0 x 10^6/µl Blut, Frauen etwas weniger (vgl. Tabelle 6.2). Die Form vergrößert ihre Oberfläche, sodass mehr Austauschfläche für Sauerstoff zur Verfügung steht. Zudem begünstigt ihre Form ihre Flexibilität, sodass sie sich verbiegen können, um durch die Kapillaren zu passen. Ihre Bildung (Erythropoese) findet wie bei den meisten Blutzellen im roten Knochenmark statt. Sie wird durch **Erythropoetin** (EPO) ausgelöst. Dieses Glykoprotein-Hormon wird bei Sauerstoffmangel überwiegend aus den Endothelzellen der peritubulären Kapillaren der Niere ausgeschüttet. Sie werden aus myelopoietischen Stammzellen über die Zwischenform der Retikulozyten gebildet (vgl. Abb. 6.2). Im Laufe dieser Entwicklung werden Zellkern und Mitochondrien ausgestoßen. Aus diesem Grund kann der Erythrozyt Energie nur durch Glykolyse gewinnen (vgl. Biochemie-Lehrbücher). Nach ihrer Ausreifung leben die Erythrozyten ca. 120 Tage und werden anschließend unter anderem in Leber und Milz abgebaut. Fast 1 % der Erythrozyten werden täglich auf diese Weise durch neue ersetzt. Dies entspricht einer Neubildungsrate von 2,7 Millionen pro Sekunde bzw. 230 Milliarden pro Tag.

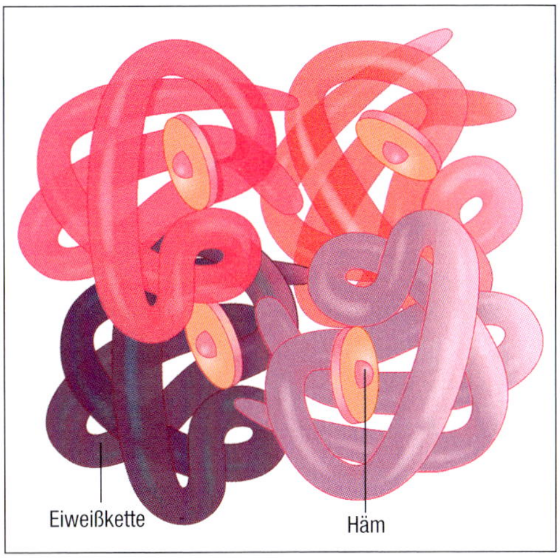

Abb. 6.3: Hämoglobin, ein eisenhaltiger Proteinkomplex

Das Innere der Erythrozyten ist überwiegend mit **Hämoglobin** gefüllt, das eine entscheidende Rolle beim Sauerstofftransport im Blut erfüllt. Der genaue Aufbau des Hämoglobins und seine Funktionsweise werden im Kapitel Lunge besprochen.

Erythropoese im roten Knochenmark
ausgelöst durch Erythropoetin
Hämoglobin für O_2-Transport

6.1.4 Gerinnung

Mediator der Blutgerinnung sind zunächst die **Thrombozyten**. Sie sind eher flach, besitzen eine scheibenartige Form mit einem Durchmesser von etwa 1,5 µm und werden deshalb auch »Blutplättchen« genannt. Ihre Lebensdauer beträgt etwa zehn Tage. Sie sind kernlos und besitzen Granula, die zur Blutgerinnung notwendige Stoffe beinhalten (zum Beispiel ADP, Serotonin etc.). Die Thrombopoese (Bildung der Thrombozyten) findet im Knochenmark aus myelopoietischen Stammzellen statt. Diese differenzieren sich zu Megakaryozyten. Die Thrombozyten werden als Abschnürungen der Megakaryozyten gebildet (vgl. Abb. 6.2) und ins Blut abgegeben. Bildungssignal für die Thrombopoese ist Thrombopoetin (TPO), welches ein überwiegend in der Leber gebildetes Peptidhormon ist. Der Abbau der Thrombozyten erfolgt schließlich in der Milz (vgl. Kapitel 9.4).

Wichtige Oberflächenrezeptoren und ausgeschüttete Mediatoren werden an entsprechender Stelle erwähnt.

Die Hämostase (Blutstillung) kann in eine primäre und sekundäre Hämostase unterteilt werden.

Primäre Hämostase

Die primäre Hämostase wird durch eine Vasokonstriktion mit verringertem Blutfluss und eine **Thrombozytenaggregation** charakterisiert. Sie beginnt innerhalb weniger Sekunden nach einer Verletzung und dauert wenige Minuten. Sie wird durch frei liegendes Kollagen unter der Endothelschicht der Blutgefäße ausgelöst.

Ist die Endothelschicht der Gefäße unverletzt, stehen die darunterliegenden Kollagenfasern nicht direkt mit dem Blut in Kontakt und es wird keine Hämostase ausgelöst. Zudem sezerniert das Endothel Substanzen (Prostazyklin, NO), die einer Anhaftung von Thrombozyten entgegenwirken und vasodilatierend wirken.

Anheftung der Thrombozyten (Adhäsion)

Wird die Kollagenschicht durch eine Verletzung freigelegt, haftet der **von-Willebrand-Faktor** (vWF) an den Kollagenfasern an. Er zirkuliert im Blut und bildet jetzt die Brücke zwischen den Kollagenfasern und den Thrombozyten. Die Anheftungsstelle auf den Thrombozyten für den vWF ist ein Glykoprotein und wird als **GPIb-Rezeptor** bezeichnet. Zusätzlich besitzen die Thrombozyten eigene Rezeptoren, die direkt an Kollagen binden können.

Thrombozytenaggregation und -aktivierung

Durch die Ausbildung dieser Verbindung werden die Thrombozyten aktiviert, verändern ihre Form (Pseudopodien zur besseren Aggregation) und schütten ihre Granula aus. Die Funktionen der Granulastoffe sind in Tab. 6.4 wiedergegeben.

Tabelle 6.4: Funktionen der Granulastoffe

Funktion	Mediatoren
Anhaftung weiterer Thrombozyten	vWF (u. a.)
Vasokonstriktion = Blutflussminderung	Serotonin, Thromboxan A_2 = TXA_2*, plateled-derived growth factor = PDGF
Autogene Verstärkung der Aktivierung	ADP, plättchenaktivierender Faktor = PAF, TXA_2
Wundheilungsförderung	PDGF, FGF = fibroblast growth factor
Weitere Gerinnungsfaktoren	Ca^{2+}**

* **TXA_2** ist kein Granulastoff der Thrombozyten, sondern wird nach Aktivierung der Thrombozyten aus den Phospholipiden der Plättchenmembran (Arachidonsäure) mittels Cyclooxygenase (COX) gebildet. Die COX kann irreversibel durch Acetylsalicylsäure gehemmt werden, was zu einer Verminderung der Plättchenaggregation führt. Aufgrund ähnlicher Wirkungen wie Serotonin und PDGF ist TXA_2 in der Tabelle aufgeführt.

** **Ca^{2+}** Calcium ist Cofaktor der Thrombozytenaktivierung und Bildung von TXA_2 und spielt ebenfalls bei der plasmatischen Gerinnungskaskade eine wichtige Rolle (vgl. unten).

Weißer Thrombozytenthrombus

Bei der Aktivierung werden an der Thrombozytenoberfläche GPIIb/IIIa-Rezeptoren mittels Fibrinogen verbunden und so zunehmend miteinander verknüpft. Das Fibrinogen spielt in der sekundären Hämostase ebenfalls eine wichtige Rolle.

Sekundäre Hämostase

Die primäre Hämostase wird durch die sekundäre Hämostase ergänzt. Sie wird auch als **plasmatische Gerinnung** bezeichnet, da aus den im Blut vorhandenen Gerinnungsfaktoren ein fester Pfropf aus Fibrin (roter Thrombus, vgl. unten) gebildet wird. Diese Faktoren sind Proteasen, die in inaktiver Form im Plasma vorliegen und durch Aminosäureabspaltung aktiviert werden (gekennzeichnet durch »a«, z. B. Faktor X → Xa). Die Gerinnungsfaktoren werden in der Leber gebildet. Vitamin-K-abhängig werden II, VII, IX und X gebildet. Die Aktivierung der Gerinnungskaskade kann auf zwei Wegen erfolgen (s. Abb. 6.4):

- **Extrinsisch:** Eine Zellzerstörung setzt Gewebethromboplastin frei, das Faktor VII aktiviert.
- **Intrinsisch:** Aktivierung von Faktor XII durch Bindung an negative Oberflächen z. B. von Kollagen der Basalmembranen.

Die beiden Aktivierungswege verlaufen schließlich ab Gerinnungsfaktor X identisch. Letztlich wird aus Fibrinogen mittels Thrombin Fibrin gebildet, das sich zu einem Fibrinnetz zusammenlagert. Dadurch bildet sich ein **roter Thrombus**, der durch Faktor XIIIa stabilisiert wird. Die rote Farbe des Thrombus beruht auf dem Einschluss

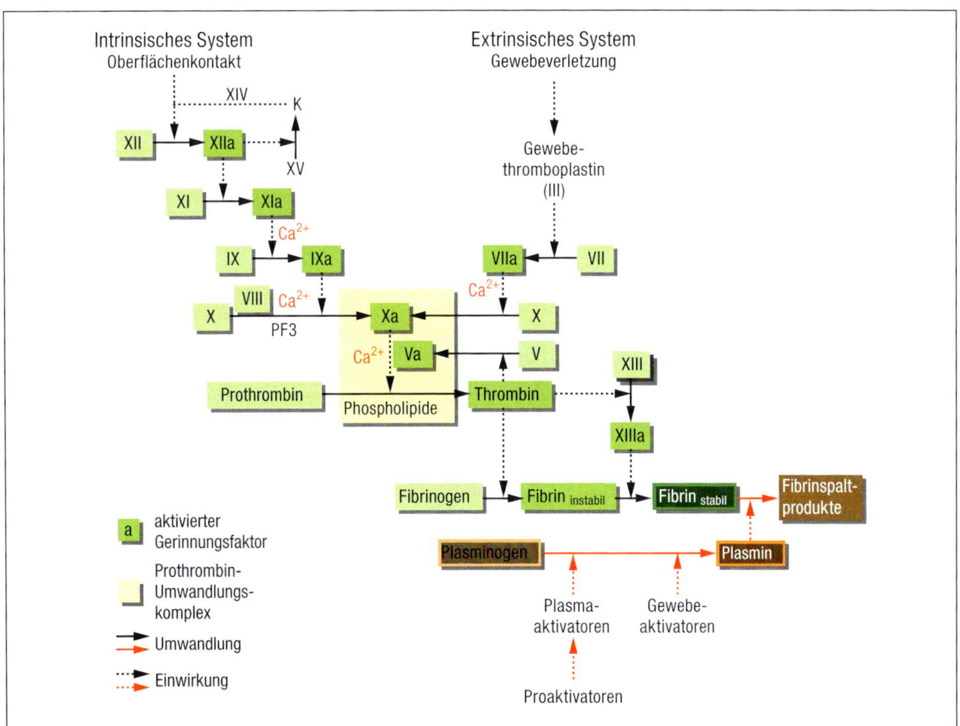

Abb. 6.4: Komponenten der Blutgerinnung

von Erythrozyten bei der Fibrinbildung. Bei Bedarf sollte für die genauen Schritte der Gerinnungskaskade ein Biochemiebuch zu Rate gezogen werden.

6.1.5 Rolle des Calciums

Ca^{2+} spielt sowohl bei der primären als auch sekundären Hämostase eine wichtige Rolle als Cofaktor:

- **Primäre Hämostase:**
  - Verformung der Thrombozyten → besseres Aneinanderlagern der Thrombozyten
  - Bildung von TXA_2 aus Arachidonsäure mittels COX
- **Sekundäre Hämostase:**
  - Entscheidender Co-Faktor bei plasmatischer Gerinnungskaskade (vgl. Abb. 6.4)

Die Rolle des Ca^{2+} ist derart wichtig, dass Blut durch artifizielle Komplexbildung von Ca^{2+} im Blutentnahmeröhrchen (z. B. mittels Citrat) ungerinnbar gemacht werden kann.

Primäre Hämostase: Bildung eines weißen Thrombus durch Thrombozytenaggregation
Sekundäre Hämostase: Bildung eines roten Thrombus durch Fibrinbildung
Vitamin K-abhängig gebildete Faktoren: II, VII, IX, X → Merkhilfe: »1972«
Ca^{2+} → wichtiger Cofaktor sowohl bei primärer als auch sekundärer Hämostase

6.1.6 Gerinnungshemmung und Fibrinolyse

Der Körper besitzt Mechanismen, um eine überschießende Gerinnung zu verhindern:

- **Antithrombin III** (ATIII): Inaktivierung von Thrombin → Fibrinbildung kann nicht stattfinden; Verstärkung dieser Wirkung durch Heparingabe möglich
- **Protein C/S-System:** Protein S wird durch Thrombin aktiviert → Protein S aktiviert Protein C → Protein C spaltet Va und VIII → Gerinnungskasakade unterbrochen

Im Verlaufe der Wundheilung baut der Körper unter anderem die gebildeten Thromben wieder ab. Für diese **Fibrinolyse** nutzt er **Plasmin**, das aus Plasminogen mittels tPA (= tissue plasminogen activator) gebildet wird.

Gerinnungshemmung durch AT III und Protein C
Fibrinolyse mittels Plasmin

6.2 Grundlagen des Immunsystems

Das Immunsystem schützt den Körper vor der Ausbreitung eingedrungener Krankheitserreger. Diese Aufgabe wird durch ein angeborenes, unspezifisches und ein erworbenes, spezifisches System erfüllt. Im Regelfall tritt zunächst die unspezifische Immunantwort auf, anschließend wird das spezifische System aktiviert.

Die Strukturen, die der Körper bei eingedrungenen Erregern als »fremd« erkennt, sind Oberflächenstrukturen, z. B. Proteine der Außenhülle der Eindringlinge. Diese werden als **Antigene** bezeichnet. Gegen diese Antigene kann das spezifische Immunsystem gerichtete **Antikörper** bilden, um sie unschädlich zu machen (vgl. Exkurs Antikörper bei angeborenem Immunsystem).

6.2.1 Bildung der Immunzellen

Die Zellen des Immunsystems sind die **Leukozyten.** Zu ihnen zählen Granulozyten, Monozyten und Lymphozyten. Allen gemeinsam ist die Fähigkeit, ihre Form zu variieren und durch die Blutgefäßwand ins Gewebe einwandern zu können. Dieser Vorgang wird als **Leukodiapedese** bezeichnet. Alle stammen zunächst aus pluripotenten Stammzellen im Knochenmark (vgl. Hämatopoese).

Granulozyten und Monozyten

Die **Granulozyten** und **Monozyten** zählen zur myelopoietischen Reihe und werden durch Colony stimulating factors (= CSF) verstärkt gebildet und reif vom Knochenmark ins Blut abgegeben. Die **Granulozyten** haben einen gelappten Zellkern und unterscheiden sich durch die histologische Anfärbbarkeit ihrer im Zytosol vorhandenen Granula in neutrophil, eosinophil und basophil.

- Neutrophile Granulozyten: Phagozytieren eingedrungene Erreger und lysieren diese mittels Sauerstoffradikalen, die durch Enzyme in ihren Granula gebildet werden (vgl. Biochemielehrbücher).
- Eosinophile Granulozyten: Phagozytieren ebenfalls und besitzen proteolytische Enzyme in ihren Granula, die eine Zellschädigung auslösen können; sie spielen v. a. im Kontext von allergischen Reaktionen und zum Beispiel bei Wurmbefall eine Rolle.
- Basophile Granulozyten: Setzen nach Aktivierung durch bestimmte Antikörper (IgE) u. a. Histamin und Heparin frei → Allergiesymptome (Rötung, Schwellung ...).

Monozyten sind ebenfalls phagozytierende Zellen und differenzieren sich teilweise zu Makrophagen (Riesenfresszellen) weiter. Sie verdauen die Erreger jedoch nicht nur, sondern präsentieren Antigene, die das Immunsystem dadurch als »fremd« erkennen kann, an ihrer Oberfläche. Dazu werden MHC-Komplexe an ihrer Oberfläche exprimiert (vgl. unten). **Dendritische Zellen** sind spezialisierte Monozyten, deren Oberfläche durch Ausstülpungen stark vergrößert ist, wodurch die Präsentation der Antigene für andere Immunzellen erleichtert ist. Granulozyten, Monozyten und Dendritische Zellen zählen zunächst zur unspezifischen Abwehr, können jedoch die spezifische Abwehr aktivieren.

Lymphozyten (Abb. 5.17)

Die Lymphozyten unterscheiden sich in **B- und T-Lymphozyten**. Im Wesentlichen sind sie der spezifischen Abwehr zugeordnet, da sie sich immer gegen ein bestimmtes Antigen richten. Lediglich die **NK-Zellen** (Natürliche Killerzellen) sind davon eine Ausnahme (vgl. unten). Die Lymphozyten zählen zur lymphopoietischen Reihe. Sie werden ebenfalls im Knochenmark aus pluripotenten Stammzellen gebildet, allerdings als unreife Vorstufen ins Blut abgegeben. Diese unreifen Lymphozyten unterscheiden sich aufgrund der Spezifität für ein bestimmtes Antigen – jede dieser Zellen hat nach dem Zufallsprinzip ein »fiktives« Antigen, das sie erkennt. Da die Spezifität für diese »fiktiven« Antigene nach dem Zufallsprinzip auf genetischer Ebene entsteht, können auch körpereigene Strukturen als »fremd« eingestuft werden. Sie erfahren aus diesem Grund noch eine **Prägung**. Dabei werden die Zellen aussortiert, die körpereigene Strukturen als »fremd« erkennen, damit sie sich nicht gegen den eigenen Körper richten.

Diese Prägung geschieht in den **primären lymphatischen Organen,** das heißt, im Knochenmark für die B-Lymphozyten, im Thymus für die T-Lymphozyten (Eselsbrücke: *B*-Lymphozyten aus dem »bone marrow« [Knochenmark], *T*-Lymphozyten aus dem *T*hymus). Danach wandern die Lymphozyten zu den **sekundären lymphatischen Organen** (Lymphknoten, vgl. Abb. 5.17, Milz vgl. Kapitel 9.4), wo ihre Aktivierung stattfinden kann. Die Spezifität für ein bestimmtes Antigen bleibt bei jedem Lymphozyten zeit seines Lebens gleich. Die B-Lymphozyten bilden sich nach Aktivierung zu **Plasmazellen** aus und produzieren Antikörper. Die T-Lymphozyten haben **immunmodulatorische** und **zytotoxische Funktionen** (vgl. spezifische Immunabwehr).

Myelopoietische Reihe: Granulozyten, Monozyten → reif ins Blut
Lymphopoietische Reihe: B-/T-Lymphozyten → Prägung in Milz und Thymus
→ Wanderung zu Lymphknoten

6.2.2 Angeborenes Immunsystem

Das angeborene Immunsystem ist das unspezifische System des Körpers. Zu ihm zählen humorale, das heißt im Blut gelöste, und zelluläre Bestandteile.

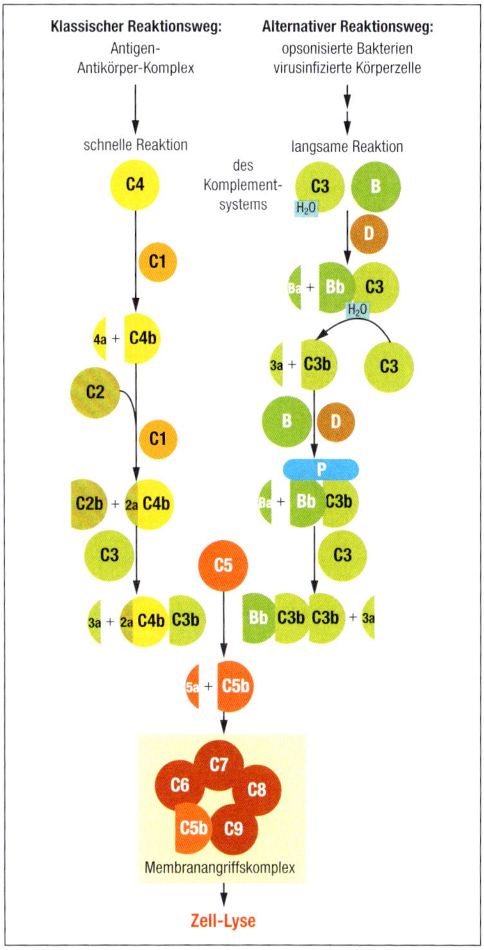

Abb. 6.5: Das Komplementsystem (B, D und P als Kofaktoren)

Humorale Bestandteile

Das Komplementsystem besteht aus Proteinen, die als **C1–C9** bezeichnet werden und die vor allem Bakterien unspezifisch lysieren. Bei Aktivierung des Immunsystems werden die Erreger für das Immunsystem »markiert«. Diese Markierung bezeichnet man als **Opsonisierung.** Bei der Aktivierung der Faktoren werden die Proteine in einer Kaskade in ein »a«- und ein »b«-Fragment gespalten.

Klassisch wird der Faktor C1 durch einen Antigen-Antikörper-Komplex (IgG oder IgM) aktiviert. Dieser Weg funktioniert dementsprechend erst nach Aktivierung des spezifischen Immunsystems. Dabei wird letztlich der Faktor 3 in C3a und C3b gespalten (vgl. Abb. 6.5). Der **alternative** Weg der Aktivierung ist unabhängig vom spezifischen Immunsystem. Dabei wird durch Oberflächenzucker der Bakterien C3 direkt aktiviert. Dieser Weg wird auch als **Lektin-Weg** bezeichnet.

C3a lockt Leukozyten an und setzt z. B. Leukotriene und Histamin frei. Sie sorgen für eine lokale Entzündungsreaktion. Faktor **C3b** opsonisiert die Oberfläche der Erreger, sodass diese leichter erkannt und phagozytiert werden können. Zusätzlich wird **C5** gespalten. C5b kann mit C6-C9 eine Pore in der Membran der Bakterien bilden, wodurch diese lysiert werden. Diese Pore wird als **Membran-Angriffs-Komplex** (MAK) bezeichnet.

Weitere humorale Bestandteile der angeborenen Immunabwehr sind **Lysozym** und **Interferone.** Lysozym ist ein Enzym, das die Zellwand gram-negativer Bakterien zerstören kann und v. a. in der Tränenflüssigkeit vorkommt. Interferone (INF) werden von virusbefallenen Zellen gebildet, hemmen das Viruswachstum und schützen benachbarte Zellen vor einem Befall. Manche Interferone werden hauptsächlich von Zellen des spezifischen Immunsystems gebildet.

Zelluläre Bestandteile

Der zelluläre Anteil der angeborenen Immunantwort besteht aus **phagozytierenden Zellen** und **NK-Zellen** (= natürliche Killerzellen). Phagozytierende Zellen (z. B. Makrophagen) sind Fresszellen, die Erreger vor allem nach Opsonisierung phagozytieren können. Makrophagen befinden sich überall im Körper und können z. B. durch Aktivierung des Komplements zusätzlich angeregt werden. Die phagozytierten Erreger werden lysiert, Bruchstücke können über MHC-II (siehe unten) weiteren Immunzellen angeboten werden, wodurch diese weiter aktiviert werden können. NK-Zellen erkennen über MHC-I virusinfizierte, fremde und Tumorzellen und können diese sofort abtöten.

Angeborenes Immunsystem
- **humoral:** Komplement, Lysozym, INF
- **zellulär:** phagozytierende Zellen, NK-Zellen

6.2.3 Erworbenes Immunsystem

Hauptmerkmal des erworbenen Immunsystems ist die Fähigkeit, Erreger **spezifisch,** zum Beispiel mittels Antikörpern, zu erkennen und anzugreifen. Dazu werden die Erreger von phagozytierenden Zellen lysiert und den Zellen des Immunsystems präsentiert. Die Gesamtheit dieser Zellen (Makrophagen, Dendritische Zellen etc.) wird als **Antigen-präsentierende Zellen** (APC) bezeichnet.

Major histocompatibility complexes (MHC)

Die Zellen des Körpers und des Immunsystems besitzen auf ihren Oberflächen **MHC-Komplexe**, um fremde von körpereigenen Strukturen zu unterscheiden. Sie werden auch als HLA-Komplexe (= Humanes Leukozyten-Antigen) bezeichnet. Es existieren zwei Subtypen:

- **MHC-I**
  Auf allen kernhaltigen Zellen des Körpers → präsentieren zelleigene Proteine nach außen → Immunsystem erkennt »eigene« Proteine, bei Virenbefall → Abtöten der Zelle durch zytotoxische T-Zellen (T_c-Zellen, siehe unten).
- **MHC-II**
  Auf spezifischen Zellen des Immunsystems (Antigen-präsentierende-Zellen = APC), die Erregerantigene nach Phagozytose nach außen präsentieren → Immunantwort

Zelluläre Abwehr durch T-Lymphozyten

Die zelluläre Abwehr des erworbenen Immunsystems wird durch **T- und B-Lymphozyten** vermittelt. Dabei werden den T-Lymphozyten Antigene durch APC präsentiert. Die Antigene an den **MHC-II** werden von den T-Lymphozyten durch T-Zellrezeptoren (TCR) erkannt. Diese Präsentation läuft in den Lymphknoten ab, die daher bei Infektionen reaktiv anschwellen. Die T-Lymphozyten differenzieren sich nach Aktivierung zu zwei Typen aus, die sich unter anderem aufgrund des **CD**-Moleküls (= cluster of differentiation) auf ihrer Oberfläche unterscheiden:

- **Zytotoxische T-Zellen (T_c-Zellen)**
  Sie sind CD8 positiv. Mittels TCR erkennen sie spezifisch virusinfizierte Zellen an ihren MHC-I. Sie zerstören daraufhin die Membran mittels **Perforin** oder lösen die Apoptose der Zelle aus.
- **T-Helferzellen (T_h-Zellen)**
  Sie sind CD4 positiv und erkennen mittels TCR Antigene, die mittels MHC-II präsentiert werden. Es existieren 2 Subtypen:
  - T_{h1}-Zellen → Aktivierung von Makrophagen mittels IFN-γ.
  - T_{h2}-Zellen → Herabregulation der Immunreaktion, z. B. am Ende der Immunreaktion.

Humorale Abwehr durch Antikörper

Diese bisher vor allem zellbasierte Antwort wird durch die humorale Reaktion mit **Produktion von Antikörpern** unterstützt. Zu diesem Zweck haben B-Lymphozyten Immunglobuline (IgM oder IgD, vgl. Exkurs) als Rezeptoren in ihre Oberfläche eingelassen. Sie erkennen mittels MHC-II präsentierte Antigene, vermehren sich klonal und reifen zu Plasmazellen aus. Diese Plasmazellen beginnen mit der Antikörperproduktion (zunächst IgM, dann IgG). Alle diese Plasmazellen stammen von einem B-Lymphozyten ab und werden daher als **monoklonal**, ihre Antikörper als monoklonale Antikörper bezeichnet. Alle Klone dieser Plasmazelle können nur Antikörper gegen ein einziges Antigen produzieren!

Gedächtniszellen

T- und B-Lymphozyten bilden **Gedächtniszellen** aus, die mehrere Jahre alt werden können. Sie zirkulieren während dieser Zeit im Blut oder überleben im Knochenmark. Im Falle einer Reinfektion mit dem bekannten Antigen bilden sie erneut Plasmazellen, die schnell mit der Antikörperproduktion beginnen können. Auf diesen Zellen beruht auch die Effektivität von Impfungen.

Erworbenes Immunystem

- **humoral:** Antikörper (von Plasmazellen [B-Lymphozyten] gebildet)
- **zellulär APC:** T_c-Zellen (CD8+) → erkennen MHC-I, T_h-Zellen (CD4+) → erkennen MHC-II
- **Gedächtniszellen:** Schnelle Aktivierung des Immunsystems bei Reinfektion

Exkurs: Antikörper

Antikörper sind **Glykoproteine**, die die Plasmazellen (B-Lymphozyten) gegen spezifische Antigene bilden. Sie werden auch als **Immunglobuline** (= Ig) bezeichnet. Sie besitzen die Grundstruktur eines Y mit zwei schweren und zwei leichten Ketten, die über Disulfidbrücken miteinander verbunden sind (vgl. Abb. 6.6). Die beiden »Arme« des Y besitzen an ihren Enden jeweils eine Antigenbindestelle, die auch als **F_{ab}-Fragment** (= antigen-bindend) bezeichnet wird. Dieser Teil ist **variabel**, sodass für jedes denkbare Antigen eine entsprechende Plasmazelle gefunden werden kann, die den passenden Antikörper produziert. Der »Fuß« des Y ist **konstant** und wird als **F_c-Fragment** (c = crystallizable) bezeichnet. Am F_c-Fragment können Leukozyten oder das Komplement (vgl. angeborene Immunantwort) binden. Es existieren fünf Untergruppen, deren Aufbau und Funktionen auszugsweise wiedergegeben sind:

- **IgG:** Monomer, Plazentagängig, Opsonisierung, Komplementaktivierung
- **IgM:** Pentamer, Komplementaktivierung, Zusammenklumpung von Erregern
- **IgE:** Monomer, Aktivierung von Mastzelle etc. bei Allergien, Wurmabwehr
- **IgA:** oft Dimer, in Schleimhäuten
- **IgD:** Monomer, B-Zellen-Oberflächenrezeptor

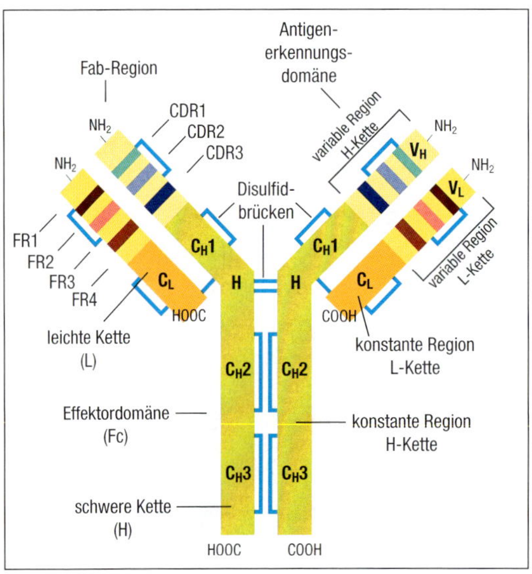

Abb. 6.6: Struktur eines Antikörpers

Die Grundlage der Vielfalt der F_{ab}-Fragmente der Antikörper wird als **somatische Rekombination** bezeichnet. Während der Reifung der B-Zellen werden bestimmte DNA-Sequenzen, die als V, D und J bezeichnet werden, zufällig rekombiniert, sodass die B-Zelle anschließend nur noch genau diesen Antikörper produzieren kann (vgl. Lehrbücher der Biochemie). Da zufällig auch Antikörper gegen den eigenen Organismus gebildet werden können, müssen Lymphozyten noch in Thymus und Milz geprägt werden (vgl. Bildung der Immunzellen).

Antikörper

- 2 schwere, 2 leichte Ketten
- Variable F_{ab}-Fragmente, konstante F_c-Fragmente

6.2.4 Übertragene Immunität

Die übertragene Immunität ist ein Sonderfall im Säuglingsalter direkt nach der Geburt. Die von der Mutter während der Schwangerschaft vorhandenen IgG sind plazentagängig, sodass der Säugling direkt nach der Geburt einen Schutz durch die restlichen in seinem Blut vorhandenen Antikörper besitzt. Zusätzlich werden mit der Muttermilch IgA übertragen. Beide Faktoren schützen den Säugling direkt nach der Geburt.

6.2.5 Blutgruppen

Die Einteilung in Blutgruppen erfolgt anhand von Oberflächenantigenen auf den Erythrozyten eines Menschen. Diese Antigene sind meist Glykolipide. Zwei der bekanntesten und auch für Bluttransfusionen wichtigsten Antigengruppen werden vorgestellt.

Das AB0-System

Die **AB0-Antigene** bestehen aus Kohlenhydratresten, die mittels Glykolipiden auf den Erythrozyten verankert sind: A und B. Die Blutgruppeneigenschaften für A und B werden gegenüber 0 als autosomal dominant vererbt. Untereinander werden A und B jedoch gleichwertig vererbt – man spricht auch von Kodominanz (vgl. Lehrbücher der Pharmazeutischen Biologie). Liegt keines der Antigene vor, spricht man von der Blutgruppe 0. Folglich gibt es vier mögliche Blutgruppen (Genotyp in Klammern):

- A (AA, A0)
- B (BB, B0)
- AB (AB)
- 0 (00)

Das Immunsystem bildet Antikörper gegen die Antigene, die nicht auf den eigenen Blutzellen vorhanden sind (A → anti-B, B → anti-A, 0 → anti-A & anti-B, AB → keine Antikörper). Dies geschieht bereits vor Kontakt mit fremdem Blut. Diese sogenannten **präformierten Antikörper** sind vom Typ **IgM** und werden auch als Isoagglutinine bezeichnet.

Blutgruppenbestimmung

Die Bestimmung der Blutgruppen ist insbesondere vor Bluttransfusionen von entscheidender Bedeutung. Durch die Transfusion einer nicht kompatiblen Blutgruppe kommt es zur Agglutination zwischen den Antigenen der Spender-Erythrozyten und den bereits im Blut vorhandenen, präformierten Antikörpern. Diese Agglutination kann man sich jedoch bei der Bestimmung der Blutgruppen zunutze machen. Dazu werden Blutseren verwendet, deren Antikörper bekannt sind: Es werden Seren mit Anti-A, Anti-B sowie Anti-A+Anti-B auf einem Testplättchen aufgebracht (vgl. Abb. 6.7). Ein Tropfen des zu untersuchenden Blutes wird mit jedem dieser Seren auf dem Teststreifen gemischt. Das Agglutinationsmuster verrät die Blutgruppe des Testblutes.

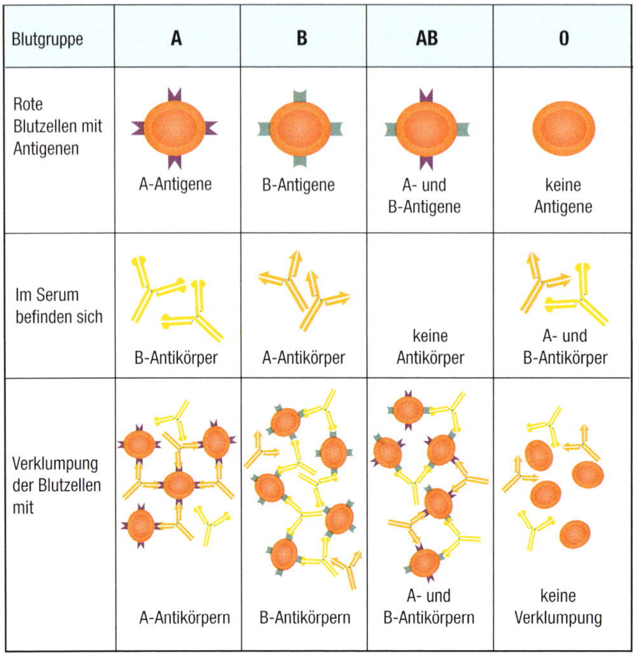

Abb. 6.7: Blutgruppenbestimmung

Der Rhesusfaktor

Ein weiteres Oberflächenantigen charakterisiert den **Rhesusfaktor.** Im Wesentlichen ist die Blutgruppeneigenschaft **D** für den Rhesusfaktor verantwortlich:

- Rhesus positiv: Dd, DD
- Rhesus negativ: dd

Gegen den Rhesusfaktor exisitieren keine präformierten Antikörper. Kommt ein Mensch, der Rhesus negativ ist, zum Beispiel bei einer Transfusion mit Rhesus positivem Blut in Kontakt, bilden sich Antikörper vom Typ **IgG** aus, die **plazentagängig** sind. Dies ist relevant, falls eine Rhesus negative Mutter ein Rhesus positives Kind bekommt. Bei der Geburt kann Blut des Kindes in den Kreislauf der Mutter übertreten, die daraufhin IgG-Antikörper bildet. Zunächst ist dies nicht von Relevanz. Bei einer zweiten Schwangerschaft mit einem Rhesus positiven Kind können diese Antikörper jedoch die Plazenta überwinden und eine Hämolyse beim Kind hervorrufen.

AB0-System

- A, B, AB, 0
- IgM-Antikörper (präformiert)

Rhesus-System

- Rh-, Rh+
- IgG-Antikörper (nicht präformiert)

7 Die Atmung

7.1 Bau und Funktion der Atmungsorgane

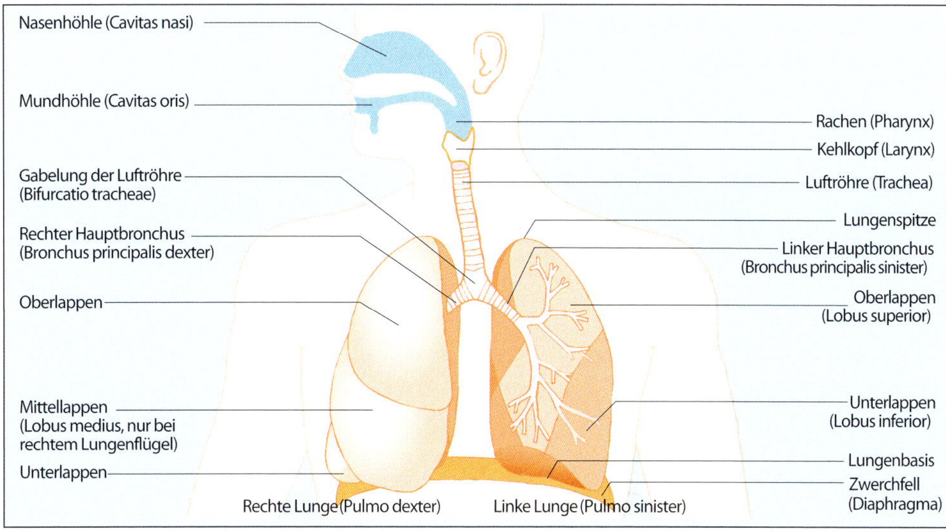

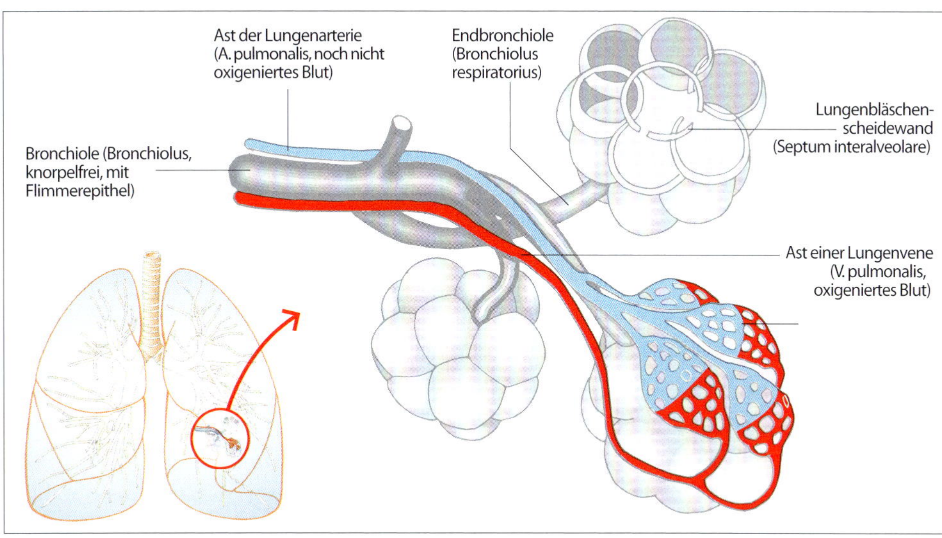

Abb. 7.1: Anatomie der Atemwege und der Bronchien

Der Respirationstrakt besitzt vielfältige Aufgaben. Dazu zählen:

- Gasaustausch in der Lunge,
- Anwärmen und Anfeuchten der Einatmungsluft,
- Filterung der Einatmungsluft von groben Partikeln,
- Geruchswahrnehmung,
- Regulation des Säure-Base-Haushalts.

Der Respirationstrakt kann **topograhisch** in obere und untere Atemwege unterteilt werden, wobei die Grenze vom Kehlkopf gebildet wird. Eine **funktionelle** Unterteilung wird nach luftleitenden und am Gasaustausch beteiligten Abschnitten getroffen (Tabelle 7.1).

Tabelle 7.1: Anatomisch-funktionelle Einteilung der Atemwege

Topographisch		Funktionell
Oberer Respirationstrakt	Nase & Nasennebenhöhlen*	**luftleitend**
	Mund	
	Rachen (Pharynx)*	
Unterer Respirationstrakt	Kehlkopf (Larynx)*	
	Luftröhre (Trachea)*	
	Bronchien*	
	Bronchiolen*	
	Bronchioli terminales*	
	Bronchioli respiratorii	**gasaustauschend (respiratorisch)**
	Alveolen (Lungenbläschen)	

* Respiratorisches Flimmerepithel

7.1.1 Respiratorisches Flimmerepithel

Das respiratorische Flimmerepithel ist an der Reinigung der Atemwege beteiligt (Abschnitte der Atemwege mit diesem Epithel sind in Tabelle 7.1 gekennzeichnet). Das Flimmerepithel besteht aus spezialisierten **hochprismatischen** Epithelzellen, die auf der apikalen Seite (zum Lumen gewandt) **Kinozilien** besitzen. Sie sind bis zu 10 µm lange Ausstülpungen der Zellmembran und führen eine schnelle schlagende Bewegung zum Rachen und eine langsame Rückstellbewegung durch. Durch diese Schlagrichtung transportieren sie Schleim und in den Atemwegen festgesetzte Partikel sowie Krankheitserreger zur Speiseröhre, wo sie verschluckt und von der Magensäure unschädlich gemacht werden. Dieser Vorgang wird als **mucoziliäre**

Clearance bezeichnet. Zwischen den Kinozilien tragenden Zellen sind **Becherzellen** eingestreut, die Schleim (Muzine) produzieren, um die Atemwege feucht zu halten. Die eingeatmete Luft wird **angefeuchtet und angewärmt**, sodass ein Austrocknen der Luftwege verhindert wird.

Vom oberen zum unteren Respirationstrakt bis zu den Bronchioli terminales nimmt die Dicke des Flimmerepithels ab. Im distaleren (unteren) Bereich der Atemwege finden sich zusätzlich **Clara-Zellen**, die Lysozym und proteolytische Enzyme produzieren und die Verengung der tieferen Bereiche durch Fremdkörper mittels enzymatischen Abbaus verhindern. Die Nase bis zum oberen Rachen (Epipharynx) besitzt Flimmerepithel, der restliche Rachen und der Mund unverhorntes Plattenepithel.

Respiratorisches Flimmerepithel: Hochprismatisch
Flimmerzellen: Kinozilien an apikaler Seite → mucoziliäre Clearance zum Rachen
Becherzellen: Schleimproduktion → Anfeuchtung der Einatemluft
Clarazellen: v. a. im distalen Bereich, produzieren u. a. Lysozym

Die einzelnen Abschnitte des Respirationstrakts werden dem Weg der Luft bei der Einatmung folgend besprochen: von nasal bzw. oral bis zu den Alveolen der Lunge.

7.1.2 Nase

Die Nase besitzt knöcherne und knorpelige Anteile. Im hinteren Abschnitt (dorsal) befinden sich die knöchernen Abschnitte, die sich zum Rachen öffnen, nach ventral (vorne) liegen knorpelige Anteile, die zu den Nasenlöchern führen. In der Mitte der Nase befindet sich die Scheidewand (Septum), in den Seitenbereichen jeweils drei Nasenmuscheln. Sie ragen von der Seitenwand in Richtung Septum und vergrößern die Oberfläche für die einströmende Luft, sodass diese effektiv erwärmt und angefeuchtet werden kann. Gleichzeitig ragen Nasenhaare am Eingang der Nase in den Luftstrom, die grobe Partikel bereits am Eintritt in die Nase hindern. Die vorbeiströmende Luft trägt Geruchsstoffe im oberen Nasengang vorbei. Dort liegt der Bulbus olfactorius, der die Sinneszellen des Riechsinns enthält. In die Nase münden ebenso die Abflüsse der Tränenkanäle aus dem Auge. Die Nase ist mit den Nasennebenhöhlen **(Sinus)** verbunden, die sich in Stirnhöhle (S. frontalis), Kieferhöhle (S. maxillaris), Siebbeinzellen (Cellulae ethmoidales) und Keilbeinhöhle (S. sphenoidales) unterteilen. Sie sind ebenfalls mit respiratorischem Flimmerepithel ausgekleidet. Die Nase geht dorsal in den Rachen über.

Nase: Reinigung und Anfeuchtung, Geruchssinn
Sinus: Nasennebenhöhlen

7.1.3 Rachen (Pharynx)

Der Rachen besitzt im oberen Bereich (Epipharynx) respiratorisches Flimmerepithel. Am Übergang Nase-Epipharynx mündet auch die Tuba auditiva, die eine Verbindung zum Mittelohr herstellt. Auf diesem Weg können Keime aus dem Rachen zum Mittelohr aufsteigen und u. U. eine Mittelohrentzündung auslösen.

Die restlichen Rachenabschnitte weisen unverhorntes Plattenepithel auf. Der Pharynx als Durchgangsbereich für Luft zur Luftröhre (aus Nase und Mund) sowie Speisen und Getränke zur Speiseröhre (aus dem Mund) besitzt auch eine Vielzahl lymphatischer Organe, die als Waldeyer Rachenring bezeichnet werden. Die »Mandeln« (Tonsillen) sind nur ein bekanntes Beispiel.

Verbindung zu
- Nase
- Tuba auditiva → Ohr
- Mund
- Ösophagus → Magen
- Kehlkopf & Trachea → Lunge

7.1.4 Kehlkopf (Larynx)

Der Larynx stellt den Eingang zur Luftröhre (Trachea) dar. Beim Schlucken wird er nach oben bewegt, sodass sich der Kehldeckel (Epiglottis) schützend vor die Speiseröhre legt, damit keine Nahrung in die Atemwege gelangt. Zusätzlich besitzt der Kehlkopf eine Vielzahl von Muskeln, die im Inneren die Stimmlippen aufspannen. Sie werden durch vorbeiströmende Luft beim Sprechen in Schwingung versetzt und sind somit an der Lautbildung beteiligt. Durch unterschiedliche Spannungszustände der Stimmlippen können verschiedene Töne hervorgebracht werden.

Eingang zur Trachea → Epiglottis-Schluss bei Schluckvorgang → Schutz der Atemwege
Stimmlippen → Tonerzeugung → Sprache

7.1.5 Luftröhre (Trachea)

Die Luftröhre liegt ventral des Ösophagus und ist etwa 10 bis 12 cm lang. Sie beginnt unterhalb des Larnyx und geht schließlich in die beiden Hauptbronchien über. Außen besteht sie aus Bindegeweben (Tunica adventitia), worauf die Tunica fibromusculocartilaginea folgt. Sie besteht aus nach hinten offenen Knorpelspan-

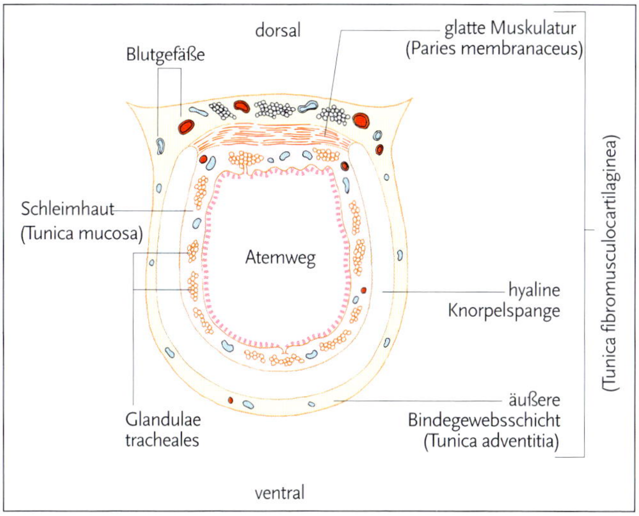

Abb. 7.2: Querschnitt durch die Trachea

gen (hyaliner Knorpel, = cartilaginea), die an der Hinterseite von glatter Muskulatur und Bindegewebe zusammengehalten werden (Paries membranaceus, vgl. Abb. 7.2). Die glatte Muskulatur (auch als M. trachealis bezeichnet) ist vegetativ innerviert und kann bei Sympathicuserregung erschlaffen (β_2), bei Parasympathicuserrgung kontrahieren (M_3). Die Knorpelspangen stabilisieren die Trachea, damit sie während der Einatmung (Inspiration) nicht kollabiert. Innen ist die Luftröhre mit einer Flimmerepithelschicht (Tunica mucosa) ausgekleidet.

Trachea liegt *vor* Ösophagus
Außen → innen: Tunica adventitia → Tunica fibromusculocartilaginea → Tunica mucosa

7.1.6 Bronchien und Alveolen

Die Trachea zweigt sich schließlich in zwei Hauptbronchien in Richtung der beiden Lungenflügel auf. Diese zweigen sich weiter in kleinere Bronchiolen und nach zahlreichen weiteren Aufzweigungen schließlich in Bronchioli terminales auf. Die Bronchien besitzen ebenfalls glatte Muskulatur, die sympathisch zu einer Bronchodilatation (β_2) und parasympathisch zu einer Bronchokonstriktion (M_3) führen kann. In den tieferen Abschnitten werden die Knorpelstücke immer kleiner und das Flimmerepithel immer dünner.

Anatomie: Zwei Hauptbronchien → Bronchiolen → Bronchioli terminales
Hauptatemwegswiderstand: Bronchodilatation (β_2), Bronchokonstriktion (M_3)

An die Bronchioli terminales mit einschichtigem Flimmerepithel schließen sich die Bronchioli respiratorii ohne Flimmerepithel an. Sie stellen die Übergangszone zu traubenförmigen Aussackungen dar, die die **Lungenbläschen (Alveolen)** bilden. Die Alveolen dienen dem **Gasaustausch** und bestehen daher lediglich aus einer einzigen dünnen Epithelschicht. Sie wird aus flachen Alveolarepithelzellen Typ I gebildet. Die Basalmembran des Alveolarepithels ist mit der Basalmembran der umliegenden Kapillaren verschmolzen. Diese besitzen ebenfalls einschichtiges Epithel, sodass die Gase die kleinste mögliche Diffusionsstrecke haben.

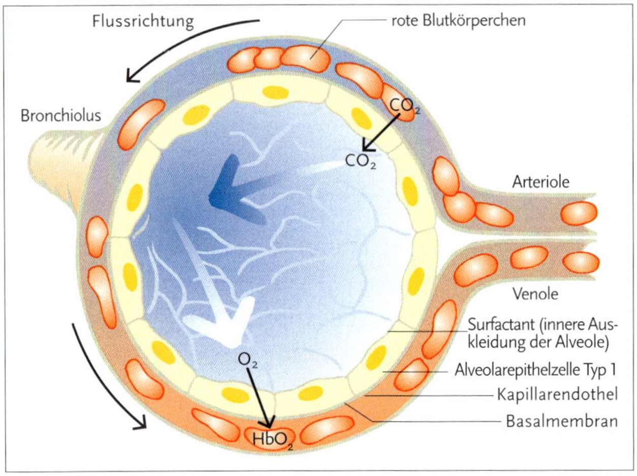

Abb. 7.3: Gasaustausch in den Alveolen über die Blut-Luft-Schranke (HbO_2: oxigeniertes Hämoglobin)

Um ein Zusammenfallen der fragilen Strukturen zu verhindern, produzieren Alveolarepithelzellen Typ II **Surfactant.** Dieses besteht größtenteils aus Phosphatidylcholin, das als Detergenz die Oberflächenspannung herabsetzt (siehe auch Atmungswiderstand, 7.2.4). Bei Frühchen wird unter Umständen noch kein Surfactant von den Alveolarepithelzellen hergestellt (geschieht erst ab der 24. SSW), sodass sich die Lunge nicht richtig entfalten kann. In diesem Fall muss künstliches Surfactant zugeführt werden. Ist eine Frühgeburt absehbar, kann durch Cortisongabe an die Mutter die Reifung der Lunge beschleunigt werden.

Bronchioli respiratorii: ohne Flimmerepithel

Alveolen

- **Alveolarepithelzellen Typ I:** flach → bilden Wand der Alveolen → Gasaustausch
- **Alveoloarepithelzellen Typ II:** Surfactant → Oberflächenspannung↓
- **Blut-Luft-Schranke (innen → außen):**
  Surfactant → Alveolarepithelzellen Typ I → Basalmembranen (verschmolzen) → Kapillarendothel

7.1.7 Lunge (Pulmo)

Die Lunge liegt rechts und links des mittleren Brustraums (Mediastinum) und umgibt das Herz, die Trachea und den Ösophagus. Sie besitzt zwei Lungenflügel, die jeweils über den Lungenhilus (»Stiel« zum Mediastinum) mit den Blutgefäßen und Bronchien verbunden sind. Der rechte Flügel besteht aus drei Lappen, der linke Flügel aus zwei Lappen (vgl. Eselsbrücke im Zusammenhang mit den Herzklappen: Rechtes Herz besitzt dreiseglige Trikuspidalklappe, linkes Herz zweiseglige Mitralklappe). Die Lappen können anhand der Blutversorgung weiter in Segmente aufgeteilt werden.

Neben der **Sauerstoffversorgung** ist die Lunge auch für den **Ausgleich des Säure-Base-Haushalts** zuständig (s. Atmungsregulation).

Die Lungenflügel werden von der **Pleura** bedeckt. Sie besteht aus der Pleura viszeralis, die direkt auf der Lungenoberfläche aufliegt, und der Pleura parietalis, die dem Thorax anliegt. Zwischen diesen Blättern (**Pleuraspalt**) befindet sich ca. 5 ml Flüssigkeit (Transsudat des Blutes), die die beiden Blätter durch Adhäsion (ähnlich zweier Glasscheiben mit einem Flüssigkeitsfilm) aneinander haften lassen. Die Lunge kann so innerhalb des Thorax reibungslos gleiten und fällt trotz ihrer elastischen Rückstellkräfte nicht zusammen. Die Rückstellkräfte der Lunge erzeugen im Pleuraspalt einen Unterdruck zwischen –8 und –5 cm H_2O (Zentimeter Wassersäule). Bei Verletzung des Pleuraspaltes mit Lufteintritt kann der betroffene Lungenflügel daher zusammenfallen (Pneumothorax). Die Pleura ist ähnlich dem Peritoneum im Bauchraum eine seröse Haut, die bei entsprechenden Verhältnissen auch größere Mengen Flüssigkeit (zum Beispiel aus einem Pleuraerguss) resorbieren kann.

Lunge: Zwei Flügel; rechter Flügel: drei Lappen; linker Flügel: zwei Lappen
Pleura: Pleuraspalt: mit 5 ml seröser Flüssigkeit; Unterdruck im Pleuraspalt

7.1.8 Zwerchfell (Diaphragma)

Das Zwerchfell ist eine Platte aus Sehnen und quergestreifter **Skelettmuskulatur**, die das Abdomen vom Thorax trennt. Gefäße, die ober- und unterhalb verlaufen, müssen das Diaphragma daher an dafür vorgesehenen Öffnungen durchtreten:

- Aorta descendens → sauerstoffreiches Blut aus dem Herzen in den Körperkreislauf
- Ductus thoracicus (Lymphe) → Lymphe aus der unteren Körperhälfte zum rechten Venenwinkel (Mündung in Vena cava superior)
- Ösophagus → Speisebrei vom Mund zum Magen
- V. cava inferior → sauerstoffarmes Blut aus der unteren Körperhälfte

- Truncus symphaticus → verläuft parallel zur Wirbelsäule (vgl. Vegetatives Nervensystem)
- Weitere Nerven und Venen

Es ist der wichtigste **Atemmuskel**, der durch den N. phrenicus (aus dem Cervicalmark) motorisch innerviert wird.

> **Quergestreifte Skelettmuskulatur** → wichtigster Atemmuskel
> **Innervation** durch N. phrenicus
> **Diverse Durchtrittsöffnungen** (z. B. Aorta, Ösophagus, V. cava)

7.1.9 Blutversorgung der Lunge

Die Lunge weist einige Besonderheiten hinsichtlich der Blutversorgung auf. Sie ist durch **Vasa publica** zum Gasaustausch in den Kreislauf eingebunden. Sauerstoffarmes Blut fließt dabei aus dem rechten Herzen über die Lungenarterie (Truncus pulmonalis) in die Lunge, wobei sich die Arteriolen mit den Bronchien aufzweigen. Das Blut wird in den Alveolen oxygeniert und fließt über die Lungenvene (V. pulmonalis) zurück ins linke Herz und den Körperkreislauf. Gleichzeitig wird das Lungengewebe durch **Vasa privata** mit sauerstoffreichem Blut u. a. aus der Aorta versorgt. Dieses Blut fließt teilweise in die V. pulmonalis zurück. Es umgeht die Lunge und stellt somit ein **Shuntvolumen** dar.

> **Vasa publica:** zur Oxigenierung des Blutes
> rechtes Herz → Truncus pulmonalis → Kapillaren → V. pulmonalis → linkes Herz
> **Vasa privata:** zur Sauerstoffversorgung des Lungengewebes

7.2 Gasaustausch

Der Gasaustausch findet innerhalb der Lunge als Austausch der Alveolarluft mit der Umgebungsluft beim Atmen (Ventilation) und als Diffusion der Atemgase zwischen Alveolarluft und Blut sowie Blut und peripherem Gewebe statt. Ein entscheidender Faktor dabei ist die Lungendurchblutung.

7.2.1 Ventilation

Die Ventilation beschreibt die Belüftung der Abschnitte des Atmungsapparates. Die Einatmung wird als **Inspiration**, die Ausatmung als **Exspiration** bezeichnet.

Eine wichtige Größe stellt das **Atemzeitvolumen** (Luftvolumen, das pro Zeit eingeatmet wird) dar. Es ist das Produkt aus Atemzugvolumen (etwa 500 ml) und Atemfrequenz. Insbesondere die Atemfrequenz schwankt erheblich mit dem Alter.

Säuglinge: 35–50/min
Erwachsene: 12–16/min

Erwachsene haben demnach ein Atemzeitvolumen von 6 bis 8 Litern pro Minute. Im Rahmen von körperlicher Anstrengung kann dieser Wert um das 20-Fache gesteigert werden.

Zu beachten ist, dass die Atemwege bis einschließlich der Bronchioli terminales zwar ventiliert werden, jedoch nicht dem Gasaustausch mit dem Blut dienen. Sie werden daher als **anatomischer Totraum** bezeichnet. Zusätzlich können manche Lungenabschnitte, zum Beispiel im Rahmen von Erkrankungen, nicht richtig durchblutet sein. Sie werden dann zwar belüftet, stehen dem Gasaustausch jedoch trotzdem nicht zur Verfügung – sie sind **funktioneller Totraum**.

Daher kommen lediglich zwei Drittel des Atemzugvolumens schließlich in den Alveolen zur Belüftung an. Dieses Volumen vermischt sich mit dem bereits in der Lunge vorhandenen Residualvolumen (vgl. Volumina unten), sodass lediglich **10 % der Luft in den Alveolen** ausgetauscht wird – die Gaskonzentrationen innerhalb der alveolären Lungenabschnitte sind relativ konstant.

Am Beispiel des Schnorchelns kann man sich den Effekt eines größeren Totraums verdeutlichen. Beim Schnorcheln wird der Totraum durch Aufsetzen eines Rohrs an den Mund künstlich vergrößert. Der Schnorchel kann jedoch nicht beliebig verlängert werden, da ansonsten das Atemzugvolumen nicht mehr ausreicht, den Totraum zu überbrücken. Die Luft würde nur noch im Totraum hin- und herbewegt, ohne dass die Alveolen ausreichend ventiliert wären.

Atemzeitvolumen: Atemzugvolumen (500 ml) x Atemfrequenz (12–16 x/min) = 6–8 l/min
Totraum: nicht am Gasaustausch beteiligte Abschnitte des Atmungsapparates
- Anatomisch: bis einschließlich Bronchioli terminales
- Funktionell: nicht belüftete Lungenabschnitte ca. 150 ml

Ventilation der Alveolen
- Atemzugvolumen – Totraumvolumen = (500–150) ml = 350 ml
- Vermischung mit Residualvolumen
- Austausch von 10 % pro Atemzug → konstante Gaskonzentrationen

7.2.2 Mechanik der Atmung

Zur gerichteten Bewegung von Gasen ist ein Druckunterschied nötig, wobei der Gasfluss immer vom höheren zum niedrigeren Druck erfolgt. Die Inspiration muss folglich einen Unterdruck in der Lunge erzeugen. Die Exspiration erfolgt aufgrund eines höheren Drucks in der Lunge.

Der **intrapulmonale Druck** ist in Atemruhelage durch die Verbindung über Mund und Nase nach außen annähernd dem Umgebungsdruck. Diese Ruhelage (am Ende der normalen Ausatmung) kann ohne Kraftanstrengung aufrechterhalten werden. Zur Inspiration spannt sich das Diaphragma an und flacht sich nach unten ab, wodurch ein Unterdruck in der Lunge entsteht – Luft strömt ein. Die Exspiration ist in Ruhelage ein passiver Vorgang, bei dem die elastischen Rückstellkräfte der Lunge einen Überdruck in der Lunge erzeugen und Luft ausströmt. Das Zwerchfell wird wieder nach oben gewölbt. Bei Anstrengung können *Atemhilfsmuskeln* wie zum Beispiel die Zwischenrippenmuskulatur zur Unterstützung bei Inspiration und die Bauchmuskulatur der forcierten Exspiration dienen.

Der **intrapleurale Druck**, das heißt der Druck im Pleuraspalt, ist **immer negativ.** Die elastischen Rückstellkräfte der Lunge sorgen immer für etwa –5 cm H_2O. Lediglich die Flüssigkeit zwischen den Pleurablättern verursacht ein Anhaften der Lunge am Thorax und verhindert somit ein Zusammenfallen der Lunge. Bei Inspiration sinkt der intrapleurale Druck, bei Exspiration steigt er – bleibt jedoch immer negativ.

Inspiration: aktiv → Anspannung und Abflachung des Diaphragmas
Exspiration: passiv → durch elastische Rückstellkräfte der Lunge
Atemhilfsmuskeln: zur forcierten Inspiration (zum Beispiel Zwischenrippenmuskulatur) und Exspiration (zum Beispiel Bauchmuskulatur)
Intrapulmonaler Druck: Inspiration = negativ, Exspiration = positiv
Intrapleuraler Druck: immer negativ, Schwankung bei Atmung

7.2.3 Volumina

Es wird zwischen Lungen- und Atemvolumina unterschieden. **Atemvolumina** sind Volumina, die bei In- und Exspiration bewegt werden. **Lungenvolumina** sind in der Lunge vorhandene Gasvolumina, die nicht direkt an der Atmung teilnehmen. **Kapazitäten** sind immer aus verschiedenen Volumina zusammengesetzt. Die Volumina und Kapazitäten schwanken von Person zu Person, aber auch abhängig vom Trainingszustand stark. Die Zahlenangaben sollen daher nur als Richtwerte verstanden werden.

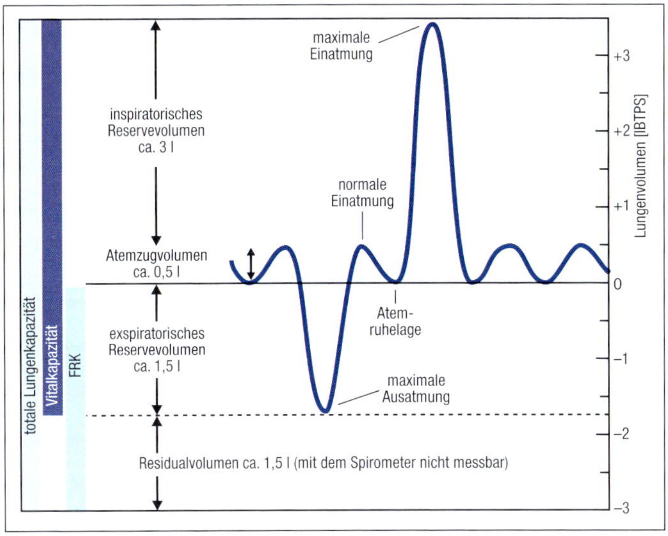

Abb. 7.4: Spirogramm mit Angaben zu den Volumina FRK: funktionelle Residualkapazität; l_{BTPS}: Liter unter definierten physikalischen Standardbedingungen

Am einfachsten lassen sich die Werte verstehen, wenn man ausgehend von der Atemruhelage die einzelnen Volumina selbst »durchatmet«: Bei normaler Einatmung bewegt man das **Atemzugvolumen** (ca. 500 ml). Atmet man am Ende der Inspiration bewusst weiter ein, können fast 3000 ml Luft zusätzlich aufgenommen werden (**inspiratorisches Reservevolumen**). Bei nachfolgender Ausatmung bewegt man zunächst diese 3000 ml, anschließend das Atemzugvolumen. Bei weiterer forcierter Ausatmung (mit Hilfe der Atemhilfsmuskulatur) können weitere 1500 ml ausgeatmet werden (**exspiratorisches Reservevolumen**). Bei dieser maximalen Ausatmung verbleiben allerdings immer noch fast 1500 ml **Residualvolumen** in der Lunge. Lediglich beim Kollaps der Lungenflügel wäre dieses Volumen aus den Lungen zu bekommen.

Die **Vitalkapazität** ist das bewusst verfügbare Atemvolumen, das heißt Atemzugvolumen plus inspiratorisches und exspiratorisches Reservevolumen. Die **funktionelle Residualkapaziät** beschreibt das in der Lunge verbleibende Volumen am Ende der Atemruhelage (exspiratorisches Reservevolumen + Residualvolumen). Die **totale Lungenkapazität** ist die Summe aller oben beschriebenen Volumina. Sie nimmt im Alter ab und ist im Regelfall bei Männern größer als bei Frauen.

Mittels **Spirometrie** lassen sich sämtliche Volumina außer dem Residualvolumen bestimmen. Dabei werden wie oben beschrieben sämtliche Ein- und Ausatemmanöver durchgeführt, wobei der Proband durch ein Gerät atmet, das die Volumina misst. Das Residualvolumen kann bestimmt werden, indem Helium der Einatemluft beigemengt und nach gleichmäßiger Verteilung die Differenz in der Ausatemluft bestimmt wird (Heliumeinwaschmethode). Mit der Bodyplethysmographie (der

Proband sitzt in einer verschlossenen Kammer) kann auch das Volumen des in der Lunge vorhandenen Stickstoffs mit Sauerstoff ausgespült und so das Residualvolumen bestimmt werden (Stickstoffauswaschmethode).

Sowohl die Volumina als auch die Kapazitäten werden gerne geprüft. Den obigen Tipp des »Durchatmens« der Volumina hilft, kein Volumen zu vergessen. Aufzeichnen der Grafik hilft ebenfalls.

Tabelle 7.2: Atemvolumina und -kapazitäten in der Übersicht

<table>
<tr><th>Volumen [ml]</th><th colspan="3">Kapazität [ml] = Summe aus Volumina</th></tr>
<tr><td>Inspiratorisches Reservevolumen: 3000</td><td rowspan="4">Totale Lungenkapazität: 6500</td><td rowspan="3">Vitalkapazität: 5000</td><td rowspan="2">Inspirationskapazität 3500</td></tr>
<tr><td>Atemzugvolumen: 500</td></tr>
<tr><td>Exspiratorisches Reservevolumen: 1500</td><td rowspan="2">Funktionelle Residualkapazität: 3000</td></tr>
<tr><td>Residualvolumen: 1500</td><td></td></tr>
</table>

7.2.4 Atmungswiderstände

Die Lunge besitzt eine **Eigenelastizität**. Diese sorgt nach Entspannung des Zwerchfells für das Zusammenziehen der Lunge und Auspressen der eingeatmeten Luft. Allerdings muss die Elastizität bei der Inspiration als Widerstand überwunden werden.

Im Lungengewebe sind **elastische Fasern** vorhanden. Diese Fasern machen allerdings nur etwa 30 % der Elastizität aus. Die restlichen 70 % entstehen durch die **Oberflächenspannung der Alveolen**. Das dünne Gewebe der Lungenbläschen ist von einem Flüssigkeitsfilm überzogen und tendiert daher zum Zusammenlagern, um eine möglichst geringe Oberfläche zu erzeugen. Vergleichbar ist dies mit der angefeuchteten Innenseite eines Luftballons, dessen Innenwände ebenfalls aneinander haften. Die Alveolarepithelzellen Typ II produzieren jedoch **Surfactant**, das überwiegend aus Phospholipiden aufgebaut ist und als Detergens wirkt. Dabei wird die Oberflächenspannung um 90 % gesenkt und zwischen unterschiedlich großen Alveolen angeglichen. Zusammen mit dem negativen intrapleuralen Druck (vgl. »Mechanik der Atmung«) verhindert das Surfactant ein Kollabieren der Lunge.

Die **Compliance C** ist das Maß dieses elastischen Widerstands. Sie beschreibt die Volumenänderung, die durch eine definierte Druckänderung verursacht wird, wobei ΔP den Druckunterschied zwischen Lungeninnerem und Außenluft beschreibt (transmuraler Druck).

$$C = \frac{\Delta V}{\Delta P}$$

Steigt die Compliance, ist die Dehnbarkeit der Lunge größer. Im Alter sinkt sie, da die Eigenelastizität der Lunge abnimmt.

Die Compliance kann für Lunge und Thorax einzeln beschrieben werden. Die Lungencompliance sinkt mit zunehmendem Volumen, da die Elastizität an ihre Grenzen kommt. Die Compliance des umliegenden Thorax steigt jedoch zunächst. In Atemruhelage besitzt der Thorax die Tendenz sich auszudehnen, wird jedoch durch den negativen Druck im Pleuraspalt an die Lunge »gebunden«, sodass er dies nicht kann. Die Lunge hingegen würde ohne Bindung an den Thorax in sich zusammenfallen. In Atemruhelage, also am Ende einer normalen Ausatmung, sind diese Kräfte im Gleichgewicht – es ist keine Kraft nötig, um diesen Zustand zu erhalten. In der Lunge verbleibt die funktionelle Residualkapazität. Zu diesem Zeitpunkt ist die Compliance des Gesamtatemapparates am größten. Jede Änderung dieses Zustandes ist mit Arbeit verbunden, da die Lunge »gedehnt« werden muss. **In Atemruhelage ist die nötige Arbeit der Atemmuskulatur somit am niedrigsten.**

Eigenelastizität der Lunge: elastische Faser + Oberflächenspannung der Alveolen

Compliance: $C = \frac{\Delta V}{\Delta P}$

- Maß für Dehnbarkeit der Lunge
- Compliance des Atemapparates in Atemruhelage am größten → geringste Atemarbeit

Neben elastischen gibt es auch **visköse Widerstände**, die durch den Atmungsprozess an sich entstehen. So reibt die Luft bei In- und Exspiration an den luftleitenden Wegen, was einen **Atemwiderstand** erzeugt. Die Maßzahl für diesen Widerstand ist in Anlehnung an das Ohm'sche Gesetz die **Resistance R:**

$$R = \frac{P}{\dot{V}}$$

P ist dabei der intrapulmonale Druck in kPa, $\dot{V}$ die Luftströmung in l/s.

Der visköse Widerstand ist auch im Rahmen von Atemwegserkrankungen wichtig. In diesem Zusammenhang wird die **Einsekundenkapazität FEV_1** bestimmt. Sie ist das Volumen, das bei maximaler Anstrengung innerhalb einer Sekunde ausgeatmet werden kann, und sollte über 70 % der Vitalkapazität liegen. Niedrigere Werte sprechen für erhöhte Widerstände zum Beispiel durch Bronchokonstriktion bei Asthma (vgl. unten). Bei Gesunden können bei der FEV_1-Bestimmung Flusswerte von 10 l/s erreicht werden (Peak-flow). Im Rahmen von körperlicher Anstrengung kann der Atemfluss auf bis zu 160 l/min gesteigert werden. Werte unter 110 l/min sprechen ebenfalls für eine erhöhte Resistance.

Resistance: $R = \frac{P}{\dot{V}}$

- Reibung innerhalb der Atemwege durch Luftströmung
- Erhöht bei Atemwegserkrankungen

7.2.5 Ventilationsstörungen

Erhöhte Atemwegswiderstände können durch Verlegung der Atemwege durch Fremdkörper, Bronchokonstriktion im Rahmen von Asthma bronchiale, Verengungen durch Tumore oder Schleim hervorgerufen werde. Solche Störungen werden als **obstruktive Ventilationsstörungen** bezeichnet. Meistens kann noch Luft ein-, aber nicht mehr ausgeatmet werden, was zu einer Erhöhung des Residualvolumens führt. Der aufgeblähte Brustkorb ist als »Fassthorax« sichtbar.

Im Gegensatz dazu zeichnen sich **restriktive Ventilationsstörungen** durch eine *Verminderung der Compliance* aus. Die Verminderung der Dehnbarkeit kann sowohl den Brustkorb als auch die Lunge selbst betreffen und ist zum Beispiel durch Thoraxfehlbildungen verursacht. Im Gegensatz zu obstruktiven Ventilationsstörungen ist die Vitalkapazität erniedrigt.

Folge jeglicher Ventilationsstörungen ist eine erhöhte Atemarbeit. Die Atemmuskulatur muss gegen erhöhte Widerstände arbeiten und kann dabei auf lange Sicht gesehen ermüden – ein Versagen der Atmung und damit eine insuffiziente Sauerstoffversorgung des Körpers kann die Folge sein.

Ventilationsstörungen
- **Obstruktiv:** Erhöhter Widerstand, zum Beispiel bei Bronchokonstriktion
- **Restriktiv:** Verminderte Dehnbarkeit, zum Beispiel bei Deformitäten

7.2.6 Diffusion der Atemgase

Gasgemische

Die Umgebungsluft besteht zu 78,1 % aus N_2, 20,9 % aus O_2 und 0,03 % aus CO_2 (Angaben in Volumenprozent). Der Rest ist aus Spuren verschiedener Edelgase zusammengesetzt. Die dimensionslosen Zahlen eines Gasgemisches, zum Beispiel 0,209 für O_2, werden als **Fraktion** bezeichnet und summieren sich auf 1,0 auf.

Für den Gasaustausch im Sinne der Atmung sind die Fraktionen von O_2 und CO_2 relevant (vgl. Tabelle 7.3). Wie bei der Ventilation bereits erwähnt, werden bei jedem Atemzug nur 10 % der Luft in den Alveolen ausgetauscht, sodass die Fraktionen der Alveolarluft nicht der Umgebungsluft entsprechen. In den Lungenbläschen wird O_2 vom Blut aufgenommen und CO_2 abgegeben und mit der Inspirationsluft vermischt. Zusätzlich ist die Luft hier mit Wasserdampf gesättigt. Dieser Wasserdampf muss ebenfalls als Fraktion berücksichtigt werden. Somit ergeben sich eine **O_2-Fraktion von 0,14** und eine **CO_2-Fraktion von 0,056** in den Lungenbläschen.

Eine weitere Größe bei Gasen ist der Druck. Der Gesamtdruck eines Gasgemisches setzt sich aus den Teildrücken der einzelnen Gasfraktionen zusammen, die proportional zu den Fraktionen sind. Dieser Zusammenhang wird **Dalton-Gesetz** genannt. Die **Partialdrücke P** in den Alveolen sind für **O_2 100 mmHg** (13,3 kPa) und für **CO_2 40 mmHg** (5,3 kPa).

Die Aufsättigung des Wasserdampfes in den Alveolen (47 mmHg) und die Körpertemperatur (37 °C bzw. 310 K) werden als BTPS (body temperature pressure saturated) bezeichnet und von der trockenen Umgebungsluft unterschieden. Bei der Lungendiagnostik müssen diese Parameteränderungen berücksichtigt werden.

Tabelle 7.3: Gasfraktionen von O_2 und CO_2

	O_2		CO_2	
	Fraktion	Partialdruck	Fraktion	Partialdruck
Inspirationsgemisch	0,209	150 mmHg	0,0003	0,2 mmHg
Alveolargemisch	0,14	100 mmHg	0,056	40 mmHg

Alveolärer Gasaustausch

Der Gasaustausch zwischen Alveolen und Blut geschieht durch Diffusion auf Grundlage des **Fick'schen Diffusionsgesetzes:**

$$J = \Delta P \times D \times \frac{A}{d}$$

mit J = Diffusionsstrom über die Blut-Luft-Schranke, ΔP = Partialdruckdifferenz Blut-Alveole, D = Diffusionskoeffizient, A = Diffusionsfläche, d = Membrandicke.

Die zur Diffusion zur Verfügung stehende Austauschfläche ist durch die Aufteilung in Lungenbläschen maximiert. Ebenso ist die Membrandicke der Blut-Luft-Schranke minimal (vgl. Abb. 7.3). Beide Größen sind konstant, sodass sie die Diffusion normalerweise nicht beeinflussen.

Entscheidende Größen sind die **Partialdruckdifferenz zwischen Blut und Alveole** sowie der **Diffusionskoeffizient**. Die Partialdrücke innerhalb der Alveole sind konstant. Das in den Kapillaren ankommende Blut ist jedoch O_2-ärmer (40 mmHg) und CO_2-reicher (46 mmHg) als die Alveolarluft ($P_{O2} = 100$ mmHg, $P_{CO2} = 40$ mmHg). Die Partialdruckdifferenz stellt den entscheidenden Faktor der Diffusion dar. Am Anfang der Kapillare findet die Diffusion sehr schnell statt. Die Partialdruckdifferenz verringert sich im Verlauf der Kapillare an der Alveole, bis sie zum Ende angeglichen ist. Die dafür vorhandene Zeit beträgt weniger als eine Sekunde. Trotz des geringeren Druckgefälles reicht diese Zeit auch dem CO_2 aus, da dieses einen höheren Diffusionskoeffizienten als O_2 besitzt und daher schneller diffundieren kann.

Erwähnt sei, dass die Vasa privata der Lunge teilweise in die V. pulmonalis münden. Dabei mischt sich O_2-ärmeres Blut mit O_2-reicherem Blut. Durch dieses Shuntvolumen weist die V. pulmonalis einen niedrigeren O_2-Partialdruck auf als die Kapillare am Ende der Alveolarpassage.

Fick'sches Diffusionsgesetz: $J = \Delta P \times D \times \frac{A}{d}$

- Diffusionskoeffizient $CO_2 > O_2$
- Partialdruckgefälle als treibende Kraft
  $\rightarrow$ Diffusion am Kapillaranfang > Diffusion am Kapillarende

7.2.7 Atemgastransport im Blut

Sauerstoff und Kohlendioxid werden im Blut sowohl mittels der Erythrozyten (roten Blutkörperchen) als auch physikalisch gelöst transportiert. Der Transport über die Löslichkeit ist dabei deutlich geringer als durch die Erythrozyten. CO_2 besitzt einen 20-mal größeren Löslichkeitskoeffizienten als O_2, weshalb der relative Anteil an gelöstem CO_2 deutlich höher als der Anteil von O_2 ist. Für den Transport der Atemgase spielt die physikalische Löslichkeit jedoch eine geringe Rolle.

Sauerstoff

O_2 wird im Blut an **Hämoglobin** gebunden transportiert. Hämoglobin besteht aus vier Proteinketten (sogenannte Globine, 2 α- und 2 β-Ketten, Abb. 7.5). Jedes dieser Globine enthält Häm als prostetische Gruppe, deren Zentrum jeweils von einem Fe^{2+}-Ion gebildet wird. Jedes Häm kann ein Molekül O_2 binden, sodass ein Molekül Hämoglobin maximal 4 Moleküle O_2 binden kann. Die **Hüfner-Zahl** besagt umgerechnet, dass 1 g Hämoglobin 1,39 ml O_2 binden kann.

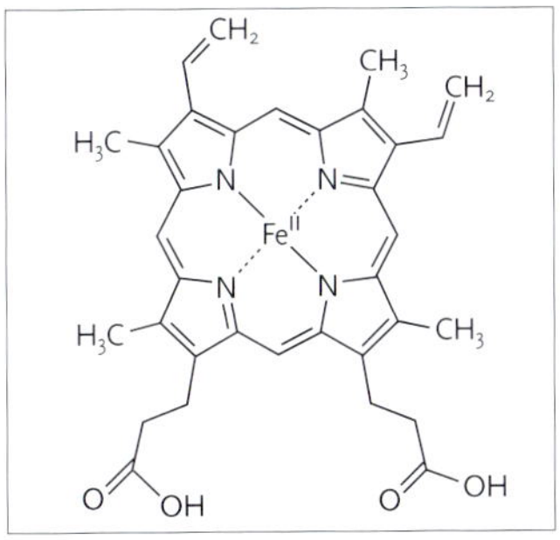

Abb. 7.5: Strukturformel Häm

Der Vorgang der Bindung von O_2 an Hämoglobin wird dabei als **Oxygenierung** bezeichnet. Das Zentralatom behält dabei seine Wertigkeit (Fe^{2+}). Die Sauerstoffbindung an Hämoglobin erfolgt dabei nach dem **kooperativen Effekt:** Bindet ein O_2-Molekül an ein Häm, können die weiteren 3 O_2-Moleküle leichter gebunden werden. Dieses Verhalten wird auch in der **Sauerstoffbindungskurve** abgebildet, die S-förmig verläuft (vgl. Abb. 7.6): Bei geringen O_2-Partialdrücken steigt die Sättigung des Hämoglobin mit O_2 sehr schnell an (steiler Kurvenverlauf), um sich sehr schnell der vollen Sättigung zu nähern.

Die Bindung wird dabei durch weitere Faktoren beeinflusst:

- pH (CO_2-Partialdruck)
- Temperatur
- 2,3-Bisphosphoglyceratkonzentration (2,3-BPG) im Erythrozyten

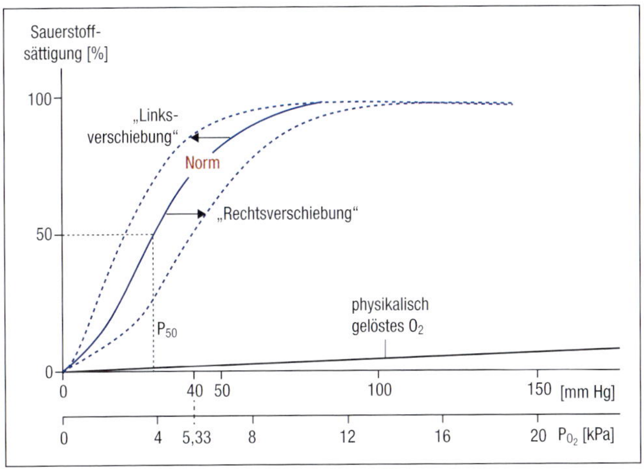

Abb. 7.6: Sauerstoffbindungskurve; P_{50} = Druck, bei der die Sauerstoffsättigung 50 % beträgt

Niedriger pH (hohe H^+-Konzentration, hoher CO_2-Partialdruck) sowie Temperaturanstieg und hohe 2,3-Bisphosphoglyeceratkonzentration (2,3-BPG) im Erythrozyten führen zu einer Erniedrigung der Affinität für O_2 bei gleich bleibender Sättigung – O_2 kann somit im peripheren Gewebe leichter abgegeben werden (viel CO_2 durch Zellatmung). Dieser Effekt ist durch eine **Rechtsverschiebung** der Kurve gekennzeichnet. Eine **Linksverschiebung** (Affinitätserhöhung für O_2) wird durch hohen pH (niedrige H^+-Konzentration, niedriger CO_2-Partialdruck) sowie Temperaturerniedrigung und niedrige 2,3-Bisphosphoglyeceratkonzentration im Erythrozyten erreicht. Die CO_2- und pH-Abhängigkeit der O_2-Bindung heißt **Bohr-Effekt.**

Auch bei Fieber (hoher Temperatur) und erhöhter anaerober Stoffwechselaktivität bei Hypoxie (pH↓, 2,3-BPG↑ vgl. Lehrbücher der Biochemie) ist eine erleichterte Abgabe von O_2 an das Gewebe sinnvoll.

Die **Oxidation** von Fe^{2+} zu Fe^{3+} führt zur Bildung von **Methämoglobin**. Dieses kann O_2 nicht mehr binden. Eine solche Oxidation geschieht zwar physiologisch, kann jedoch durch eine körpereigene Reduktase rückgängig gemacht werden. Bei Säuglingen ist diese Reduktase noch nicht ausreichend vorhanden, sodass Methämoglobin, wenn es zum Beispiel durch Nitrate in überdüngten Nahrungsmitteln entsteht, eine gefährliche Konzentration erreichen kann.

Andere Vergiftungserscheinungen können durch Kohlenstoffmonoxid hervorgerufen werden, da **CO** deutlich stärker an Hämoglobin bindet als O_2. In sehr niedrigen Konzentrationen kann CO daher O_2 aus seiner Bindung an Hämoglobin verdrängen. Das Blut nimmt dabei eine kirschrote Farbe an.

Hämoglobin:
Tetrameres Protein, jedes Monomer enthält ein Häm, mit Fe^{2+}-Zentralatom
→ 1 mol Hb bindet maximal 4 mol O_2 (=Oxygenierung)
Methämoglobin ($Fe^{2+} \rightarrow Fe^{3+}$) → kein O_2-Transport
Affinität zu Hb: $CO > O_2$
Sauerstoffaffinität
– erniedrigt durch pH↓ (H^+↑, CO_2↑), T↑, 2,3-BPG↑ → Rechtsverschiebung;
– erhöht durch pH↑ (H^+↓, CO_2↓), T↓, 2,3-BPG↓ → Linksverschiebung

Kohlenstoffdioxid

Kohlenstoffdioxid wird durch die Zellatmung produziert und diffundiert anschließend ins Blut. Dabei bildet sich Kohlensäure, die in H^+ und HCO_3^- dissoziiert.

$$CO_2 \rightleftarrows H_2CO_3 \rightleftarrows H^+ + HCO_3^-$$

Dieser Prozess läuft, katalysiert durch das Enzym **Carboanhydrase,** im Erythrozyten deutlich schneller ab, wodurch vermehrt CO_2 in das Erythrozyteninnere diffundiert. Das anfallende Bicarbonat drängt dem Konzentrationsgefälle folgend aus dem Erythrozyten. Zum Ausgleich der Ladung geschieht dies im Austausch mit Cl^-. Dieser Austausch wird **Hamburger-Shift** (auch Chlorid-Shift) genannt. Die anfallenden Protonen in Erythrozyten werden u. a. durch Hämoglobin abgepuffert.

Ein geringer Teil des CO_2 (etwa 5 %) wird im Erythrozyten direkt an Hämoglobin gebunden transportiert. CO_2 reagiert dabei mit freien Aminogruppen zu Carbamat (**Carbamino-Hämoglobin**, R-NHCOO⁻). Der Transport von CO_2 im Blut findet somit überwiegend als HCO_3^- statt.

In der Lunge laufen diese Vorgänge umgekehrt ab.

> **Transport im Erythrozyten**
> Carboanhydrase: $CO_2 \rightleftarrows H_2CO_3 \rightleftarrows H^+ + HCO_3^-$
> Hamburger-Shift: Cl^-/HCO_3^--Austausch
> Carbamino-Hämoglobin

7.2.8 Lungendurchblutung

Die Lungendurchblutung ist ein entscheidender Faktor bei der Oxygenierung des Blutes. Im Gegensatz zum restlichen Körper verhalten sich die Lungenkapillaren **druckpassiv** (vgl. Kapitel Kreislauf). Dies hat zur Folge, dass eine Erhöhung des Blutdrucks, zum Beispiel im Rahmen eines erhöhten Sympathicotonus bei Anstrengung, zunächst nicht zu einem Anstieg des Lungenblutdrucks, sondern einer verstärkten Durchblutung von vorher minderperfundierten Arealen führt. Die Diffusionsfläche kann bei Anstrengung somit erhöht werden. Dieses Druckverhalten bedeutet aber auch, dass im Stehen die Lungenspitzen weniger stark perfundiert sind, da das Blut durch die Schwerkraft vermehrt in der Lungenbasis »versackt«.

Eine weitere Besonderheit stellt die **hypoxische Vasokonstriktion** dar. Diese auch als **Euler-Liljestrand-Mechanismus** bekannte Reaktion verursacht eine Minderperfusion durch Vasokonstriktion in weniger belüfteten Lungenabschnitten. Dieser Reflex sorgt für die optimale Blutversorgung in Abhängigkeit der Belüftung. Die Durchblutung der Lunge kann so durch Vasodilatation bei Anstrengung und verstärkter Atmung schnell angepasst werden.

Zu beachten ist, dass die meisten anderen Gefäße des Körpers bei Hypoxie mit einer Vasodilatation reagieren, um den Sauerstoffmangel durch verstärkte Durchblutung auszugleichen.

7.3 Atmungsregulation

Das Atmungszentrum des ZNS liegt in der **Medulla oblongata**. Dort liegen Neurone, die ähnlich dem Herzen autonom eine Atemfrequenz erzeugen. Sie werden von Neuronen in der Pons modifiziert und sind mit dem vegetativen Nervensystem gekoppelt, was den Anstieg der Herzfrequenz bei Inspiration (respiratorische Arrhythmie) erklärt.

Zur Rückkopplung der Bewegung an das Atemzentrum reagieren bei **Dehnung der Lunge** Rezeptoren, die mit dem N. vagus Signale an das Atemzentrum senden, um die Inspiration zu bremsen und eine Lungenüberdehnung zu vermeiden. Dieser Reflex wird **Hering-Breuer-Reflex** genannt. Die Muskelspindeln der Atemmuskulatur sorgen reflektorisch ebenfalls für eine Beendigung der Inspiration. Die Exspiration erfolgt in Ruheatmung passiv.

Die autonome Frequenz muss den Umgebungsbedingungen angepasst werden. Ein wesentlicher Aspekt, der über die Atmung mit reguliert wird, ist der Blut-pH. Er muss innerhalb enger Grenzen konstant gehalten werden, da die Stoffwechselvorgänge ein spezifisches pH-Optimum besitzen (vgl. Puffersystem des Blutes). Zu diesem Zweck liegen **Chemosensoren** an verschiedenen Stellen im Körper.

Periphere Sensoren in der Carotisgabel und dem Aortenbogen (vgl. Kreislaufregulation) erfassen eine Senkung des O_2-Partialdrucks sowie eine Senkung des CO_2-Partialdrucks und des pH.

Den größten Einfluss haben **zentrale Chemosensoren** im Hirnstamm selbst, die ebenfalls CO_2-Partialdruck und pH messen. Eine Steigerung des CO_2-Partialdrucks und eine Senkung des pH führen zu einer **Hyperventilation** (schnelle, tiefe Atemzüge). Durch diese Mehratmung können CO_2 und somit auch saure Valenzen (vgl. CO_2-Transport im Erythrozyten) abgeatmet werden. Bei Senkung des CO_2-Partialdrucks und Erhöhung des pH wird eine **Hypoventilation** ausgelöst.

$$H^+ + HCO_3^- \rightleftarrows H_2CO_3 \rightleftarrows H_2O + CO_2 \uparrow$$

Folgen der Hyperventilation: mehr CO_2 abgeatmet → pH steigt
Folgen der Hypoventilation: weniger CO_2 abgeatmet → pH sinkt

Eine Steigung des CO_2-Partialdrucks im Blut stellt einen deutlich stärkeren Atemanreiz als ein Absinken des O_2-Partialdrucks dar. Durch künstlich herbeigeführte Hyperventilation und Abatmen von CO_2 versuchen zum Beispiel Streckentaucher ihren Atemreiz zu unterdrücken, um länger unter Wasser bleiben zu können. Ungeübten droht ein Bewusstseinsverlust unter Wasser.

Bei einer dauerhaften Senkung des O_2-Partialdrucks in der Umgebungsluft, zum Beispiel in höheren Lagen, reagiert der Körper zunächst auch mit einer Hyperventilation. Nach einer gewissen Zeit reagiert die Niere mit Erythropoetinausschüttung und einer Anpassung der O_2-Transportkapazität. Dieser Effekt wird von Sportlern beim Höhentraining genutzt.

Die Hyperventilation bei pH-Senkung (Azidose) ist auch einer der Ausgleichsmechanismen, um ein Übermaß an Protonen aus dem Körper zu eliminieren. Eine andere Möglichkeit stellt die renale Ausscheidung dar. Der Körper versucht seinen Säure-Base-Haushalt auf diese Weise möglichst konstant zu halten (vgl. Puffersystem des Blutes).

Atemzentrum in der Medulla oblongata → Rhythmogenese
→ **Hering-Breuer-Reflex:** Dehnungssensoren in Lunge → Beendigung der Inspiration

Chemosensoren:
- peripher: in Carotisgabel und Aortenbogen: P_{O2}, P_{CO2}, pH
- zentral: P_{CO2}, pH
- $P_{CO2}\uparrow$, pH$\downarrow$ → Hyperventilation
- $P_{CO2}\downarrow$, pH$\uparrow$ → Hypoventilation
- Atemantrieb durch $P_{CO2} >> P_{O2}$

8 Gastrointestinaltrakt, Verdauung, Nährstoffe

Der Gastrointestinaltrakt (GIT) umfasst das Organsystem, das der Aufnahme, Verdauung, Absorption und Ausscheidung von Nahrung dient. Der Verdauungskanal ist eine durchgehende Röhre, die vom Mund bis zum After führt. Er setzt sich zusammen aus dem Mund, dem Rachen, dem Ösophagus (Speiseröhre), dem Magen, Dünn- und Dickdarm. An den Verdauungskanal angeschlossen sind Drüsen, die durch ihre Sekrete die Verdauung unterstützen. Dazu gehören die Speicheldrüsen, die Leber und das Pankreas. Der GIT wird vom autonomen Nervensystem innerviert und von vielen Hormonen beeinflusst.

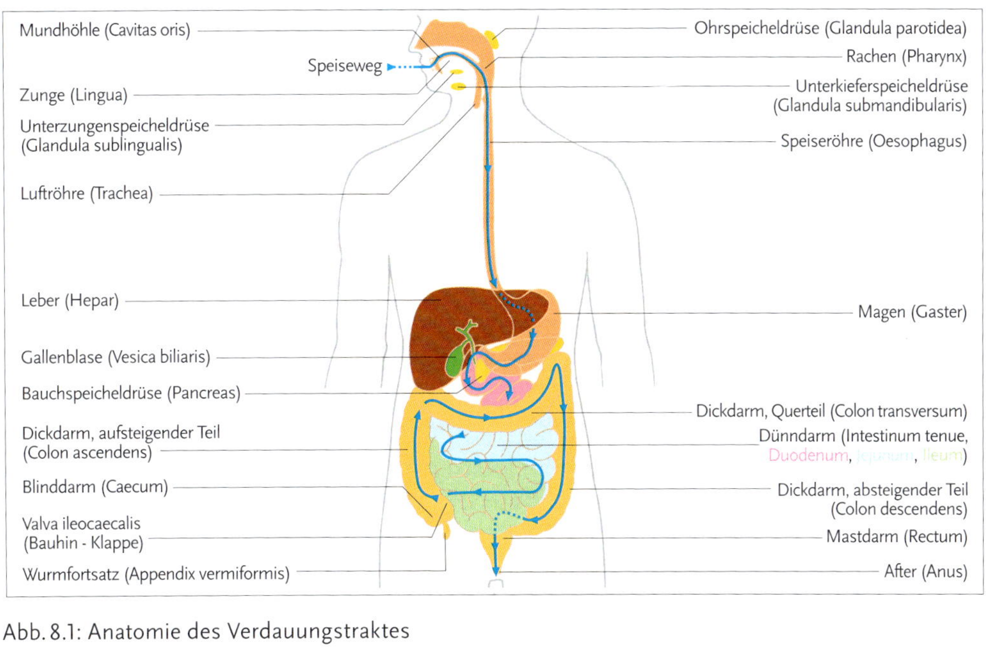

Abb. 8.1: Anatomie des Verdauungstraktes

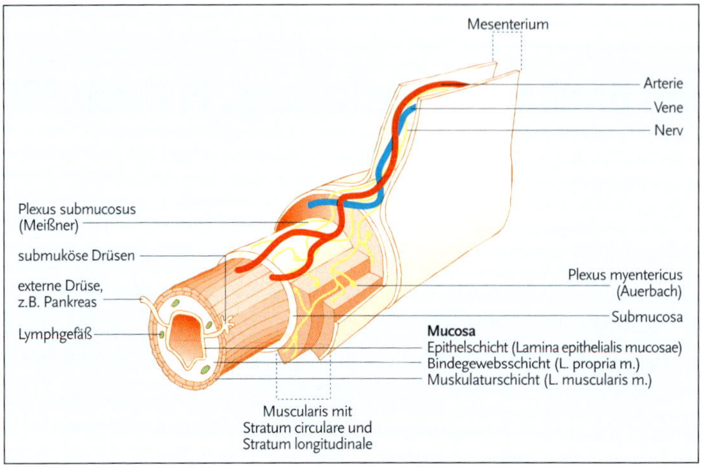

Abb. 8.2: Aufbau der Darmwand

8.1 Der Wandaufbau des Verdauungskanals

Von der Speiseröhre bis zum Dickdarm finden sich im Wandaufbau des Verdauungskanals die gleichen Gewebsschichten:

- **Mucosa**
  Die Mucosa ist die Schleimhaut, die den Innenraum des Verdauungskanals (Lumen) auskleidet. Sie besteht aus drei Schichten, der Epithelschicht, der Bindegewebsschicht und der Muskulaturschicht. Die **Epithelschicht** (Lamia epithelialis mucosae) steht in direktem Kontakt mit dem Speisebrei (Chymus). Je nach Darmabschnitt zeigt sie ein unterschiedliches Aussehen, auf das in den entsprechenden Kapiteln näher eingegangen wird. Sie kann neben den Epithelzellen auch exokrine Zellen, die Sekrete ins Darmlumen sezernieren, und endokrine Zellen, die Hormone in die Blutbahn abgeben, enthalten. In der unter der Epithelschicht liegenden **Bindegewebsschicht** (Lamia propria mucosae) verlaufen viele Blut- und Lymphgefäße, die die Mucosa mit Blut versorgen und absorbierte Stoffe abtransportieren. Hier finden sich auch Zellen des mucosaassoziierten lymphatischen Gewebes (MALT), das Teil des Immunsystems ist. Darunter liegt eine dünne **Muskulaturschicht** (Lamina muscularis mucosae).

- **Submucosa**
  Die Submucosa besteht aus Bindegewebe, das die Mucosa mit der darunterliegenden Muscularis verbindet. In ihr verlaufen Blut- und Lymphgefäße und Nervenfasern. Vom Mageneingang bis zum Dickdarmende bilden diese Nervenfasern ein Netz, das als **Meissner-Plexus** bezeichnet wird, der zum Darmnervensystem gehört. Außerdem kann sie Drüsen enthalten, die ihr Sekret ins Lumen abgeben.

- **Muscularis**
  Im Bereich des Oropharynx und des oberen Ösophagus ist die Muscularis willentlich steuerbar, da sie Skelettmuskulatur enthält. Auch der äußere Analsphincter ist willentlich steuerbar. Im restlichen Teil des Verdauungskanals besteht die Muscularis aus glatter Muskulatur, die durch das autonome Nervensystem gesteuert wird. Sie besitzt zwei Schichten, die Ringmuskelschicht (Stratum circulare) und die Längsmuskelschicht (Stratum longitudinale). Zwischen diesen Schichten befinden sich wiederum Nervenfasern. Vom Mageneingang bis zum Dickdarmende bilden diese Nerven den **Auerbach-Plexus**. Dieser ist ein weiterer Teil des Darmnervensystems.

- **Serosa** beziehungsweise Adventitia
  Bei Organen, die intraperitoneal (in der Bauchhöhle) liegen, wird die Serosa der Organe von einer serösen Membran aus Bindegewebe und einschichtigem Plattenepithel gebildet, dem Peritoneum viscerale. Bei Organen, die nicht in der Peritonealhöhle liegen, wird die äußerste Bindegewebsschicht als Adventitia bezeichnet (zum Beispiel beim Ösophagus).

> **Schematischer Wandaufbau** der Organe des Verdauungskanals (innen → außen):
> Mucosa, Submucosa, Muscularis, Bindegewebsschicht

8.2 Mundhöhle und Rachen

Der Mund ist der erste Abschnitt des Verdauungskanals. Er dient der ersten Zerkleinerung der aufgenommenen Nahrung durch die Zähne und der Beimischung des Speichels.

8.2.1 Mundhöhle

Die Mundhöhle ist begrenzt durch die Lippen (Labia), die Wangen, den Mundboden sowie den harten und weichen **Gaumen**. Der weiche Gaumen bildet das Gaumensegel, das im Zäpfchen (Uvula) endet. Rechts und links davon liegen die vorderen und hinteren Gaumenbögen. Zwischen den vorderen und hinteren Gaumenbögen liegen die **Gaumenmandeln** (Singular: Tonsilla palatina). Am hinteren Rand des weichen Gaumens liegt der Schlund (Fauces). Hier geht die Mundhöhle in den mittleren Abschnitt des **Pharynx** (Rachen) über, der den nächsten Teil des Verdauungskanals darstellt. Die Mundhöhle ist mit einem mehrschichtigen, unverhornten Plattenepithel ausgekleidet, das zahlreiche kleine und große **Speicheldrü-**

sen enthält. Das sind exokrine Drüsen, die ihr Sekret über Ausführungsgänge in die Mundhöhle abgeben. Der abgegebene Speichel variiert in seiner Zusammensetzung von Drüse zu Drüse. Er enthält unter anderem:
- **Muzin** (Schleimstoffe): Verbesserung der Gleitfähigkeit des Speisebreis,
- α-**Amylase:** Beginn der Kohlenhydratverdauung im Mund,
- **Bicarbonat** (HCO_3^-): schützt durch basischen pH die Zahnsubstanz vor Säuren,
- **IgA** und **Lysozym:** Abwehr von Mikroorganismen,
- **Wasser:** Anlösen der Nahrung.

Eine kontinuierliche Speichelsekretion hält die Schleimhäute in Mund und Rachen feucht und spült die Zähne. Bei Nahrungsaufnahme nimmt die Sekretion stark zu. Im Durchschnitt werden 1–1,5 l Speichel am Tag produziert. Diese Salivation wird über das autonome Nervensystem gesteuert und kann durch Sinnesreize, wie Geruch, Geschmack und Erblicken von Nahrung, stimuliert werden. Die größte Speichelmenge wird von den paarig angelegten großen Drüsen sezerniert (Tabelle 8.1).

Tabelle 8.1: Große Speicheldrüsen

Name der Speicheldrüse	Lage
Glandula parotidea	Ohrspeicheldrüse. Der Ausführungsgang endet gegenüber dem zweiten oberen Mahlzahn.
Glandula submandibularis	Unterkieferspeicheldrüse. Der Ausführungsgang endet seitlich zum Zungenbändchen.
Glandula sublingualis	Unterzungenspeicheldrüse. Mehrere kleine Ausführungsgänge enden unterhalb der Zunge.

8.2.2 Zähne (Dentes)

Ein Zahn kann aufgeteilt werden in Zahnkrone, -hals und -wurzel. Innerlich besteht der Hauptteil des Zahnes aus **Dentin**. Im Bereich der Krone, dem sichtbaren, äußeren Bereich des Zahnes, ist das Dentin vom Adamantin (**Zahnschmelz**) umgeben. Der Zahnschmelz ist die härteste Substanz im menschlichen Körper. Im Bereich der **Wurzel** ist das Dentin von **Zement** umgeben. Innerhalb des Dentins verlaufen von den Wurzelspitzen durch die Wurzelkanäle Nerven, Blut- und Lymphgefäße bis in die Pulpahöhle. Als **Pulpa** wird das Bindegewebe innerhalb des Zahnes bezeichnet. Der Zahn wird von der **Wurzelhaut** (Peridontium) umgeben. Sie besteht aus einem Bindegewebe, das ihn in seinem **Zahnfach** (Alveole) im Kiefer verankert. Die Zahnfächer liegen in den Alveolarfortsätzen des Ober- und Unterkiefers, die von Zahnfleisch bedeckt werden.

Das Milchgebiss besteht aus 20, das bleibende Gebiss eines Menschen besteht aus 32 Zähnen (Tabelle 8.2). Die Zähne dienen der mechanischen Nahrungszerkleinerung durch das Kauen. Die Kaubewegungen des Kiefers werden durch vier paarig angelegte Kaumuskeln ermöglicht.

Tabelle 8.2: Zähne im menschlichen Gebiss

Milchgebiss	Bleibendes Gebiss
8 Schneidezähne (Dentes incisivi)	8 Schneidezähne (Dentes incisivi)
4 Eckzähne (Dentes canini)	4 Eckzähne (Dentes canini)
8 Mahlzähne (Dentes molares)	8 Backenzähne (Dentes praemolares). Diese Zähne ersetzen die Mahlzähne des Milchgebisses.
–	12 Mahlzähne (Dentes molares). Diese Zähne sind die zusätzlichen Zähne des bleibenden Gebisses, der jeweils hinterste Zahn ist der Weisheitszahn.

8.2.3 Die Zunge

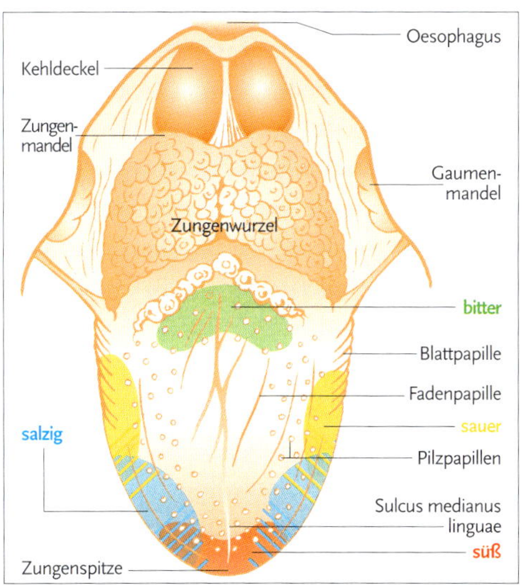

Abb. 8.3: Die Zunge (von oben): Anatomische Strukturen und Geschmackszonen

Die Zunge wird grob unterteilt in Zungenspitze (Apex linguae), Zungenrücken (Dorsum linguae), Zungenunterseite (Facies inferior linguae), Zungenbändchen (Frenulum linguae) und Zungengrund (Radix linguae). Die Zunge besteht hauptsächlich aus **quergestreifter Muskulatur**. Man kann sie unterteilen in eine äußere Muskulatur, die am Schädelknochen und Zungenbein entspringt, und eine innere Muskulatur, die nur am Bindegewebe innerhalb der Zunge verankert ist. Dadurch erlangt die Zunge ihre hohe Beweglichkeit. Auf ihrer Oberseite ist die Zunge von einem mehrschichtigen, unverhornten Plattenepithel bedeckt. In dieser Schleimhaut liegen kleine Erhebungen, **Papillen** genannt. Sie dienen der Oberflächenvergrößerung und der Feststellung verschiedener Sinneseindrücke. Es gibt vier Arten von Papillen, die unterschiedlich ausgestattet sind (Tabelle 8.3).

Tabelle 8.3: Zungenpapillen

Papillenart	Lage	Eigenschaft
Papilla foliata (Blätterpapille)	Hinterer Zungenrand	Besitzen Geschmacksknospen und kleine Speicheldrüsen
Papilla vallata (Wallpapille)	Direkt vor dem Sulcus terminalis	Besitzen Geschmacksknospen und kleine Speicheldrüsen
Papilla fungiformis (Pilzpapille)	Gesamter Zungenrücken, besonders an Zungenspitze	Besitzen Mechano- und Thermorezeptoren und Geschmacksknospen
Papilla filiformis (Fadenpapille)	Gesamter Zungenrücken	Besitzen Mechanorezeptoren; ihr Epithel ist verhornt (dient dem Festhalten der Nahrung)

Der Zungenrücken wird durch den Sulcus medianus linguae in die rechte und linke Zungenhälfte geteilt. Unter dem Sulcus unterteilt eine Bindegewebsplatte (Aponeurosis linguae) auch die Muskulatur. Zungenrücken und Zungengrund werden durch eine Furche (Sulcus terminalis) getrennt. Der Zungengrund stellt das hintere Drittel der Zunge dar und zieht bis zum Kehlkopf und liegt damit im Oropharynx. In ihm liegt eine Ansammlung lymphatischen Gewebes, die Tonsilla lingualis.

Die Zunge hat mehrere **Funktionen**:

- Sie dient der **Bewegung der Nahrung**. Sie schiebt die Nahrung zur Zerkleinerung zwischen die Zähne, formt sie vor dem Schlucken und transportiert sie in Richtung Rachen.
- Sie **zerkleinert und durchmischt** den Nahrungsbrei mit Speichel.
- Die Geschmacksknospen der Zungenschleimhaut vermitteln den **Sinnesreiz des Schmeckens** zur Kontrolle der aufgenommenen Nahrung.
- Sie dient der **Artikulation**.

In der ersten Phase des **Schluckaktes** (Orale Phase) spielt die Zunge eine entscheidende Rolle. Diese erste Phase geschieht willkürlich. Die Zunge trennt einen Bolus (Bissen) von dem im Mund befindlichen Nahrungsbrei ab und schiebt ihn in die Mitte des Zungengrundes und des harten Gaumens. Dann drückt die Zunge den Bolus in den Rachen, wobei sich der weiche Gaumen hebt und eine Trennwand zum Nasopharynx bildet. Lippen und Kiefer sind dabei geschlossen.

Die verschiedenen Geschmacksempfindungen werden nicht gleichmäßig über die Zunge verteilt wahrgenommen (Tabelle 8.4 und Abb. 8.3).

Tabelle 8.4: Geschmacksempfindungen auf der Zunge

Geschmack	Wahrnehmung	Art des Rezeptors
Süß	An Zungenspitze	G-Protein-gekoppelt
Salzig	An Zungenspitze und am vorderen Zungenrand	Ionenkanal
Sauer	Am hinteren Zungenrand	Ionenkanal
Bitter	Am hinteren Zungenabschnitt	G-Protein-gekoppelt
Umami	Auf gesamter Zunge	G-Protein-gekoppelt
Scharf	Auf gesamter Zunge	über Schmerzfasern vermittelt

Die Geschmacksempfindung ist außerdem eng mit dem Geruchssinn verbunden. Fehlt der Geruchssinn (zum Beispiel bei Schnupfen), ist auch das Geschmacksempfinden eingeschränkt.

8.2.4 Der Rachen (Pharynx)

Der Rachen ist ein trichterförmiger Schlauch aus Bindegewebe und Muskulatur, der sich vom hinteren Ausgang der Nasenhöhle bis zum Eingang des Ösophagus erstreckt. Er liegt direkt hinter Nasen- und Mundhöhle, verläuft vor der Wirbelsäule und bis zum untersten Kehlkopfknorpel. Er kann in drei Abschnitte unterteilt werden.

Der oberste Abschnitt ist der **Nasopharynx** (Epipharynx). Dies ist der Teil des Rachens, der sich an die Nasenhöhle anschließt und bis zum weichen Gaumen reicht. Die paarigen hinteren Öffnungen der Nasenhöhle werden als Choanen bezeichnet. Durch sie gelangen Luft und Nasenschleim in den Rachen. Er ist mit einem mehrreihigen Flimmerepithel ausgekleidet, dessen Cilien für den Weitertransport des Schleims in den nächsten Rachenabschnitt sorgen. Über die beiden Tubae auditivae (eustachische Röhren) steht der Nasopharynx mit der **Paukenhöhle** in Verbindung, was dem Druckausgleich zwischen Rachen und Mittelohr dient. An der Hinterwand des Nasopharynx liegt die Rachenmandel (Tonsilla pharyngealis). Der Nasopharynx ist ein reiner Luftweg, im Gegensatz zum Rest des Pharynx, der sowohl an der Atmung als auch am Nahrungstransport beteiligt ist.

Am weichen Gaumen geht der Nasopharynx in den **Oropharynx** (Mesopharynx) über. Dieser ist der mittlere Rachenabschnitt, in den am Schlund die Mundhöhle mündet. Er ist mit einem unverhornten, mehrschichtigen Plattenepithel ausgekleidet. Hier finden sich zudem die Gaumenmandeln und die Zungenmandel.

Der unterste Rachenabschnitt ist der **Laryngopharynx** (Hypopharynx), der vom Kehlkopfdeckel (Epiglottis) bis zum Ösophagus zieht. Nach vorne hat er die Öffnung zum Kehlkopf (Larynx). Auch der Laryngopharynx ist mit einem unverhornten, mehrschichtigen Plattenepithel ausgekleidet.

Die Muskulatur der Rachenwand ist quergestreift und in zwei Schichten angeordnet, einer äußeren zirkulären und einer inneren Längsschicht. In den beiden unteren Rachenabschnitten ist diese Muskulatur aktiv am **Schluckakt** beteiligt. Die pharyngeale Phase des Schluckaktes beginnt, wenn der Bolus (Bissen) den Oropharynx erreicht. Der nun folgende Schluckreflex geschieht unwillkürlich. Der Bolus wird von der Zunge und der Muskulatur durch den Oro- und den Laryngopharynx, in dem die Epiglottis den Eingang der Luftröhre abdeckt, geschoben. Durch den geöffneten, oberen Ösophagussphinkter gelangt der Bolus in den nächsten Abschnitt des Verdauungskanals. Während der pharyngealen Phase wird die Atmung reflektorisch ausgesetzt.

8.3 Die Speiseröhre (Ösophagus)

Der Ösophagus verbindet den unteren Teil des Pharynx mit dem Magen. Es handelt sich um einen 23 bis 28 cm langen muskulären Schlauch, der zwischen Trachea (Luftröhre) und Wirbelsäule verläuft. Wie auch der Mund und Rachenraum ist der Ösophagus mit einem mehrschichtigen unverhornten Plattenepithel ausgekleidet. Darunter besteht die Mucosa des Ösophagus aus einer Bindegewebsschicht und einer dünnen Schicht glatter Muskulatur. In der Submucosa, dem Bindegewebe zwischen Mucosa und Muscularis, liegen Blutgefäße sowie Schleimdrüsen, die zum Schutz des Epithels eine Schicht aus Schleim produzieren. Dieser **Schleim** wirkt während des Schluckens als Gleitmittel. Im oberen Drittel besteht die Muscularis der Speiseröhre aus Skelettmuskulatur, im unteren Drittel aus glatter Muskulatur, dazwischen ist sie sowohl aus Skelettmuskulatur als auch aus glatter Muskulatur aufgebaut. Außen ist der Ösophagus von der Adventitia umgeben. Der Ösophagus durchtritt das Zwerchfell am **Ösophagusspalt** und geht an der Cardia in den Magen über (vgl. Abb. 8.4). Sowohl das obere als auch das untere Ende der Speiseröhre sind durch einen **Sphincter** verschlossen.

Der Ösophagus dient dem Weitertransport des Speisebreis in den Magen. Während der **Ösophagusphase** des Schluckvorganges drückt die koordinierte Kontraktion der Ring- und Längsmuskulatur (**Peristaltik**) den Bolus in Richtung Magen.

8.4 Der Bauchraum

Im Bauchraum liegen große Teile des Gastrointestinaltraktes. Er wird nach oben vom Zwerchfell und zu allen Seiten von der Bauchwand begrenzt. Der Bauchraum wird vom Peritoneum (**Bauchfell**) ausgekleidet, das die größte seröse Membran des Körpers ist. Es besteht aus einer Schicht einschichtigen Plattenepithels mit einer darunterliegenden Schicht aus Bindegewebe. Das Peritoneum kann unterteilt werden in das Peritoneum parietale, das die Bauchfellhöhle (Peritonealhöhle) umgibt, und in das Peritoneum viscerale, das die äußere Bindegewebsschicht (siehe Serosa) der Organe der Peritonealhöhle bildet. Die Bauchfellfalten, die das viscerale mit dem parietalen Peritoneum verbinden und so als Aufhängungen für die Organe in der Peritonealhöhle dienen, werden als Gekröse oder Meso bezeichnet.

Je nachdem, wie die Organe in Bezug auf das Peritoneum liegen, unterscheidet man:

- **Intraperitoneale Lage:** Das Organ ist vollständig von Peritoneum viscerale umgeben und über ein Meso in seiner Lage fixiert.
- **Retroperitoneale Lage:** Das Organ liegt nicht in der Peritonealhöhle, sondern dem Peritoneum parietale von hinten an, sodass nur ihre Vorderseite davon überzogen ist.

8.5 Der Magen

Der Magen liegt im Verlauf des Verdauungskanals zwischen Ösophagus und Duodenum. Er ist ein mehr oder weniger J-förmiges Organ, das direkt unter dem Zwerchfell und im Bereich des linken Oberbauchs liegt. Er kann unterteilt werden in Fundus, Corpus, Antrum und Pylorus (vgl. Abb. 8.4). Der **Fundus** ist der abgerundete Teil des Magens, der oberhalb der Cardia (Eintrittsstelle des Ösophagus) liegt. Der große zentrale Teil des Magens wird als **Corpus** bezeichnet. Zwischen dem Corpus und dem Magenausgang (**Pylorus**), der durch den Pylorussphincter verschlossen wird, liegt das **Antrum** pyloricum.

Durch seine Krümmung weist der Magen eine konkave, zur Körpermitte zeigende Seite (Curvatura minor) und eine konvexe, nach lateral zeigende Seite (Curvatura major) auf.

Wie auch im restlichen Gastrointestinaltrakt besteht die Magenwand aus **vier Schichten**. Von innen (Lumen) nach außen sind dies die Mucosa, die Submucosa, die Muscularis und die Serosa (siehe oben).

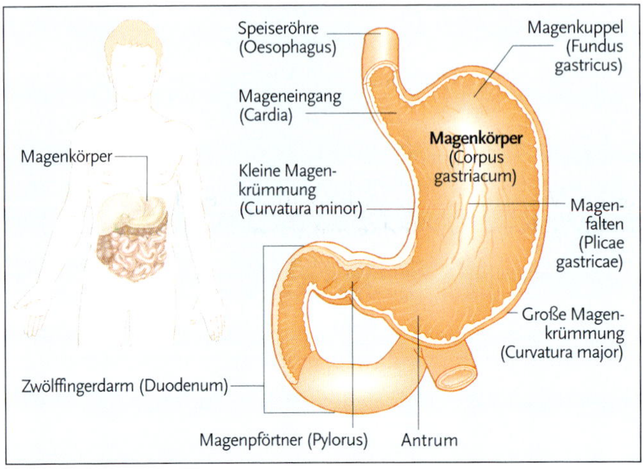

Abb. 8.4: Anatomie des Magens

Die **Mucosaschicht** des Magens liegt zur Oberflächenvergrößerung in Falten. Im Gegensatz zu den anderen Abschnitten des Verdauungskanals besitzt sie ein einreihiges Zylinderepithel. In der Mucosa liegen die **Magengrübchen**, von denen tubuläre Magendrüsen in die Bindegewebsschicht der Mucosa ziehen. Die Magendrüsen enthalten drei Sorten von exokrinen Zellen, die Nebenzellen, die Belegzellen und die Hauptzellen. Daneben gibt es im Bereich des Antrums endokrine Zellen: Die G-Zellen produzieren Gastrin, ein Hormon, das die Verdauung weiter stimuliert; D-Zellen sezernieren Somatostatin, das hemmend auf die Verdauung und Sekretion von Verdauungssekreten und -hormonen wirkt (vgl. Tab. 8.5).

Der Magen besitzt drei Muskulaturschichten aus glatter Muskulatur. Zwischen der Ringmuskulatur und der Längsmuskulatur gibt es eine Schicht, deren Fasern schräg verlaufen. Sie findet sich hauptsächlich im Bereich des Corpus.

Der Magen hat mehrere **Funktionen**. Er dient zunächst der Speicherung der aufgenommenen Nahrung. Er kann durch Erschlaffung seiner Muskulatur den Speisebrei aufnehmen und bis zu mehrere Stunden speichern.

Durch **peristaltische Wellen**, die von einer Schrittmacherzone im Bereich der großen Curvatur ausgehen, durchmischt und homogenisiert er den Speisebrei. Die Muskelkontraktionen verlaufen relativ langsam und schieben den Speisebrei Richtung Pylorus, der dabei aber geschlossen wird. Durch den steigenden Druck werden größere Bestandteile des Speisebreis zerkleinert und Fette mechanisch emulgiert.

Im Magen wird die Verdauung, die bei der Aufnahme der Nahrung begonnen hat, fortgeführt. Neben der mechanischen findet im Magen auch eine chemische Verdauung statt. Dazu produziert er den **Magensaft**. An der Produktion des Magensaftes sind folgende exokrine Drüsenzellen beteiligt:

- **Epithelzellen und Nebenzellen:** Beide Zelltypen des Magens geben einen Schleim ab, der sich als Schutzschicht auf das Epithel des Magens legt, um es vor dem Chymus und der Magensäure zu schützen. Die Epithelzellen geben außerdem HCO_3^- ab, so dass der Schleim eine Pufferwirkung entwickelt. Die Schleimproduktion verläuft kontinuierlich.
- **Hauptzellen:** Sie produzieren Magenlipase und Pepsinogene, die von der Magensäure aktiviert werden. Sie werden durch das autonome Nervensystem und verschiedene Hormone reguliert.
- **Belegzellen:** Sie produzieren Salzsäure und den Intrinsic-factor, der zur Absorption von Vitamin B_{12} nötig ist. Die Salzsäure aktiviert die von den Hauptzellen abgegebenen Verdauungsenzyme, denaturiert Eiweiße zur besseren Verdauung und tötet Mikroorganismen ab. Belegzellen geben ihr Sekret nicht kontinuierlich ab. Sie werden durch das autonome Nervensystem und verschiedene Hormone reguliert (vgl. Abb. 8.5).

Tabelle 8.5: Die Regulation der Belegzelle

Botenstoff	Freisetzung des Botenstoffes durch	Wirkung
Acetylcholin (M_3-Rezeptor, G_q)	Parasympathicus (N. vagus), chemische und mechanische Reize	Stimulation der HCl-Produktion
Histamin (H_2-Rezeptor, G_s)	Zellen der Magenschleimhaut (ECL-Zellen und Mastzellen) (auch beeinflusst von Parasympathicus)	Stimulation der HCl-Produktion
Gastrin (Gastrinrezeptor, G_q)	G-Zellen (auch beeinflusst von Parasympathicus)	Stimulation der HCl-Produktion
Prostaglandin E_2 (G_i)	Gewebshormon	Hemmung der HCl-Produktion
Somatostatin (G_i)	D-Zellen	Hemmung der HCl-Produktion

Merkspruch zu den Funktionen der verschiedenen Zelltypen im Magen: »Die Belegschaft ist sauer, weil die Nebenschaft rumschleimt und die Hauptschaft Pepsi trinkt.«

Die Mucosa des Magens produziert täglich zwei bis drei Liter Magensaft.

Die Abgabe des Speisebreis in den Dünndarm wird durch den **Pylorus** reguliert. Der Pylorus wird durch den Nervus vagus des autonomen Nervensystems und durch verschiedene Hormone beeinflusst. Er gibt den vorverdauten und zerkleinerten Chymus portionsweise ins Duodenum ab.

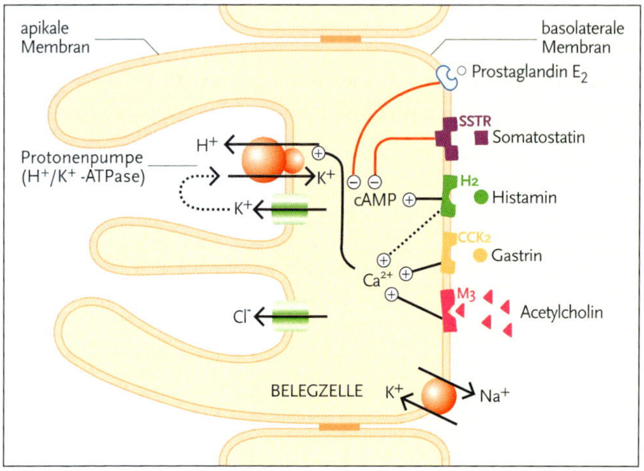

Abb. 8.5: Wirkung verschiedener Transmittersubstanzen auf die Belegzelle
(+)— aktivierend
(−)— hemmend

8.6 Der Dünndarm

Der Dünndarm ist der Teil des Verdauungskanals, der sich an den Magen anschließt. Er ist in ausgestrecktem, tonusfreiem Zustand fünf bis sieben Meter lang. Im Bauchraum liegt er in Schlingen gewunden und füllt ihn damit fast vollständig aus. Der Dünndarm reicht vom Pylorus bis zur Einmündung in den Dickdarm an der Valva iliocaecalis (Bauhin-Klappe). Man unterteilt ihn in drei Abschnitte.

- **Duodenum** (Zwölffingerdarm)
  Der Zwölffingerdarm hat seinen Namen aufgrund seiner Länge von etwa 25 cm, was der Breite von zwölf (lat. duodecim) Fingern entspricht. Er hat die ungefähre Form eines C (vgl. Abb. 8.4) und umschließt damit den Pankreaskopf. Das Duodenum liegt fast vollständig retroperitoneal und ist damit der am wenigsten flexible Teil des Dünndarms. An der **Papilla duodeni major**, einer Erhöhung in der Darmmucosa, mündet der gemeinsame Ausführungsgang von Pankreas und Gallengangsystem (Ampulla hepatopancreatica) in das Darmlumen. Manchmal

gibt es einen weiteren Ausführungsgang (Papilla duodeni minor), in den der nicht immer vorhandene Santorini-Gang mündet.

- **Jejenum**
  Auf Höhe des zweiten Lendenwirbels geht das Duodenum in der Flexura duodenojejunalis in den zweiten Dünndarmabschnitt, das Jejenum, über. Das Jejenum liegt in Schlingen hauptsächlich im oberen linken Bauch.
- **Ileum**
  Ohne scharfe Grenze geht das Jejenum in das Ileum über. Die Darmschlingen des Ileums füllen den rechten unteren Bauchraum. An der Valva iliocaecalis (Bauhin Klappe) mündet das Ileum in den Dickdarm. Durch den Verschluss der Öffnung zwischen Dünn- und Dickdarm wird verhindert, dass Keime des Dickdarms in den Dünndarm übertreten.

Jejenum und Ileum liegen intraperitoneal und sind über das **Mesenterium**, eine Peritonealfalte bzw. Gekröse, an der hinteren Bauchwand frei aufgehängt. Im Mesenterium verlaufen lymphatische Strukturen sowie die Blutgefäße und Nerven zur Versorgung dieser Dünndarmabschnitte.

Der Wandaufbau des Dünndarms entspricht dem besprochenen Wandaufbau des Verdauungskanals (siehe oben). Die Epithelschicht der Dünndarmmucosa besteht aus einem einschichtigen Zylinderepithel, das neben den Enterocyten noch weitere Zellarten enthält. Dazu gehören:

- **Becherzellen:** Sie produzieren Schleim zum Schutz der Schleimhaut vor Chymus und Verdauungsenzymen und zur besseren Gleitfähigkeit.
- **Enteroendokrine Zellen:** Zellen, die nach Stimulation durch Bestandteile der Nahrung Hormone endokrin abgeben, um die Verdauung zu regulieren. Dazu gehören Zellen, die Secretin, Cholezystokinin oder glucoseabhängiges insulinotropes Peptid sezernieren.
- **Paneth-Körnerzellen:** Sie sezernieren ein bakterizid wirksames Lysozym und sind zur Phagozytose befähigt.

Die Schleimhaut des Dünndarms zeigt mehrere Anpassungen, um eine möglichst große Oberfläche für die Resorption von Nährstoffen bereitzustellen (vgl. Abb. 8.6).

Die **Kerckring-Falten** (Plicae circulares) sind zirkuläre Mucosa- und Submucosafalten, die bis zu 1 cm hoch sind. Sie sind vom Duodenum bis zum Ileum vorhanden, werden über die Strecke aber weniger und niedriger.

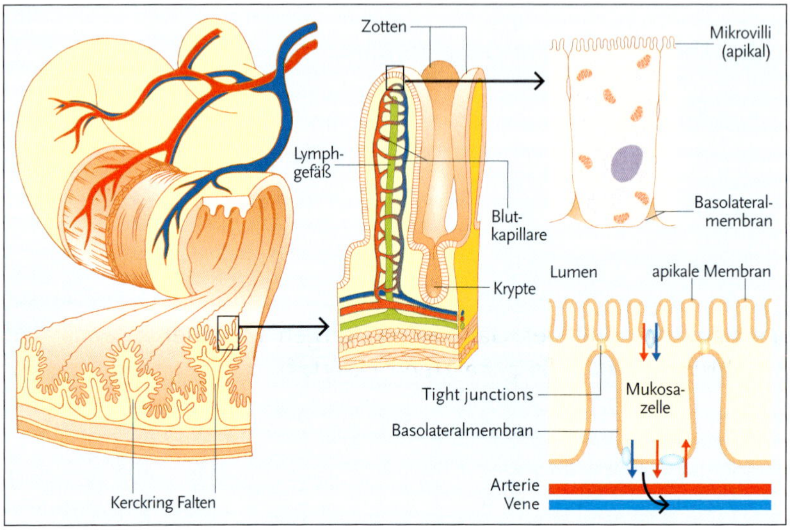

Abb. 8.6: Oberflächenvergrößerung der Darmschleimhaut

Die nächste Stufe der Oberflächenvergrößerung sind die **Darmzotten** (Villi), die von der Mucosa gebildet werden. Es handelt sich dabei um fingerförmige Fortsätze, die zwischen 0,5 und 1 mm lang sind. Aufgrund ihrer hohen Zahl tragen sie stark zur Vergrößerung der Resorptionsfläche bei. Jede einzelne Darmzotte besteht im Inneren aus Bindegewebe der Mucosa, in dem ein dichtes Kapillar- und Lymphgefäßnetz für eine optimale Versorgung der Schleimhaut und einen Abtransport der resorbierten Nährstoffe eingebettet ist. Auch die Villi werden vom Duodenum zum Ileum immer weniger stark ausgeprägt. Zwischen den Zotten liegen tubuläre Krypten. Diese werden auch **Lieberkühn-Krypten** genannt. Es handelt sich dabei um Epitheleinsenkungen in die Lamina propria. Am Grund der Krypten befinden sich undifferenzierte Zellen, die sich mitotisch teilen und so einen Nachschub an Zellen zur ständigen Erneuerung der Epithelschicht bereitstellen.

Die dritte Stufe der Oberflächenvergrößerung findet auf der zellulären Ebene statt. Jeder Enterozyt trägt apikal **Mikrovilli**, zylindrische Membranfortsätze von 1 µm Länge. Der dichte Besatz der Enterozyten mit Mikrovilli wird als **Bürstensaum** bezeichnet. In den Membranen des Bürstensaums sitzen zahlreiche Enzyme, die zur Verdauung und Absorption der Nährstoffe wichtig sind.

In der Submucosa des Duodenums findet man **Brunner-Drüsen**, die in die Krypten münden. Sie produzieren einen alkalischen Schleim, der an der Neutralisation der Magensäure mitwirkt.

In der Schleimhaut des Ileum findet man sogenannte **Peyer-Plaques**. Es handelt sich dabei um Lymphfollikel, Ansammlungen lymphatischen Gewebes, die zum MALT-System (mucosa associated lymphoid tissue) gehören. Sie liegen meist gegenüber dem Mesenterialansatz.

Stufen der Oberflächenvergrößerung: Kerckring-Falten – Darmzotten – Mikrovilli

Der Großteil der **Nährstoffverdauung und -resorption** findet im Dünndarm statt. Die Enzyme des Pankreas und der Gallenblase sorgen für einen chemischen Aufschluss der Nahrung. Die so freigesetzten Nährstoffe müssen von Bürstensaumenzymen weiter verdaut und über die Enterozytenmembran aufgenommen werden. Der auf eine Oberflächenvergrößerung hin ausgerichtete Aufbau der Darmschleimhaut schafft dafür ideale Voraussetzungen. Die motorische Aktivität der Darmwandmuskulatur (Peristaltik) hilft dabei, die Darmschleimhaut so mit dem Speisebrei in Kontakt zu bringen, dass so viele Nährstoffe wie möglich aufgenommen werden können. Die Verdauung und Resorption verschiedener Nahrungsbestandteile wird im Kapitel »Nährstoffe« genauer betrachtet. Durch enteroendokrine Zellen der Dünndarmschleimhaut werden die exokrinen Drüsen und die Darmmotilität reguliert.

Darüber hinaus übernimmt das lymphatische Gewebe des Dünndarms Funktionen in der Immunabwehr.

8.7 Der Dickdarm

Der Dünndarm geht an der Valva ileocaecalis (Bauhin-Klappe) in den Dickdarm über. Er ist zwischen 1,5 und 1,8 m lang und kann in mehrere Abschnitte unterteilt werden (vgl. Abb. 8.1).

- **Blinddarm** (Caecum) mit **Wurmfortsatz** (Appendix vermiformis)
  Das Ileum mündet seitlich in den aufsteigenden Teil des Colon, so dass unterhalb der Einmündung eine 5–7 cm lange »Sackgasse« entsteht. Vom Caecum geht wiederum der Appendix vermiformis ab. Der Blinddarm liegt meist intraperitoneal. In der Schleimhaut des Wurmfortsatzes finden sich zahlreiche Lymphfollikel, die zum Mucosa-assoziierten lymphatischen Gewebe (MALT) gehören.

- **Colon**
  Das **Colon ascendens** (aufsteigend) zieht vom rechten Unterbauch bis zur rechten Colonflexur, die auf der Unterseite des rechten Leberlappens liegt. Es liegt retroperitoneal. An der rechten Colonflexur (Colonbiegung) geht das Colon ascendens in das **Colon transversum** (querverlaufend) über. Dieses zieht einmal quer über den Bauchraum bis zur linken Colonflexur. Das Colon transversum liegt intraperitoneal, wodurch es flexibler ist als das Colon ascendens. An der linken Colonflexur beginnt das **Colon descendens** (absteigend), das hinab bis zur Innenseite des Beckens zieht. Es ist mit der Rückwand des Bauchraumes verwachsen, liegt also retroperitoneal. Das **Colon sigmoideum** ist S-förmig und liegt intraperitoneal. Typische Merkmale von Caecum und Colon sind **Taenien** und **Haustren**. Die Taenien sind Bündel der Längsmuskulatur, die als drei erkennbare Bänder über die gesamte Länge vom Caecum bis zum Ende des Colon sigmoideum ziehen. Zwischen den Bändern gibt es nur wenig Längsmuskulatur. Haustren sind Aussackungen der Dickdarmwandung, die dadurch entstehen, dass die Taenien kontrahieren und gleichzeitig durch lokale Kontraktionen der Ringmuskulatur Einschnürungen entstehen. Diese Einschnürungen werden Plicae semilunares genannt.

  Die Schleimhaut des Colon ist **zottenlos**, besitzt aber viele tiefe und dichtstehende **Krypten**. Das Epithel enthält zahlreiche Becherzellen, die Schleim produzieren. Die Enterozyten tragen zur Oberflächenvergrößerung Mikrovilli. In der Submucosa findet man Lymphfollikel. Wo das Colon die Taenien verliert, beginnt das Rectum.

- **Rectum** (Mastdarm oder Enddarm)
  Der Mastdarm beginnt am Ende des Colon sigmoideum und liegt retroperitoneal vor dem Kreuzbein und dem Steißbein. Schließlich tritt es durch den Beckenboden nach außen und endet mit der Analöffnung. Es hat eine Länge zwischen 12 und 14 cm, wobei die letzten 3–4 cm den Analkanal bilden.

  Das Rectum dient als Reservoir für den Fäzes, es ist im oberen Abschnitt daher sehr dehnbar. Über die Regulation der Sphincteren wird die Kontinenz gewährleistet.

Im Dickdarm werden dem bis dahin verdauten Nahrungsbrei vor allem Feuchtigkeit und Elektrolyte entzogen. Durch das Eindicken wird daraus **Fäzes** (Stuhl). Dieser besteht aus Wasser, anorganischen Salzen, Epithelzellen der Mucosa, Bakterien und ihren Abbauprodukten und unverdaulichen Nahrungsbestandteilen. Die Farbe des Stuhls kommt von bakteriellen Abbauprodukten des Blutfarbstoffs Bilirubin.

Außerdem werden im Dickdarm durch die Darmflora bestimmte **Vitamine** gebildet und resorbiert.

Um genügend Zeit zur Rückresorption zu haben, hat der Dickdarm auch eine Reservoirfunktion. Der Speisebrei hat eine Verweildauer zwischen drei und zehn Stunden.

Darüber hinaus übernimmt das lymphatische Gewebe des Dickdarms Funktionen in der Immunabwehr.

8.8 Darmnervensystem

Der Gastrointestinaltrakt besitzt sein eigenes Nervensystem, das enterische oder Darmnervensystem. Es kann unabhängig vom autonomen Nervensystem seine Aufgaben erfüllen, wird von ihm aber modulierend beeinflusst. Es besteht aus den Nerven der Plexus, die in der Darmwand liegen.

- **Meissner-Plexus** oder Plexus submucosus
  Er liegt in der Submucosa der Darmwand und beeinflusst hier besonders das Sekretionsverhalten der Darmschleimhaut.
- **Auerbach-Plexus** oder Plexus mysentericus
  Er liegt zwischen den Muskelschichten der Muscularis in der Darmwand und innerviert diese. Er steuert den Muskeltonus und die Darmmotilität.

8.9 Gastrointestinale Motilität

In den Muskelschichten des Gastrointestinaltraktes kommen **Schrittmacherzellen** (z. B. Cajal-Zellen) vor. Das Ruhemembranpotenzial dieser Zellen erfährt rythmische Spontandepolarisationen, die sich als langsame Potenzialwellen (slow waves) über die glatte Muskulatur fortsetzen und so eine motorische Aktivität des GIT auslösen. Die Frequenz dieser Wellen liegt bei 3/min im Magen, 12/min im Duodenum und nimmt bis ins Ileum auf 8/min ab. Ausgelöst wird die Depolarisation durch eine periodisch zunehmende Leitfähigkeit für Na^+ und Ca^{2+}. Die Weiterleitung der Potenzialwellen erfolgt von Zelle zu Zelle zum Beispiel über Gap junctions.

Im Dünn- und Dickdarm kommen in der Verdauungsphase verschiedene Motilitätsmuster vor (vgl. Abb. 8.7):

- **Propulsive Peristaltik:** Sie dient dem Weitertransport. Durch das koordinierte Kontrahieren und Erschlaffen der Ringmuskulatur wird ein Teil des Chymus vorangeschoben.
- **Nicht propulsive Peristaltik:** Sie dient der Durchmischung und dem langsamen Weitertransport. Die wandernde Kontraktion der Ringmuskulatur setzt sich nur über kurze Strecken fort.
- **Segmentation:** Sie dient der Durchmischung. Das Darmlumen wird durch Kontraktionen in der Ringmuskulatur in Segmente unterteilt. Der Chymus wird durchgeknetet.
- **Pendelbewegung:** Sie dient der Durchmischung. Die Längsmuskulatur kontrahiert und entspannt sich, so dass die Darmwand über den Chymus gleitet.
- **Tonische Kontraktion:** Durch die tonische Kontraktion ihrer Muskulatur werden Sphincteren verschlossen.

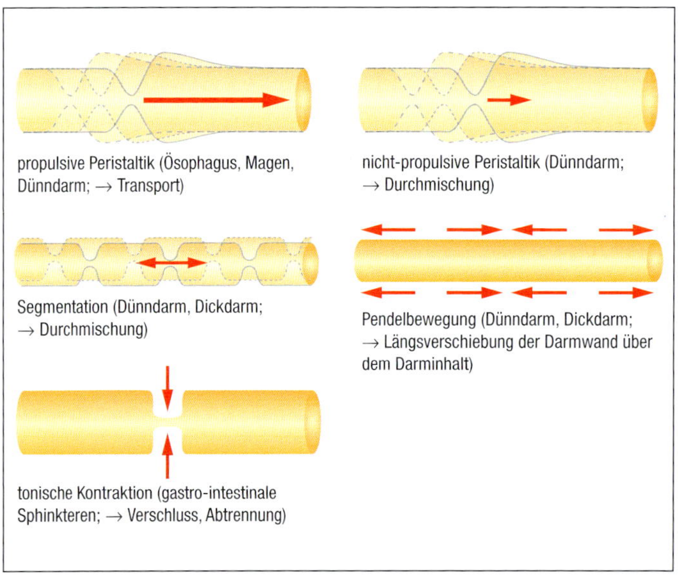

Abb. 8.7: Formen, Vorkommen und Funktion der Darmperistaltik

Zwischen den Verdauungsphasen kann man sogenannte **housekeeper waves** beobachten. Es handelt sich dabei um eine starke propulsive Peristaltik, die im Magen beginnt und sich durch den gesamten Dünndarm fortsetzt. Sie sorgt dafür, dass Nahrungsreste, Bakterienansammlungen und Fremdkörper nach anal transportiert werden. Der wandernde myoelektrische Motorkomplex (MMK) beginnt im Antrum des Magens. Es werden auch alle Drüsen mit einbezogen. Die Wanderung der Aktivitätsfront durch den gesamten Dünndarm dauert etwa 90–120 min, danach beginnt im Magen ein neuer MMK.

8.10 Nährstoffe für den Körper

Der Körper muss Nährstoffe über die Nahrung zu sich nehmen, um sich mit Bausteinen und Energie zu versorgen. Grob können die Nährstoffe in Makronährstoffe, also Kohlenhydrate, Lipide und Proteine, und Mikronährstoffe unterteilt werden.

Essenzielle Nährstoffe sind Stoffe, die der Körper nicht oder nicht in ausreichender Menge selbst produzieren kann, die aber für seine Funktion unabdingbar sind. Hierzu gehören bestimmte Aminosäuren, bestimmte ungesättigte Fettsäuren sowie verschiedene Vitamine und Spurenelemente.

8.10.1 Kohlenhydrate

Tabelle 8.6: Als Nährstoffe wichtige Kohlenhydrate

Strukturformel	Name	Struktur	Synonym
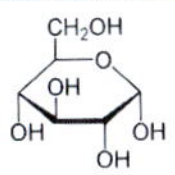	α-D-Glucose	Monosaccharid	Traubenzucker
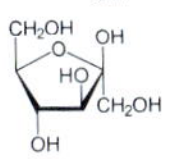	β-D-Fructose	Monosaccharid	Fruchtzucker
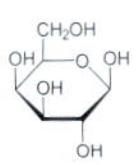	β-D-Galactose	Monosaccharid	
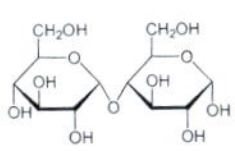	Maltose	Disaccharid aus 2 Molekülen D-Glucose, α-1,4-glykosidisch verknüpft	Malzzucker
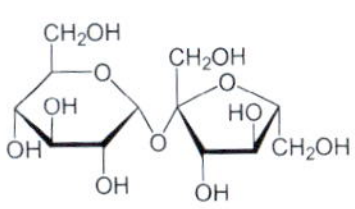	Saccharose	Disaccharid aus je einem Molekül Glucose und Fructose, α-1,2-glykosidisch verknüpft	Rohrzucker, Zucker
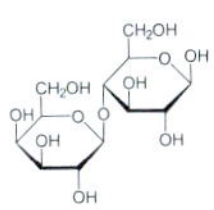	Lactose	Disaccharid aus je einem Molekül Glucose und Galactose, β-1,4-glykosidisch verknüpft	Milchzucker
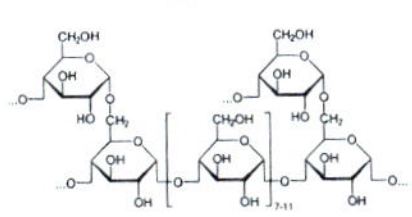	Glycogen	verzweigtkettiges Polysaccharid aus Glucose mit α-1,4-glykosidischen und α-1,6-glykosidischen Bindungen	tierische Stärke
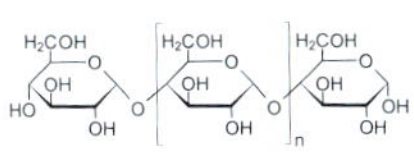 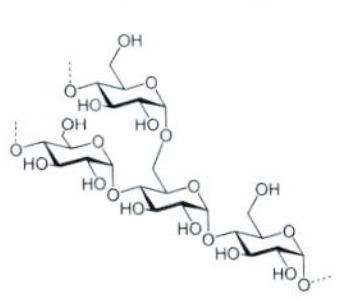	Stärke	Polysaccharid aus Glucose, Gemisch aus: Amylose (linear, nur α-1,4-glykosidisch verknüpft) und Amylopektin (verzweigtkettig α-1,4-glykosidisch und α-1,6-glykosidisch verknüpft)	

Kohlenhydrate sind eine Energiequelle für den Körper. In Tabelle 8.6 sind die wichtigsten, in der Nahrung vorkommenden Kohlenhydrate zusammengefasst.

Daneben gibt es weitere Kohlenhydrate, die vom Körper nicht verdaut werden können, wie zum Beispiel die Cellulose. Sie erfüllt als **Ballaststoff** dennoch eine wichtige Funktion in der Verdauung. Durch die Bindung von Wasser im Darmlumen und ihr Volumen reizen Ballaststoffe die Darmmotilität. Zudem dienen sie der Darmflora als Nahrung.

Bedarf

Der Bedarf an Kohlenhydraten ist stark vom Alter und den Lebensumständen abhängig. Als Richtwerte gelten für eine minimale tägliche Kohlenhydratzufuhr 2–3 g/kg KG (Gramm pro kg Körpergewicht) und für eine normale Kohlenhydratzufuhr 5–6 g/kg KG. 50–60% der Gesamtenergiezufuhr sollte durch die Aufnahme von Kohlenhydraten abgedeckt werden. Hauptquelle ist das pflanzliche Polysaccharid **Stärke**, das im Körper zu Glucose abgebaut wird.

Wird dem Körper nicht in ausreichender Menge Energie in Form von Kohlenhydraten zur Verfügung gestellt, greift er auf gespeicherte Energie (z. B. Fett) zurück.

Verdauung und Absorption

Die Verdauung der Kohlenhydrate beginnt im Mund mit der hydrolytischen Wirkung der α-Amylase im Speichel und wird im Dünndarm durch die α-Amylase des Pankreassekrets fortgesetzt. Durch sie wird Stärke in Maltose, Maltotriose (Trisaccharid) und α-Grenzdextrine (verzweigtkettige Stärkebruchstücke) gespalten.

Da Kohlenhydrate nur in Form von Monosacchariden in die Enterozyten aufgenommen werden können, spalten **Enzyme** des Bürstensaums Di-, Tri- und Oligosaccharide weiter auf. Zu diesen Enzymen gehören:

- **Maltase:** spaltet Maltose und Maltotriose zu D-Glucose
- **Saccharase:** spaltet Saccharose zu D-Fructose und D-Glucose
- **Lactase:** spaltet Lactose zu D-Galactose und D-Glucose
- **Isomaltase:** spaltet die α-Grenzdextrine

Bei der Verdauung durch die Enzyme spielt die Art der Verknüpfung zwischen den Monosacchariden eine entscheidende Rolle, da bestimmte **glykosidische Bindungen** nur von den entsprechenden Enzymen gespalten werden können.

Die Enzyme weisen eine hohe Aktivität auf, so dass die entstehenden Monosaccharide schneller produziert werden, als sie von den Enterozyten aufgenommen werden können. Die Ausnahme bildet Lactase. Dieses Enzym kann bei einem Überangebot an Lactose gesättigt werden, mit der Folge, dass Milchzucker im Darmlumen verbleibt. Dort bindet er osmotisch Wasser und kann über seine Verdauung durch die Darmflora zur Gasbildung beitragen. Dies ist der Grund für die abführende Wirkung von Milchzucker.

Glucose wird durch **Na^+-Glucose-Symporter** in die Enterozyten aufgenommen. Basolateral wird es mit Hilfe eines Glucosetransporters ins Blut abgegeben und über die Portalvene zur Leber transportiert.

Speicherung

Glucose ist für die Körperzellen die bevorzugte Energiequelle, das heißt die bevorzugte Quelle zur **ATP-Produktion**. Daher wird in Körperzellen, die sofort Energie benötigen, Glucose metabolisch verarbeitet. Auf den biochemischen Ablauf des Glucosekatabolismus wird hier nicht genauer eingegangen. Er umfasst die intrazellulären Vorgänge der **Glycolyse**, der Bildung von **Pyruvat und Acetyl-CoA**, den **Zitronensäurezyklus** und die **Atmungskette**. Bei einem Überangebot an Glucose kann diese auch als Ausgangsstoff für verschiedene Synthesewege genutzt werden.

Aus Glucose können bestimmte Aminosäuren synthetisiert werden, die dann als Bausteine für die Proteinsynthese genutzt werden.

Hepatozyten sind in der Lage, aus Glucose Glycerin und Fettsäuren zu synthetisieren. Aus diesen entstehen in der Lipogenese Triacylglyceride, die im Fettgewebe gespeichert werden können. Zudem speichert der Körper für die rasche Regulation des Blutzuckerspiegels Glucose in Form von **Glycogen** in Leber und Muskulatur. Glycogen ist das einzige Polysaccharid, das als Speicherform für Kohlenhydrate im menschlichen Körper vorkommt. Die **Glycogenese** wird durch Insulin stimuliert. Der Abbau von Glycogen, die **Glycogenolyse**, zur Freisetzung der gespeicherten Glucose ins Blut (Leber) oder zum Verbrauch (Muskulatur) wird durch Glucagon oder Adrenalin gefördert.

Kohlenhydrate: Abbau zu Monosacchariden
Glucose: → ATP-Produktion
Glycogen: Speicherform der Glucose

8.10.2 Fette

Zu den Lipiden, die über die Nahrung aufgenommen werden, zählen neben den Fetten auch Phospholipide, Glykolipide, Cholesterol und fettlösliche Vitamine. Im Folgenden wird nur auf die Fette und ihre Rolle als Energielieferant und Ausgangsstoff für Biosynthesen für den menschlichen Körper eingegangen.

Fette sind chemisch gesehen **Ester des dreiwertigen Alkohols Glycerol** mit Fettsäuren. Neutralfette setzen sich aus einem Glycerolmolekül und drei Fettsäuren zusammen, weshalb sie auch als Triacylglycerole oder Triacylglyceride bezeichnet werden.

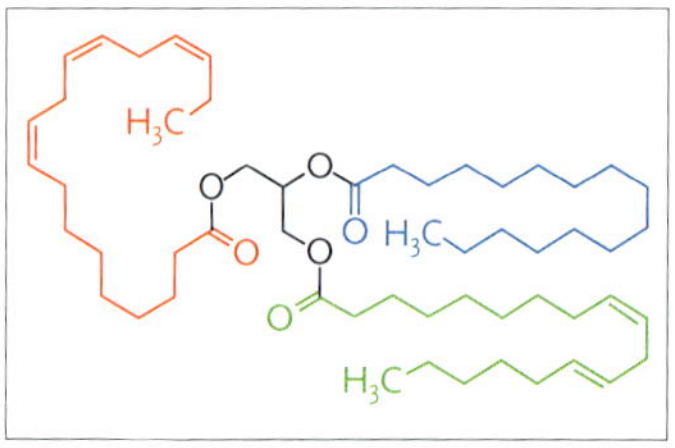

Abb. 8.8: Strukturformel eines Triacylglycerids (grün: Linolsäure (ω-6); rot: α-Linolensäure (ω-3); blau: Palmitinsäure)

Fettsäuren sind langkettige Carbonsäuren, die natürlicherweise eine gerade Anzahl an C-Atomen enthalten. Die häufigsten Fettsäuren sind Palmitinsäure mit 16 C-Atomen und Stearinsäure, Ölsäure und Linolsäure mit 18 C-Atomen.

Ungesättigte Fettsäuren enthalten eine oder mehrere Doppelbindungen. Sie können auch nach der Lokalisation ihrer Doppelbindung benannt werden. Dabei wird vom Methylende (ω-Kohlenstoffatom (Omega)) aus gezählt. Zur Namensgebung wird die Zahl des C-Atoms herangezogen, das die erste Doppelbindung aufweist. Als Beispiel wird die Linolsäure, eine essenzielle, zweifach ungesättigte Fettsäure betrachtet. Die Linolsäure hat eine Kettenlänge von 18 C-Atomen. Von der Carboxylgruppe aus gezählt, befinden sich die beiden Doppelbindungen an Position 9 und 12 der C-Kette. Zählt man vom ω-C, ist die erste Doppelbindung an Position 6. Die Linolsäure ist demnach eine ω-6-Fettsäure. Die Schreibweise lautet C_{18}:2ω-6

Bedarf

Der Körper greift zur Energiebedarfsdeckung, besonders bei Mangel an Kohlenhydraten, auf Nahrungsfette und die Körperfettspeicher zurück und baut Triacylglyceride zur Energiegewinnung metabolisch ab. Bei leichter Tätigkeit besteht ein Tagesbedarf von ca. 1 g/kg KG. 25–30 % der Gesamtenergiezufuhr sollten durch die Aufnahme von Fett abgedeckt werden. Etwa ein Drittel der zugeführten Fettsäuren sollte mehrfach ungesättigt sein.

Da der Körper nicht in der Lage ist, mehrfach ungesättigte Fettsäuren zu synthetisieren, ist er auf die Zufuhr über die Nahrung angewiesen. Die wichtigsten **essenziellen Fettsäuren** sind die Linolsäure und die α-Linolensäure. Sie dienen als Ausgangsstoffe für die Biosynthese von Eicosanoiden (Prostaglandine, Leukotriene und Thromboxan) aus Arachidonsäure.

Abbau und Absorption

Neutralfette stellen den größten Teil der mit der Nahrung aufgenommenen Lipide. Bevor sie verdaut werden können, müssen sie im Nahrungsbrei emulgiert werden. Dies geschieht durch mechanische Zerkleinerung und Durchmischung beim Kauen sowie durch die Peristaltik des Magens. Gesteuert durch den Pylorus, wird der Nahrungsbrei nach und nach in den Zwölffingerdarm abgegeben, wo ihm **Gallensäuren** und **Pankreassekret** zugesetzt werden. Die Sekretion von Pankreas und Galle wird durch **Cholezystokinin** stimuliert, das bei Anwesenheit von freien Fettsäuren im Duodenum von I-Zellen ausgeschüttet wird.

Bereits im Mund und im Magen werden **Lipasen** (Zungengrundlipase, Magenlipase) sezerniert, die aber nur einen kleinen Teil zur Fettverdauung beitragen. Der Hauptort der Fettverdauung ist das Duodenum. Das Pankreas sezerniert die inaktive Pro-Colipase, die im Duodenum von Trypsin aktiviert wird, und die Lipase. Die aktivierte Colipase ist an der Öl-Wasser-Grenze fixiert und spaltet zusammen mit der Lipase die Fettsäuren an C_1 und C_3 des Triacylglycerids, so dass ein 2-Monoacylglycerol übrig bleibt. Weitere Pankreasenzyme spalten andere Lipide. Die Phospholipase A spaltet eine Fettsäure aus Lecithin, Cholesterolester werden durch Cholesterolesterasen gespalten.

Die **Gallensäuren** dienen aufgrund ihrer amphiphilen Eigenschaften als Lösungsvermittler. Im Darm bilden sich aus den schwerlöslichen Abbauprodukten der Lipidverdauung und den Gallensäuren gemischte **Mizellen**. Dabei sind hydrophobe Substanzen im Inneren der Mizelle konzentriert und hydrophilere Substanzen am Rand.

Die Mizellen geben ihren Inhalt an die Enterozyten der Bürstensaummembran ab (der genaue Vorgang ist noch nicht aufgeklärt). Die Bestandteile der verdauten Triacylglyceride gelangen in die Enterozyten und werden dort im endoplasmatischen Reticulum resynthetisiert. Auch andere Lipide werden resynthetisiert. Für den Transport werden die Lipide in **Chylomikronen** (siehe unten) eingebaut. Diese werden über Exocytose in den Extrazellularraum abgegeben und gelangen dann über die Lymphe ins Blut.

Chylomikronen gehören zu den **Lipoproteinen**. Diese sind zusammengesetzt aus den zu transportierenden Lipiden und Trägerproteinen. Von diesen Trägerproteinen, auch Apoproteine genannt, gibt es verschiedene Typen. Sie erfüllen neben ihrer Transportfunktion noch andere Aufgaben, zum Beispiel dienen sie als Liganden von Rezeptoren, die die Aufnahme der Lipoproteine in die Zelle vermitteln. Die verschiedenen Lipoproteine werden anhand ihrer Dichte und Zusammensetzung unterschieden und sind am Lipoproteinstoffwechsel maßgeblich beteiligt.

Die Gallensäuren verbleiben im Darmlumen, wo sie weiter zur Fettabsorption beitragen können. Sie werden im terminalen Ileum aktiv über einen Na^+-Symporter rückresorbiert, gelangen so zur Leber und wieder in die Galle. Der enterohepatische Kreislauf ist geschlossen.

Fett: Ester aus Glycerol und Fettsäuren
Gallensäuren: Emulgierung der Fette
Lipasen: Abbau der Fette

Speicherung von Neutralfetten und Lipoproteinstoffwechsel

Die Chylomikronen, die von den Enterozyten in die Lymphe abgegeben wurden und dann ins Blut gelangt sind, interagieren dort mit der Lipoproteinlipase (LPL). Sie spaltet Fettsäuren in C_1 und C_2 Position von Triacylglyceriden, so dass die Produkte von Muskelzellen zur Energiegewinnung und von Fettzellen zur Speicherung aufgenommen werden können. In den Fettzellen werden Triacylglyceride zur Speicherung resynthetisiert. Die Reste der Chylomikronen werden **Remnants** genannt und rezeptorvermittelt in die Leber aufgenommen und dort metabolisiert.

In den Leberzellen werden aus überschüssigen Lipiden und Apoproteinen **Very-Low-Density-Lipoproteine** (VLDL) gebildet. Diese werden wieder in den Blutstrom abgegeben und interagieren, wie die Chylomikronen mit der LPL. Dadurch verlieren sie nach und nach ihren Triacylglyceridanteil und werden dadurch zu **Intermediate-Density-Lipoproteinen** (IDL). Diese werden durch weitere Umbaumaßnahmen zu **Low-Density-Lipoproteinen**. LDL's werden über den LDL-Rezeptor in Leber- oder andere Körperzellen aufgenommen, wo sie den Bedarf an Cholesterol und seinen Estern decken. IDL kann ebenfalls an den LDL-Rezeptor binden.

Außer VLDL bildet die Leber auch **High-Density-Lipoproteine** (HDL). Diese haben einen relativ hohen Proteinanteil. Ihre Aufgabe besteht in der Aufnahme von überschüssigen Lipiden aus den peripheren Geweben und ihrem Rücktransport zur Leber, wo die Lipide metabolisiert werden.

Transportformen der Lipide sind Lipoproteine unterschiedlicher Dichte
- VLDL: Lipidtransport Leber → Peripherie
- IDL, LDL: Abbauprodukte des VLDL
- HDL: Lipidtransport Peripherie → Leber

8.10.3 Eiweiße

Nahrungseiweiße sind, wie alle Proteine, zum größten Teil aus Aminosäuren aufgebaut. Der Körper baut ständig Proteine auf und ab und braucht dafür die über die Nahrungseiweiße zugeführten Bausteine. Daneben können Aminosäuren auch als Energielieferanten genutzt werden.

Struktur

Aminosäuren sind **Aminocarbonsäuren**, die am α-C-Atom eine Carboxy-Gruppe, eine primäre Aminogruppe (außer Prolin), ein H-Atom und einen variablen Rest besitzen. Damit sind alle Aminosäuren, außer Glycin (R=H), chiral und können in mehreren Konfigurationen vorliegen. Biologisch aktiv ist aber lediglich die L-Konfiguration. Manche Aminosäuren kann der Körper nicht selbst synthetisieren. Diese

Aminosäuren werden als **essenzielle Aminosäuren** bezeichnet. Nicht essenzielle Aminosäuren kann der Körper selbst (de novo) oder aus essenziellen Aminosäuren synthetisieren. Alle zwanzig proteinogenen Aminosäuren sind in Tabelle 8.7 aufgelistet, zu den Strukturformeln siehe Abb. 8.9.

Andere Aminosäuren sind nur unter bestimmten Umständen essenziell. Histidin muss bei Säuglingen und bei bestimmten Krankheitsbildern über die Nahrung substituiert werden. Ähnliches gilt für Cystein, Tyrosin und Arginin.

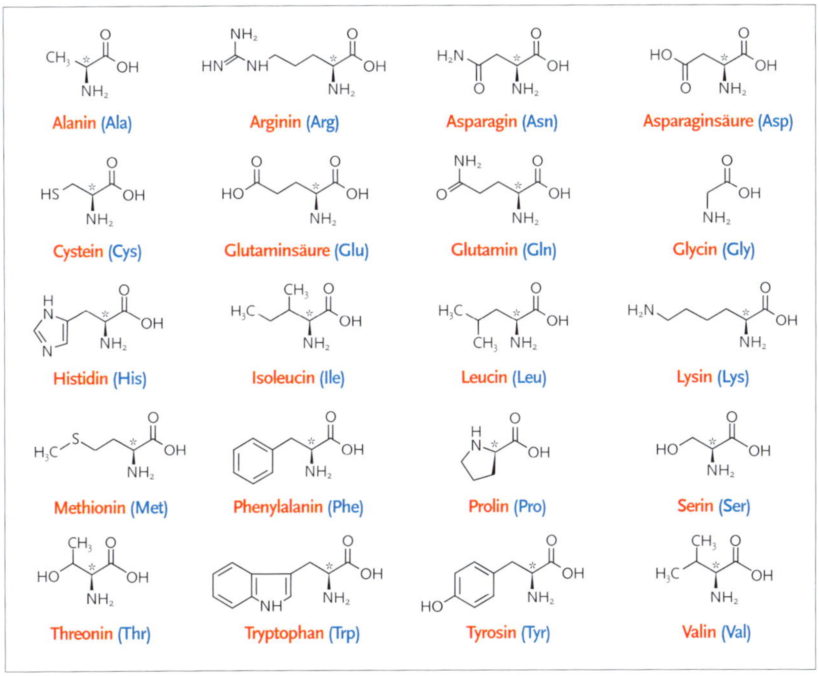

Abb. 8.9: Strukturen der wichtigsten Aminosäuren

Chiralitätszentren sind mit * gekennzeichnet.

Tabelle 8.7: Proteinogene Aminosäuren

Nicht essenzielle Aminosäuren	Essenzielle Aminosäuren
Alanin	Valin
Arginin**	Leucin
Asparagin	Isoleucin
Asparaginsäure	Tryptophan
Cystein**	Threonin
Glutaminsäure	Phenylalanin
Glutamin	Methionin

Nicht essenzielle Aminosäuren	Essenzielle Aminosäuren
Glycin	Lysin
Histidin**	
Prolin	
Serin	
Tyrosin**	

** bedingt essenziell

Die chemischen Eigenschaften der Aminosäuren sind von ihren Resten abhängig. Wie in Abb. 8.9 zu sehen, gibt es unter den Resten eine große Bandbreite chemischer Strukturen.

Im Körper werden Proteine aus 20 bestimmten, proteinogenen Aminosäuren synthetisiert. Dazu wird zwischen der Carboxylgruppe einer Aminosäure und der Aminogruppe einer zweiten Aminosäure unter Wasserabspaltung eine Peptidbindung geknüpft (Abb. 8.10).

Bedarf

Aminosäuren aus Nahrungseiweißen dienen dem Körper in erster Linie zum Aufbau von Proteinen und als Stickstoffquellen.

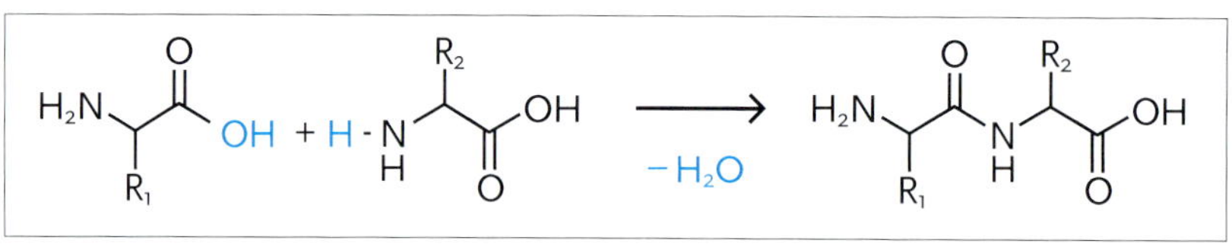

Abb. 8.10: Reaktionsgleichung der Peptidbildung

Der Bedarf an Proteinen ist abhängig von Alter und Gesundheitszustand. Als physiologisches **Eiweißminimum** wurde die tägliche Zufuhr von 0,5–0,7 g/kg KG hochwertigen Proteins experimentell ermittelt. Dazu ist zu sagen, dass je nach Nahrungsquelle Proteine unterschiedliche Zusammensetzung, besonders an essenziellen Aminosäuren, aufweisen (biologische Wertigkeit). Zudem unterliegt die Verdauung und Aufnahme der Proteine individuellen Schwankungen. Daher wird eine Zufuhr von 0,8–1 g/kg KG pro Tag empfohlen.

Zur Ermittlung des Bedarfs an Nahrungseiweißen wird die **Stickstoffbilanz** herangezogen. Sie gibt die Differenz zwischen Stickstoffaufnahme und Stickstoffausscheidung wieder.

Insgesamt setzt der Körper pro Tag jedoch sehr viel mehr Proteine um. Der geringe Bedarf an über die Nahrung zugeführten Aminosäuren erklärt sich durch ein sehr effektives Recycling zuvor abgebauter Proteine.

Neben dem Aufbau von Proteinen nutzt der Körper Aminosäuren auch zur Energiegewinnung. Zur Deckung seines Energiebedarfes, besonders wenn ein Mangel an Kohlenhydraten besteht, können bestimmte Aminosäuren zur Gluconeogenese oder Lipogenese genutzt werden. Zum Beispiel kann die Leber aus Aminosäuren Zucker bilden, der dann an anderer Stelle im Körper, besonders im ZNS, für eine ausreichende Energieversorgung genutzt wird. Die **Gluconeogenese** wird hormonell durch **Glucagon** stimuliert. Auch Cortisol und Thyroidhormone beeinflussen sie.

Abbau und Absorption

Im Magen werden die von den Hauptzellen sezernierten **Pepsinogene** durch die Magensäure aktiviert. Diese denaturieren Nahrungseiweiße auch zur leichteren Verdauung. Diese erste Spaltung in größere Bruchstücke wird im Duodenum durch Endo- und Carboxypeptidasen des Pankreas weitergeführt. Die **Peptidasen** werden vom Pankreas in inaktiver Form sezerniert und erst im Duodenum aktiviert. Die letzten Schritte der Spaltung zu freien Aminosäuren, Di- oder Tripeptiden werden von Amino- und Oligopeptidasen des Bürstensaums übernommen. Die entstehenden Produkte werden über verschiedene Carrier in die Enterozyten aufgenommen. Di- und Tripeptide werden in der Zelle weiter hydrolysiert. Die aufgenommenen Aminosäuren verlassen die Mucosazellen in Richtung Blutstrom. Ein kleiner Teil wird von den Enterozytenzellen selbst zum Zellaufbau und zur Energiegewinnung genutzt. Eine eigene Speicherform für Aminosäuren im Körper gibt es nicht. Überschüsse werden zur Energiegewinnung genutzt.

8.10.4 Vitamine

Vitamine sind organische Verbindungen, die der Körper für die Aufrechterhaltung seiner Funktionen benötigt. Sie dienen nicht der Energiegewinnung oder als Bausteine, sondern sind meist wichtige **Cofaktoren von Enzymen**. Der Körper kann die meisten Vitamine nicht selbst synthetisieren und muss sie über die Nahrung aufnehmen. Manche Vitamine können aus Vorstufen, sogenannten Provitaminen, im Körper synthetisiert werden. Andere Vitamine werden durch die Darmflora produziert und können dann absorbiert werden.

Die verschiedenen Vitamine gehören sehr unterschiedlichen Stoffklassen an. Die einfachste Unterteilung unterscheidet fettlösliche (Tabelle 8.8) und wasserlösliche (Tabelle 8.9). Die Absorption fettlöslicher Vitamine ist abhängig von der gleichzeitigen Aufnahme anderer Lipide und der damit verbundenen Gallensäuresekretion. Sie werden in **Chylomikronen** vom Darm zur Leber transportiert.

Tabelle 8.8: Fettlösliche Vitamine

Vitamin	Chemie	Funktionen im Körper
Vitamin A	Retinol, Derivate, Analoga	Sehvorgang, Wachstums- und Differenzierungsprozesse von Geweben (zum Beispiel Lungengewebe, Haut, Spermiogenese)
Vitamin D	Cholecalciferol und Derivate (kann endogen unter UV-Einstrahlung in Keratinozyten der Haut synthetisiert werden)	Calcium- und Phosphathomöostase, Wachstums- und Differenzierungsprozesse der Haut
Vitamin E	α-Tocopherol und Derivate und Analoga	Antioxidans, Bestandteil von biologischen Membranen
Vitamin K	Phyllochinon (Vitamin K_1) und Menachinone (Vitamin K_2).	Bildung bestimmter Gerinnungsfaktoren

Merkhilfe fettlösliche Vitamine: ED(e)KA

Tabelle 8.9: Wasserlösliche Vitamine

Vitamin	Substanz	Funktionen im Körper
Vitamin B_1	Thiamin und Derivate und Analoga	Kohlenhydratstoffwechsel, Neurotransmittersynthese
Vitamin B_2	Riboflavin und Phospate	Zellatmung, Coenzym oder prosthetische Gruppe vieler Oxidoreduktasen
Vitamin B_6	Pyridoxin: Sammelbegriff für Pyridoxol, Pyridaxol und Pyridoxamin	Aminosäurestoffwechsel
Vitamin B_{12}	Cobalamin	Aminosäurestoffwechsel, Fettsäuresynthese, Bildung von Myelinscheiden des Nervensystems
Vitamin C	L-(+)-Ascorbinsäure und Derivate	Antioxidans, Synthese von zum Beispiel Catecholaminen, Gallensäuren, Kollagen
Biotin	D-(+)-Biotin	Coenzym verschiedener Carboxylasen u. a. in Gluconeogenese, Lipogenese
Folsäure	Folsäure und Derivate	Aminosäurestoffwechsel, Purin- und DNA-Synthese
Niacin	Nicotinsäure und Nicotinsäureamid	Coenzym vieler Dehydrogenasen

Vitamin	Substanz	Funktionen im Körper
Panthotensäure	neben der D-(+)-Panthothensäure ist auch der Alkohol D-Panthenol aktiv	Synthese von Coenzym A (CoA)

8.10.5 Mineralien

Für die Aufrechterhaltung der körperlichen Funktionen muss auch die Versorgung mit anorganischen Elementen gewährleistet werden. Sie liegen im Körper gebunden oder in Ionenform vor.

Die **häufigsten Elektrolyte des Körpers** sind die Kationen Na^+, K^+, Mg^{2+} und Ca^{2+} und in Anionen Cl^- und Phosphat.

Sie können in unterschiedlichen Konzentrationsverhältnissen in den verschiedenen Flüssigkeitsräumen des Körpers vor und haben sehr unterschiedliche Funktionen.

- **Natrium- und Chloridionen**, die Bestandteile des Speisesalzes, sind unter anderem beteiligt an der Regulation des Wasserhaushaltes und des Säure-Base-Haushaltes im Körper. Sie spielen bei Transportprozessen an Membranen und bei der Erregungsleitung entscheidende Rollen. Chlorid wird außerdem zur Produktion der Magensäure genutzt.
- **Kaliumionen** sind entscheidend an der Erregungsleitung in Nerven- und Muskelfasern beteiligt.
- **Calcium** wird zusammen mit Phosphat im Skelett und in den Zähnen verbaut und hat daneben als Signalstoff (Second messenger) intrazellulär viele Funktionen. Außerdem ist es Cofaktor verschiedener Enzyme.
- **Magnesiumionen** beeinflussen eine Vielzahl enzymatisch gesteuerter Reaktionen.

Als **Spurenelemente** werden Elemente bezeichnet, die im Körper nur in sehr kleinen Mengen vorhanden sind. Essentielle Spurenelemente haben bestimmte biologische Funktionen und ihr Fehlen löst Mangelerscheinungen aus. In folgender Tabelle sind Spurenelemente des menschlichen Organismus aufgelistet.

Tabelle 8.10: Mineralstoffe und ihre Funktionen im Organismus

Element	Funktion
Eisen	Baustein u. a. von Hämoglobin, Myoglobin, Cytochrome
Iod	Biosynthese der Schilddrüsenhormone
Kupfer	Bestandteil verschiedener Enzyme
Mangan	Bestandteil verschiedener Enzyme
Zink	Bestandteil verschiedener Enzyme und Proteine
Cobalt	Bestandteil des Vitamin-B_{12}
Molybdän	Bestandteil verschiedener Enzyme
Selen	Bestandteil verschiedener Enzyme
Chrom	Beeinflussung der Glucoseaufnahme in Zelle
Fluor	Zahnschmelzaufbau

Die Funktionen der Spurenelemente werden in diesem Buch nicht alle ausführlich behandelt. Die Ausnahme stellt das Eisen dar: In den Kapiteln 6.1.3 und 7.2.7 wird seine Rolle zum Atemgastransport im Blut ausführlicher beschrieben.

Absorption des Eisens

Eisen wird im oberen Dünndarm in Form seiner Ionen Fe^{2+} bzw. Fe^{3+} resorbiert. Es gibt verschiedene Transportwege:

- Fe^{3+} muss zunächst zu Fe^{2+} reduziert werden (z. B. mittels Ascorbinsäure oder Cytochrom b) bevor es über den DMT1 Transporter (Divalent Metal Transporter 1) in den Enterozyt aufgenommen werden kann. Dieser Transporter ist nicht selektiv für Eisen. Die Konzentration anderer zweiwertiger Ionen beeinflusst daher die resorbierte Eisenmenge.
- Fe^{2+} kann an Hämoglobin gebunden in die Enterozytenzelle aufgenommen werden. Dies geschieht mittels HCP1 (Haem Carrier Protein 1). Intrazellulär wird das Eisen mittels Hämoxygenase aus dem Hämoglobin gelöst.

Fe^{2+} wird basolateral durch Ferroportin aus der Zelle ausgeschleust und kann nach Oxidation zu Fe^{3+} (durch weitere Enzyme) an Apotransferrin übertragen werden kann.

Transport

Eisen wird im Serum in Form von Ferrotransferrin transportiert. Es handelt sich dabei um ein Apotransferrin (ein Glykoprotein), an das komplementär 2 Fe^{3+} Ionen gebunden sind. Das Ferrotransferrin wird als Ganzes mittels Endozytose in die Zielzelle aufgenommen. Dazu bindet es an den Eisen-Transferrin-Rezeptor. Intrazellulär wird das Eisen aus dem Komplex gelöst und das Apotransferrin wird wieder aus der Zelle hinaustransportiert.

Speicherung

Die wichtigsten Speicherorte für Eisen im Körper sind Leber, Milz, Darmschleimhaut und Knochenmark. Da Eisenionen in der Lage sind intrazelluläre Strukturen zu oxidieren, z. B. Zelllipide, wird es in Zellen mit hohem Eisengehalt an Ferritin gebunden.

9 Leber, Gallenblase, Pankreas, Milz

9.1 Die Leber

Die Leber (Hepar) liegt hauptsächlich im rechten Oberbauch in der rechten Zwerchfellkuppel und folgt bei der Atmung der Bewegung des Zwerchfells. Sie hat ein typisches Erscheinungsbild. Nach oben und vorne zeigt sie eine glatte, konvex gewölbte Oberfläche, die **Facies diaphragmatica** genannt wird. Damit liegt sie am Zwerchfell und an der vorderen Bauchwand an. Nach unten und hinten sitzt die Leber den inneren Organen auf (Duodenum, Colon, Niere) und hat eine konkave Form, in der die Abdrücke der einzelnen Organe erkennbar sind. Diese unregelmäßige Oberfläche wird **Facies visceralis** genannt. Die Leber ist die größte Drüse im menschlichen Körper und liegt auf der rechten Seite zwischen der fünften und zehnten Rippe. Nach links hin wird sie schmaler und läuft spitz zu, so dass ihr unterer Rand von rechts nach links schräg aufsteigend über den Oberbauch verläuft und sie links bis zur siebten Rippe reicht.

Sie ist fast vollständig von Peritoneum (Bauchfell) umgeben, sie liegt also **intraperitoneal**. Lediglich der Bereich, der mit dem Zwerchfell fest verwachsen ist, die Area nuda, ist nicht von Bauchfell bedeckt.

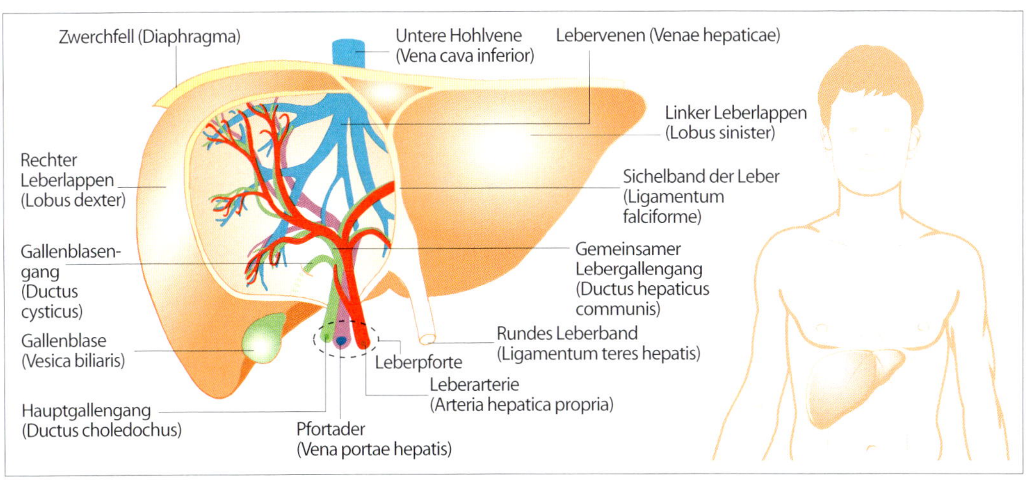

Abb. 9.1: Anatomischer Aufbau der Leber

Es gibt zwei Varianten, die Leber in einzelne Abschnitte zu unterteilen. Die erste Variante ist die Unterteilung in Lappen, die sich hauptsächlich an den Oberflächenstrukturen orientiert. Man unterscheidet zwei große Lappen, den **Lobus dexter** (rechter Leberlappen) und den **Lobus sinister** (linker Leberlappen) wobei der rechte Lappen größer ist als der linke. Getrennt werden die Lappen auf der Facies diaphragmatica (der vorderen und oberen Oberfläche der Leber) durch das Ligamentum falciforme, einer Duplikatur des Bauchfells, das die Leber in ihrer Lage fixiert. Zusätzlich gibt es von der Facies visceralis aus betrachtet zwei weitere Lappen: den **Lobus quadratus** und den **Lobus caudatus**. Der Lobus quadratus liegt zwischen der Gallenblase, der Leberpforte und dem Ligamentum teres hepatis. Der Lobus caudatus wird begrenzt durch die Vena cava (untere Hohlvene), das Ligamentum venosum und die Leberpforte.

Die zweite Variante der Unterteilung gliedert die Leber in neun hepatovenöse Segmente auf. Dabei richtet sich die Segmentierung nach der Verzweigung der Blut- und Gallengefäße.

Die **Leberpforte** liegt auf der Seite der Facies visceralis. Hier treten die **Arteria hepatica** und die **Vena portae** in die Leber ein und hier verlassen die ableitenden Gallengänge, die **Ductus hepatici** die Leber. Über die Arteria hepatica wird die Leber mit arteriellem Blut versorgt (25% der Blutversorgung). Durch die Vena portae gelangt venöses Blut, das von den Verdauungsorganen kommt, in die Leber (restliche 75% der Blutversorgung). Damit werden alle Stoffe, die im Verdauungstrakt absorbiert wurden, erst durch die Leber geleitet bevor sie den restlichen Körper erreichen können. Die **Ductus hepatici** vereinigen sich zum **Ductus hepaticus communis**. Dieser vereinigt sich wiederum mit dem **Ductus cysticus** zum **Ductus choledochus** und leitet die Gallenflüssigkeit zum Zwölffingerdarm.

9.1.1 Das Leberläppchen

Das Leberläppchen (**Lobulus hepaticus**) ist die kleinste funktionelle Einheit der Leber. Es hat einen Durchmesser von etwa 1-2 mm und weist im Querschnitt eine hexagonale Form auf. Die einzelnen Läppchen sind durch Bindegewebe voneinander getrennt und können modellhaft als bienenwabenartige Struktur dargestellt werden. Innerhalb des Bindegewebes verlaufen in den Ecken des Hexagons (**periportale Felder**) die Gefäße, die die Läppchen mit Blut versorgen und die hier beginnenden, abführenden Gallengänge. Wie oben schon beschrieben wird die Leber durch die Arteria hepatica und die Vena portae mit Blut versorgt. Nach ihrem gemeinsamen Eintritt in die Leber an der Leberpforte verzweigen sich diese Gefäße gemeinsam immer weiter bis sie am Ende als **Arteria interlobularis** und **Vena interlobularis** jedes einzelne Leberläppchen erreichen. Dort vermischen sich arterielles und venöses Blut innerhalb der Leberläppchen. Die abführenden **Gallengänge** (Ductus interlobularis) laufen parallel zu den erwähnten Blutgefäßen haben aber eine entgegengesetzte Flussrichtung. Sie leiten das in den Leberläppchen gebildete Gallensekret zum Ductus hepaticus. Die charakteristische Anordnung der drei Gefäße, die sich bis in die kleinste funktionelle Einheit fortsetzt, wird als **Glisson-Trias** (portale Trias) bezeichnet.

Vom Rand des Leberläppchens ziehen einschichtige Platten aus **Hepatozyten** wie Radspeichen in die Mitte des Läppchens. Die Platten sind untereinander verzweigt, so dass ein dreidimensionales Netz entsteht, in dem die Blutkapillare, auch **Lebersinusoide** genannt, von außen zum Zentrum ziehen. Im Zentrum des Leberläppchens münden die Sinusoide in die Vena centralis. Diese leitet das Blut in immer größere Sammelgefäße, die irgendwann in die **Vena cava** münden.

Die Endothelschicht der Lebersinusoide ist stark fenestriert und liegt den Hepatozyten nicht auf. Zwischen der Endothelschicht und den Hepatozyten bildet sich so ein Zwischenraum, der mit Blutplasma gefüllt ist und **Disse-Raum** genannt wird. Die Hepatozyten tragen auf ihrer Oberfläche Mikrovilli, die in den Disse-Raum hineinragen. Damit können sie Stoffe, die über die Vena portae zur Leber transportiert wurden, sehr gut aufnehmen.

Nebeneinander liegende Hepatozyten bilden zwischen ihren benachbarten Zellwänden **Gallenkapillare** (Canaliculus biliferi) aus. Das entstehende Gefäßnetz ist stark verzweigt und streng getrennt vom entgegengesetzt laufenden Blutfluss. In den Gallenkapillaren fließt die von den Hepatozyten gebildete Galle vom Zentrum des Leberläppchens zur Peripherie, wo sich die Kapillare mit den interlobulären Gallengängen vereinigt.

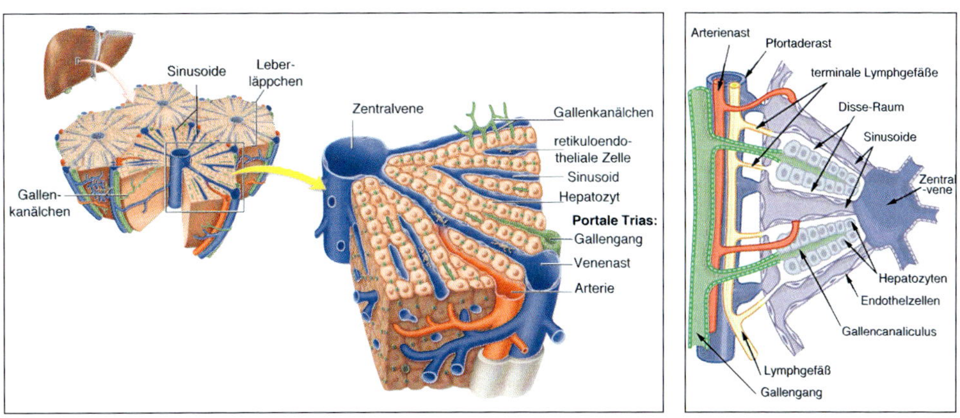

Abb. 9.2: Aufbau der Leberläppchen

Die Hepatozyten erfüllen die verschiedenen **Aufgaben der Leber**. Dazu zählen unter anderem:

- Regulatorische und Speicherfunktionen im **Kohlenhydratstoffwechsel** (zum Beispiel Glycogensynthese, Glycogenolyse, Gluconeogenese, Glycolyse).
- Regulatorische und **Speicherfunktionen** für Eisen, postnataler Erythrozytenabbau, pränatale Hämatopoese.
- **Biotransformation** (zum Beispiel Metabolisierung körpereigener und körperfremder Stoffe führt zu Entgiftung, Inaktivierung oder Aktivierung, bzw. Umwandlung in wasserlöslichere Verbindungen und Ausscheidung).
- **Aminosäure- und Proteinstoffwechsel** (zum Beispiel Biosynthese von Plasmaproteinen, nicht-essenziellen Aminosäuren, Aminosäureabbau, Ammoniakstoffwechsel, Harnstoffsynthese).
- **Lipidstoffwechsel** (zum Beispiel Biosynthese und Exkretion von Cholesterol, Biosynthese und Abbau von Triacylglycerolen, Phospholipiden und Lipoproteinen, Ketogenese, Oxidation und Synthese von Fettsäuren).
- **Synthesefunktionen** (zum Beispiel Hormone, Vitaminen, Komplementfaktoren und Akute-Phase-Proteine).
- **Drüsenfunktion:** Als Produktionsstätte der Galle ist die Leber die größte menschliche Drüse.

Weitere Zellarten in der Leber und ihre Aufgaben sind:

- **Ito-Zellen:** Sie sind im Disse-Raum zu finden. Sie können Fett und Vitamin A speichern. Sie können sich auch in Fibroblasten umwandeln.
- **Kupffer-Sternzellen:** Sie sind in den Lebersinusoiden zu finden und zählen zu den ortsständigen Makrophagen. Sie können partikuläre und makromolekulare Bestandteile des Blutes phagozytieren.

Leberläppchen: Glisson-Trias, 3 gemeinsam verlaufende Gefäßsysteme:
Gallengänge, Arterien, Vene;
Gallenfluss immer entgegen Blutfluss

Aufgaben:

- Nährstoffwechsel
- Biotransformation
- Synthesefunktionen
- Gallenproduktion

9.1.2 Die Pfortader

Die Pfortader ist die Vene, die an der Leberpforte das venöse Blut der Organe des Bauchraumes in die Leber leitet. Sie entsteht aus dem Zusammenfluss vieler Venen und enthält Blut, das vom Magen, Dünn- und Dickdarm, Rectum, Pankreas, Gallenblase und Milz kommt. Das Pfortaderblut ist dadurch reich an mit der Nahrung aufgenommenen und im GIT absorbierten Nährstoffen.

9.2 Die Galle

Täglich werden zwischen 600 und 700 ml Gallenflüssigkeit aus der Leber sezerniert. Der Großteil davon wird von den Hepatozyten gebildet. Sie metabolisieren Stoffe, die sie aus dem Blut der Leberkappillaren aufnehmen und sezernieren bestimmte Produkte in die Gallenkanälchen. Aus osmotischen Gründen diffundiert Wasser parazellulär in die Gallenkanälchen und fungiert als Lösungsmittel. Ein weiterer Teil der Gallenflüssigkeit wird von den Gangepithelien der Gallengänge gebildet. Sie sezernieren HCO_3^- und Wasser und sorgen damit für den pH-Wert der Gallenflüsigkeit zwischen 7,6 und 8,6.

Typische **Bestandteile der Gallenflüssigkeit** sind:

- **Primäre Gallensalze** (Salze der Cholsäure und Chenodesoxycholsäure) werden in der Leber aus Cholesterol synthetisiert.
- **Sekundäre Gallensalze** (Salze der Desoxycholsäure und Lithocholsäure) entstehen aus primären Gallensalzen, die im Darm durch bakterielle Enzyme verdaut werden. Danach werden sie aus dem Darm rückresorbiert und über die Pfortader in die Leber transportiert, wo sie von Hepatozyten aufgenommen und erneut in die Galle abgegeben werden (enterohepatischer Kreislauf, siehe unten). Während der Verdauung und damit der Rückresorption von Gallensalzen steigt die Galleproduktion in der Leber an (gallensäureabhängige Sekretion).
- **Bilirubin** ist das Abbauprodukt des Hämoglobins, das der Galle die typische Färbung verleiht. Es wird in der Leber vor der Exkretion glucuronidiert oder sulfatiert.
- **Weitere** Bestandteile sind Cholesterol, Lecithin und Stoffe, die von der Leber durch Konjugation und Exkretion in die Galle ausgeschieden werden.

Die Gallenflüssigkeit erfüllt als Verdauungssekret eine zentrale Rolle in der Fettresorption und der Resorption fettlöslicher Stoffe.

9.2.1 Die Gallenblase

Die Gallenblase liegt der unteren Leberoberfläche an. Sie ist ein sackartiges, birnenförmiges Organ von 8–10 cm Länge. Der Durchmesser beträgt ungefähr 4 cm. Sie wird in Hals (Collum), Körper (Corpus) und Gallengrund (Fundus) unterteilt. Der Fundus ragt unter dem vorderen Leberrand bis an die Bauchwand.

Von der Gallenblase geht der **Ductus cysticus** ab. Er vereinigt sich mit dem Ductus hepaticus communis zum **Ductus choledochus**. Der Ductus choledochus zieht zum Zwölffingerdarm und vereinigt sich vor seiner Einmündung mit dem Ductus pancreaticus. Gemeinsam bilden sie die **Ampulla hepatopancreatica**. Die Ampulla ist durch den **Sphincter Oddi** verschlossen, der einen Rückfluss von Darminhalt verhindert und die Abgabe der Verdauungssäfte in den Zwölffingerdarm reguliert.

Die Gallenblase dient zwischen den Mahlzeiten der **Speicherung der Galle(nflüssigkeit)**, die fortlaufend von den Hepatozyten produziert wird. Der Sphincter Oddi an der Ampulla hepatopancreatica ist verschlossen, so dass sich die Gallenflüssigkeit im Duchtus choledochus zurückstaut und über den Ductus cysticus in die Gallenblase fließt. Die Mucosa der Gallenblase ist in der Lage durch Resorption von Wasser und Ionen die Gallenflüssigkeit aufzukonzentrieren.

Während der Verdauung treibt die glatte Muskulatur der Gallenblasenwand die Gallenflüssigkeit durch Kontraktion über den Ductus cysticus in Richtung Duodenum. Die Kontraktion wird vor allem durch das Hormon **Cholezystokinin** ausgelöst.

Gallenblase:
- Speicherung der Galle
- Freisetzung der Galle durch Cholezystokinin → Fettverdauung

Der enterohepatische Kreislauf

Der Begriff des enterohepatischen Kreislaufs bezeichnet den Vorgang, dass ein Stoff wiederholt von der Leber über die Galle in den Darm abgegeben wird, der Stoff dort rückresorbiert wird um über die Pfortader zur Leber zu gelangen um dort wieder über die Galle ausgeschieden zu werden. Ein Beispiel dafür ist der bereits beschriebene Kreislauf der Gallensäuren, die im Duodenum in das Darmlumen gelangen, dort an der Lipidresorption maßgeblich beteiligt sind, dann im letzten Dünndarmabschnitt wieder resorbiert werden um über die Pfortader zur Leber zu gelangen und dort von den Hepatozyten wieder dem Gallensekret zugeführt werden. Es gibt aber auch Arzneistoffe, die einem enterohepatischen Kreislauf unterliegen. Die Menge zirkulierender Gallensäuren beträgt etwa 2 bis 4 Gramm, die Umschlagshäufigkeit vier- bis zwölfmal. Durch den Darm ausgeschieden werden etwa 600 mg täglich.

Enterohepatischer Kreislauf: Duodenum – Zersetzung durch bakterielle Enzyme im Dünndarm → Pfordader → Leber → Galle → Duodenum

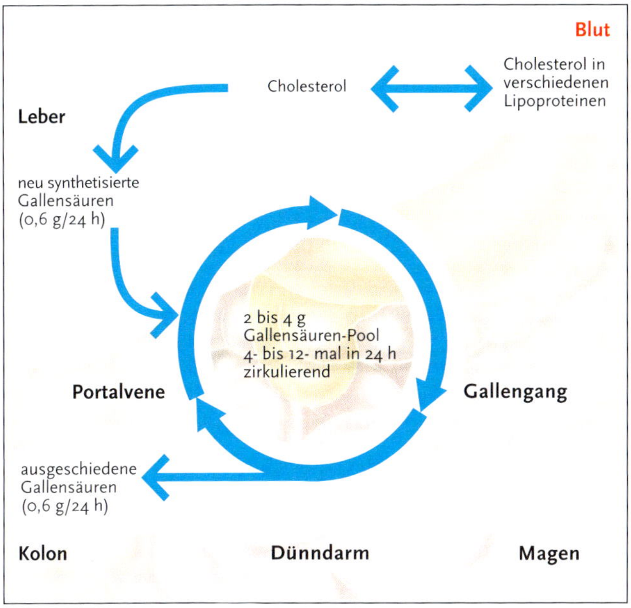

Abb. 9.3: Der enterohepatische Kreislauf

9.3 Die Bauchspeicheldrüse (Pankreas)

Das Pankreas ist eine Drüse, die sowohl exokrine als auch endokrine Funktionen hat. **Exokrin** sezerniert es Verdauungssekrete, den Bauchspeichel, in den Gastrointestinaltrakt. **Endokrin** geben die Langerhans-Inseln Hormone in den Körper ab, die unter anderem für die Regulation des Blutzuckerspiegels zuständig sind.

Das Pankreas ist ein langgestrecktes Organ von 12–15 cm Länge und ungefähr 2,5 cm Breite. Es wird in Kopf, Körper und Schwanz unterteilt. Der Pankreaskopf liegt in der C-förmigen Krümmung des Duodenums und ist leicht hakenförmig. Vom Kopf aus ziehen Körper und Schwanz des Pankreas auf Höhe des ersten und zweiten Lendenwirbels nach links und leicht nach oben bis zum Milzhilus. Die Drüse ist auf voller Länge von Gängen durchzogen, die die Verdauungsenzyme in Richtung der beiden Ausführungsgänge leiten. Der Hauptausführungsgang, der **Ductus pancreaticus** oder Wirsung-Gang, zieht am Kopf des Pankreas zum Zwölffingerdarm. Meist mündet er gemeinsam mit dem Ductus choledochus, dem Ausführungsgang der Galle. Die beiden Ducti laufen zusammen, und bilden kurz vor der Einmündung ins Lumen des Duodenums die Ampulla hepatopancreatica. Die Ampulla ist durch den Sphincter Oddi verschlossen, der einen Rückfluss von Darminhalt in die Pankreasgänge verhindert und die Abgabe der Verdauungssäfte in den Zwölffingerdarm reguliert. Die Einmündung liegt in einer Erhöhung der Darmmucosa, der Papilla duodeni major.

Ein kleinerer Ausführungsgang, der **Ductus pancreaticus accesorius** oder Santorini-Gang, ist nicht immer vorhanden. Er kann eine eigene Einmündung in den Zwölffingerdarm haben.

9.3.1 Endokrine Funktion

Die Hormone des Pankreas werden von den **Langerhans-Inseln** in den Körper abgegeben. Die Langerhans-Inseln machen nur 1–2% der Masse der Bauchspeicheldrüse aus und liegen inmitten der Drüsenläppchen zwischen den exokrin aktiven Zellen. Pro Insel gibt es rund 3000 Zellen, die je nach Differenzierung unterschiedliche Hormone abgeben. Das Gewebe der Inseln ist stark vaskularisiert, um eine rasche Abgabe der Hormone in den Blutstrom zu ermöglichen (pankreatisches Portal-/ Pfortadersystem).

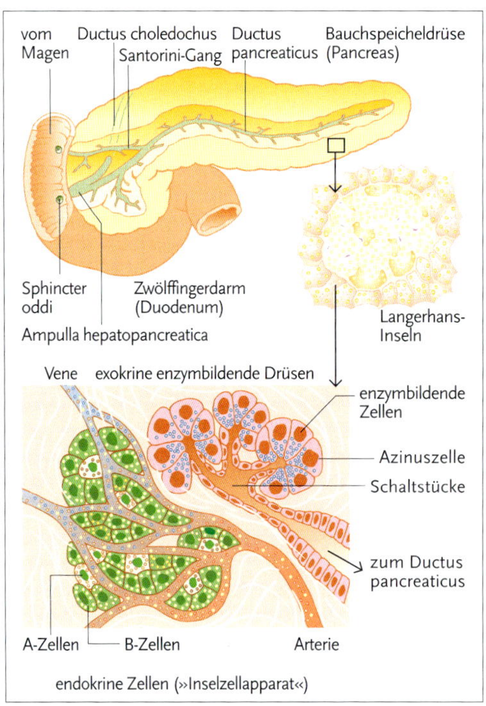

Abb. 9.4: Anatomie des Pankreas

Glucagon

Glucagon wird von den **A-Zellen** der Langerhans-Inseln gebildet. Sie machen 15–20% der Inselzellen aus. Es handelt sich um ein Peptidhormon in Form einer Kette aus 29 Aminosäuren. Die Ausschüttung von Glucagon wird hauptsächlich durch einen **sinkenden Blutzuckerspiegel** ausgelöst. Außerdem wird die Glucagonsekretion durch folgende Faktoren beeinflusst:

- Das **vegetative Nervensystem** kann positive, wie negativen Einfluss ausüben.
- Durch den **Anstieg bestimmter Aminosäurespiegel** wird die Sekretion gesteigert.
- **Insulin hemmt** die Glucagonfreisetzung.
- Wie auch bei Insulin wird die Glucagonfreisetzung durch **Somatostatin gehemmt**.

Der Hauptwirkort von Glucagon ist die Leber. Seine Hauptaufgabe ist die Mobilisierung von Energiereserven bei drohender Unterversorgung durch einen abfallenden Blutzuckerspiegel. Gleichzeitig wird die Insulinfreisetzung angeregt um die freigesetzte Glucose für den Organismus verfügbar zu machen. Die Wirkungen des Glucagon sind in Tabelle 9.1 zusammengefasst.

Tabelle 9.1: Wirkungen des Glucagons

	Glucagon
Lipolyse	↑
Proteolyse	↑
Glycogenolyse	↑
Gluconeogenese	↑
Ketogenese	↑
Insulinfreisetzung	↑

Insulin

Insulin wird von den **B-Zellen** gebildet. Die B-Zellen machen zwischen 65 und 80 % der Zellen der Langerhans-Inseln aus. Sie unterscheiden sich morphologisch von den anderen Zellen durch die Einlagerung von **Insulin-Zink-Komplexen**, die kristalline Strukturen bilden.

Insulin ist ein Peptidhormon, das aus **51 Aminosäuren** aufgebaut ist. Es besteht aus zwei Ketten, A-Kette und B-Kette. Die beiden Ketten sind durch zwei **Disulfidbrücken** miteinander verbunden. Im Proinsulin sind die beiden Ketten über das C-Peptid zu einer langen Peptidkette verbunden.

Die Ausschüttung von Insulin wird hauptsächlich durch den **Anstieg des Blutzuckerspiegels** stimuliert. Bei höheren Blutzuckerwerten wird in den B-Zellen Glucose zu ATP verstoffwechselt. Dieses hemmt ATP-sensitive Kaliumkanäle und schließt sie, wodurch eine Depolarisation ausgelöst wird. Es kommt zur Öffnung spannungsabhängiger Calciumkanäle und Ca^{2+} strömt in die Zelle ein. Durch die erhöhte Ca^{2+}-Konzentration kommt es zur Stimulation der Exozytose.

Neben dem Blutzuckerspiegel haben **weitere Faktoren** Einfluss auf die Insulinfreisetzung:

- Hohe Spiegel an verschiedenen **Aminosäuren** (zum Beispiel Arginin, Lysin) und freien Fettsäuren stimulieren sie.
- Verschiedene gastrointestinale und pankreatische **Hormone** haben positiven Einfluss auf die Insulinfreisetzung. Sie sensibilisieren die B-Zellen für Glucose und bereiten bei der Nahrungsaufnahme auf den zu erwartenden Anstieg des Blutzuckerspiegels vor. Dazu zählen **GLP** (glucagon like peptide), Sekretin, **Gastrin**, **GIP** (glucoseabhängiges insulinotropes Peptid, früher gastric inhibitory peptide) und Cholezystokinin.
- **Glucagon** wirkt in hohen Dosen ebenfalls stimulierend.
- Das **vegetative Nervensystem** kann sowohl einen steigernden, als auch einen hemmenden Effekt auf die Insulinfreisetzung haben.
- **Corticotropin** (ACTH) und **Somatotropin** haben auch Einfluss auf die Ausschüttung.
- **Somatostatin** hemmt sowohl die Ausschüttung von Insulin, als auch von Glucagon.

Insulin gilt als **anaboles, wachstumsförderndes Hormon**. Seine wichtigsten Wirkungen sind in Tabelle 9.2 zusammengefasst.

Tabelle 9.2: Wirkungen des Insulins

	Insulin
Lipolyse	↓
Lipogenese	↑
Proteolyse	↓
Proteinsynthese	↑
Glycogenolyse	↓
Glycogensynthese	↑
Gluconeogenese	↓
Glucoseaufnahme	↑
Glycolyse	↑
Aminosäureaufnahme	↑
Aufnahme von freien Fettsäuren	↑
Glucagonfreisetzung	↓

Alle Insulinwirkungen zielen auf eine **gute Energieverwertung** ab, indem vorhandene Überkapazitäten eingelagert werden und der Verbrauch gesteigert wird.

Glucagon und Insulin sind beide an der Regulierung des Blutzuckerspiegels beteiligt. Über den Tagesverlauf kann er, je nach Nahrungsaufnahme und Betätigung, schwanken. Durch die Regulierung soll sowohl eine Hypo- als auch eine Hyperglykämie vermieden werden. Die Normwerte für die NPG (**Nüchternplasmaglucose**) liegen unter 5,6 mmol/l (100 mg/dl). Zwei Stunden nach dem Essen sollten der Wert nicht über 7,8 mmol/l (140 mg/dl) liegen. Bei Blutglucosewerten zwischen 3,6 und 3,9 mmol/l beginnt der Körper Maßnahmen zur Erhöhung des Blutzuckerspiegels um eine Hypoglykämie zu vermeiden. Die Normwerte für den Blutzuckerspiegel sind altersabhängig.

Somatostatin

Somatostatin wird von den **D-Zellen** des Pankreas', aber auch an anderen Stellen im Körper gebildet. Es handelt sich um ein Peptidhormon, das im Pankreas **parakrin**, das heißt direkt auf benachbarte A- und B-Zellen und ohne Umweg über den Blutstrom wirkt und die Ausschüttung von Insulin und Glucagon hemmt. Daneben hemmt es auch die exokrine Sekretion des Pankreas, die Magensaftbildung, die Darmmotilität, die Ausschüttung verschiedener gastrointestinaler Hormone, die Reninaussschüttung und die Thrombozytenaggregation. Im Hypophysenvorderlappen hemmt es die Ausschüttung von Somatotropin (Wachstumshormon), TSH (Thyrotropin) und ACTH (Corticotropin) (siehe auch Beschreibung des Hypophysenvorderlappens).

Pankreaspolypeptid

F-Zellen des Pankreas' schütten das Pankreaspolypeptid aus. Es hemmt die Sekretion von Verdauungsenzymen im Pankreas und von Somatostatin, sowie die Gallenblasensekretion.

Endokrine Pankreasfunktionen
Glucagon: A-Zelle, blutzuckersteigernd
Insulin: B-Zellen, blutzuckersenkend, speichernd, wachstumsfördernd
Somatostatin: D-Zellen, hemmt Ausschüttung von Insulin und Glucagon
Pankreaspolypeptid: F-Zellen, hemmt Verdauungsenzyme und Gallensekretion
Eselsbrücke: GABI (Glucagon aus A-Zellen, Insulin aus B-Zellen)

9.3.2 Exokrine Funktion

Die exokrinen Drüsen des Pankreas bilden täglich 1–2 l **Pankreassekret** („Bauchspeichel"). Das Drüsengewebe des Pankreas' ist charakterisiert durch ein stark verzweigtes Gangsystem, an deren Ende **Azini** (Singular Azinus), beerenförmige Ansammlungen von Drüsenzellen ohne großes Lumen, sitzen. Die **Azinuszellen** geben ihre Verdauungsenzyme, die sie in Granula apikal speichern, durch Exocytose ab. Die Azini sind durch **Schaltstücke** (Röhren) mit dem Gangsystem des Pankreas verbunden. Die Zellen der Schaltstücke ragen bis in den Azinus und werden als **zentroazinäre Zellen** bezeichnet. Dieser Aufbau ist typisch für das Pankreasgewebe. Der Pankreassaft enthält neben Wasser Enzyme und Elektrolyte.

Enzyme des Pankreassekretes

Der Pankreassaft enthält Enzyme mit diversen Aufgaben in der Verdauung. Kohlenhydrat spaltende **Enzyme** (zum Beispiel α-Amylase, Maltase), Lipase und Ribonucleasen werden in ihrer aktiven Form sezerniert. Andere Enzyme müssen zum Schutz des Pankreas vor Selbstverdauung inaktiv sezerniert und erst im Darmlumen aktiviert werden. Zu diesen Enzymen zählen die Endo- und Exopeptidasen (proteolytische Enzyme) sowie der Cofaktor der Lipase (Colipase) und Phospholipase A. Die Aktivierung übernimmt ein Enzym des Bürstensaums des Duodenums, die Enteropeptidase. Sie aktiviert Trypsinogen, das auch vom Pankreas sezerniert wird, zu Trypsin. Trypsin aktiviert wiederum die anderen Proteasen.

Elektrolyte des Pankreassekretes

Die wichtigsten Elektrolyte des Pankreassekrets sind die Kationen Na^+ und K^+ und die Anionen Cl- und HCO_3^-. Der pH-Wert des Pankreassaftes wird von seiner Konzentration an Bicarbonat bestimmt. Er liegt bei maximaler Sekretion eher im alkalischen Bereich (bis pH 8,2). Die Sekretion eines HCO_3^--reichen Sekrets findet nicht in den Azini, sondern in den Gängen des Pankreas' statt. Durch den **alkalischen Charakter** des Pankreassekrets wird die Magensäure neutralisiert, was zur Inaktivierung der Verdauungsenzyme des Magens führt und ein pH-Optimum für die Arbeit der Enzyme des Pankreas' schafft.

Endokrin: Sekretion in die Blutbahn (z. B. Insulin, Glucagon)
Exokrin: Sekretion an äußere und innere Oberflächen (z. B. Galle, Bauchspeichel)
Parakrin: Sekretion ins Interstitium der unmittelbaren Zellumgebung (z. B. Somatostatin)

9.4 Die Milz

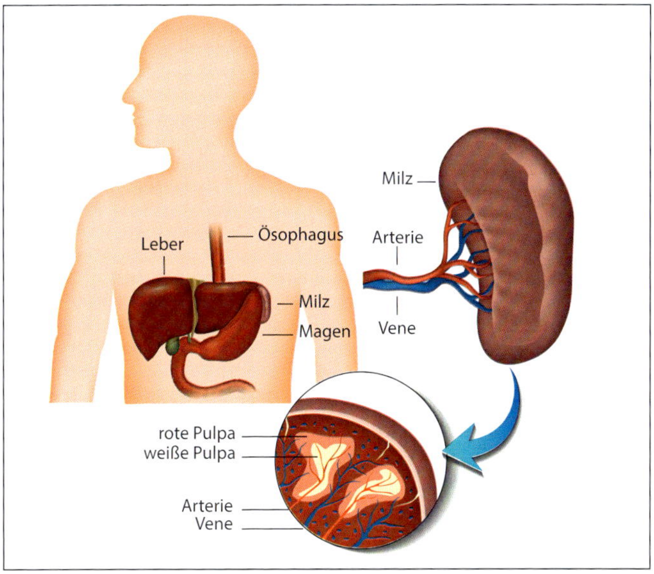

Abb. 9.5: Anatomie der Milz

Die Milz (Splen) liegt **intraperitoneal** im linken Oberbauch in einer Nische zwischen Pankreasschwanz, Magen und Zwerchfellkuppel. Ihre Lage ist daher atemabhängig, jedoch ist sie im Gegensatz zur Leber nicht fest mit dem Zwerchfell verwachsen.

Sie besitzt eine kaffeebohnenartige Form, wiegt ca. 150 g und besitzt eine Größe von etwa 4 x 7 x 11 cm (Merkhilfe „4711"). Ihr Gewebe ist sehr weich. Sie ist jedoch mit einer festen Bindegewebskapsel überzogen, von der Balken (**Trabekel**) in das Organinnere ziehen. Diese Trabekel umgrenzen das eigentliche Organgewebe (**Pulpa**). Die stark durchblutete **rote Pulpa** besteht aus großen Bluträumen (Sinus) und Pulpasträngen. Die **weiße Pulpa** besteht aus lymphatischen Gewebe. In ihr sind zahlreiche Lymphfollikel (= Malphigi-Körperchen) vorhanden.

Die Milz besitzt eine konvexe zum Zwerchfell gerichtete (**Facies diaphragmatica**) sowie eine konkave zu den Baucheingeweiden gerichtete Seite (**Facies visceralis**). Die Ein- und Austrittsstelle der versorgenden Gefäße und Nerven heißt **Milzhilus**.

Als größtes sekundäres lymphoretikuläres Einzelorgan (vgl. Kapitel 6.2.1) ist sie im Gegensatz zu den Lymphknoten in die Blutbahn eingeschaltet und sehr gut durchblutet. Im Gegensatz zu anderen Organen, in denen eine direkte Verbindung zwischen arteriellem und venösem Gefäßsystem über die Kapillaren besteht („geschlossener Kreislauf") enden zahlreiche arterielle Gefäße der Milz direkt im Milzgewebe, sodass das Blut durch diskontinuierliche Venen drainiert werden muss („offene Strombahn"). Eine Verletzung des Organs kann daher sehr schnell zu großen Blutverlusten führen.

9.4.1 Immunologische Funktion

Die Milz kann als Filteranlage verstanden werden. Ihre immunologischen Funktionenkonzentrieren v. a. in der **weißen Pulpa** statt. Als sekundäres lymphatisches Organ finden hier, analog zum Lymphknoten, die Antigenpräsentation für Lymphozyten und Plasmazellen statt.

Diese Funktionen können bei einer nötigen Entfernung der Milz (**Splenektomie**) teilweise von anderen Organen (z. B. Lymphknoten) übernommen werden. In diesem Fall sollte jedoch eine (prophylaktische) **Impfung** gegen *Streptococcus pneumoniae, Haemophilus influenza* und Meningokokken (bekapselte extrazelluläre Bakterien) erfolgen.

9.4.2 Weitere Funktionen

Hierzu gehören:

- Blutbildung (nur in Fetalzeit und ersten Lebensjahren)
- Abbau von Blutzellen:
  Nach ca. 120 Tagen Lebensdauer findet hier die **„Mauserung" der Erythrozyten** statt. Das Hämoglobin wird zu Bilirubin abgebaut, das durch die Pfortader über die Leber bis zur Galle transportiert und dort ausgeschieden wird (vgl. Lehrbücher der Biochemie). Das Eisen des Hämoglobin wird, an Transferrin gebunden, ins Knochenmark transportiert und dort zur Bildung neuer Erythroblasten „recycelt". Überschüssiges Eisen kann als Hämosiderin in der Milz gespeichert werden.
  Zudem werden auch **Thrombozyten** am Ende ihrer Funktionsdauer hier abgebaut. Der Zellabbau findet durch Phagozytose statt.
- Blutspeicher:
  Thrombo- und Erythrozyten können in der Milz gespeichert und bei Bedarf (z. B. großer Blutverlust) schnell mobilisiert werden.

Unterteilung und Aufgaben:
– weiße Pulpa: Immunologische Funktionen
– rote Pulpa: Abbau von Blutzellen (Erythrozyten, Thrombozyten)

10 Elektrolyt- und Wasserhaushalt; die Niere

Die Nieren haben mehrere lebenswichtige Aufgaben:

- Kontrolle und Regulation des Elektrolyt- und Wasserhaushaltes,
- Kontrolle und Regulation des Säure-Base-Haushaltes,
- Abbau von Plasmaproteinen,
- Langfristige Blutdruckregulation,
- Hormonproduktion, die Calciumhomöostase und Blutbildung beeinflusst,
- Ausscheidung von Stoffwechselprodukten und Fremdstoffen (Xenobiotika).

Die Strukturen, die es den Nieren ermöglichen, diese Aufgaben zu erfüllen, werden nachfolgend besprochen.

10.1 Aufbau der Nieren

Die paarigen Nieren (lat. sg. ren) sind an der rückseitigen Bauchwand zu finden. Sie liegen retroperitoneal längs der Wirbelsäule, wobei der obere Pol auf Höhe des zwölften Brustwirbels und der untere Pol auf Höhe des dritten Lendenwirbels liegen. Die Niere ist bohnenförmig. Ihr konvexer, äußerer Rand weist immer nach lateral, der konkave Rand nach medial. Auf der Seite des konkaven Randes befindet sich das **Hilum renale** (Nierenpforte), das ungefähr auf Höhe des zweiten Lendenwirbels liegt. Durch das Hilum treten die großen Gefäße und der **Harnleiter** ein beziehungsweise aus. Auf den Nieren sitzen die **Nebennieren** auf, die am Ende des Kapitels besprochen werden. Die rechte Niere hat Lagebeziehungen zum Lobus dexter der Leber, weshalb sie normalerweise einen halben Wirbel tiefer steht als die linke Niere, und zum Zwölffingerdarm, der vor ihrem Hilum verläuft. Die linke Niere hat Kontakt zu Magen, Milz und Pankreas.

Die Nieren sind 10–12 cm lang und 5–6 cm breit. Sie sind jeweils von drei Hüllen umgeben. Ihre erste Hülle ist eine derbe Bindegewebskapsel (**Capsula fibrosa**), die die gesamte Niere umgibt und mit der Kelchwandung des Nierenbeckenkelchsystems verwachsen ist. Die zweite Hülle ist eine Schicht aus Fettgewebe (**Capsula adiposa**), die Niere und Nebenniere umgibt. Sie stabilisiert die Nieren in ihrer Lage und bietet mechanischen Schutz. Die dritte Hülle wird von der Fascia renalis gebildet. Dabei handelt es sich um Bindegewebe, das die Capsula adiposa einhüllt. Im Querschnitt lässt sich das Parenchym der Niere in mehrere Schichten unterteilen:

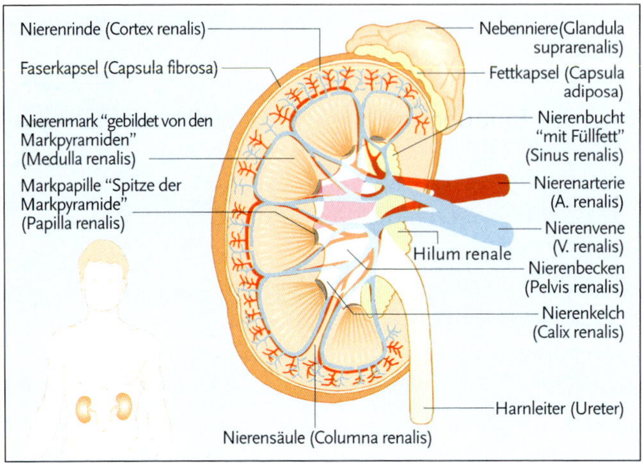

Abb. 10.1: Anatomie der Niere

Nierenrinde (Cortex renalis): Sie liegt direkt unter der Capsula fibrosa und ist ca. 1 cm breit. Säulen des Rindengewebes ziehen zwischen dem Nierenmark bis ins Organzentrum. Man nennt sie Columnae renales (Nierensäulen).

Nierenmark (Medulla renalis): Das Mark ist durch die Nierensäulen in 8–12 Markpyramiden (Pyramides renales) gegliedert. Die Basis einer Pyramide weist in Richtung Nierenrinde, ihre Spitze in Richtung Nierenbecken. Die Spitzen der Markpyramiden werden auch als Markpapillen bezeichnet (Papillae renales). In der Markpapille münden die Papillengänge (Ductus papillares). Die Papillengänge entstehen aus zusammenfließenden Sammelrohren. Von den Pyramiden ausgehend ziehen sogenannte Markstrahlen bis in das Rindengewebe.

Das **Nierenbeckenkelchsystem** (NBKS): Als NBKS wird der urinsammelnde Hohlraum der Niere bezeichnet. Eine Markpapille ist von einem kleinen Nierenkelch überzogen, der den aufgefangenen Urin zu einem Hauptkelch leitet. Dieser mündet schließlich im Nierenbecken (Pelvis renalis), wo der Urin gesammelt und über den Ureter am Hilum in Richtung Blase geleitet wird.

Die **Blutversorgung der Niere** geschieht über die jeweilige Aorta renalis, die am Hilum in die Niere eintritt. Die A. renalis verzweigt sich bis in die Aa. interlobares, die in den Nierensäulen zwischen den Markpyramiden in Richtung Nierenrinde ziehen. Auf Höhe der Basis der Markpyramiden verzweigen die Aa. inter**loba**res sich zunächst in Aa. arcuatae und dann in Aa. inter**lobul**ares. Von diesen gehen die Vasa afferentia (Arteriolen) ab, die zu den einzelnen Nierenkörperchen ziehen. Von den Nierenkörperchen fließt das Blut über die Vasa efferentia weiter. Es ist zu diesem Zeitpunkt noch sauerstoffreich, da während den Vorgängen im Nierenkörperchen (siehe unten) kein nennenswerter Gasaustausch stattfindet. Je nach Lage des Nierenkörperchens fließt das Blut entweder durch das peritubuläre Kapillarnetz in der Nierenrinde und von dort über Vv. inter**lobula**res, Vv. arcuatae und Vv. inter**loba**res zur V.renalis ab. Alternativ fließt das Blut über die Vasa recta, die in die Markpyramiden ziehen, zu den Vv. arcuatae und von dort aus weiter.

Aorta renalis → die Aa. inter**lob**ares → Aa. arcuatae → Aa. inter**lobu**lares
Vasa afferentia → Vasa efferentia → Vasa recta oder Vv. inter**lobu**laris →
Vv. arcuatae → Vv. inter**lob**ares → Vena renalis

10.2 Aufbau des Nephrons

Die kleinste funktionelle Einheit der Niere ist das Nephron. Es besteht aus einem Nierenkörperchen und dem dazugehörigen Tubulussystem. In ihm findet die Harnbildung statt.

Die **Nierenkörperchen** sind als runde Elemente in der Nierenrinde auszumachen. Sie bestehen aus der Bowman-Kapsel, die den Glomerulus umhüllt, und dem juxtaglomerulären Apparat.

Glomerulus: Das Vas afferens tritt in die Kapsel ein, bildet dort ein Kapillarknäuel und verlässt die Kapsel als Vas efferens. Das Knäuel wird als Glomerulus bezeichnet. Die Ein- und Austrittsstelle der Arteriole wird Gefäßpol genannt. Auf der Seite des Gefäßpols liegt der **juxtaglomeroläre Apparat** (lat. iuxta = in der Nähe). Er spielt eine wichtige Rolle in der Blutdruckregulation. Die Wand der Glomeruluskapillaren besteht aus einer stark fenestrierten Endothelschicht und einer Basalmembran. Der Basalmembran sind von außen Fußfortsätze von **Podozyten** aufgelagert. Podozyten sind Epithelzellen der Bowman-Kapsel. Die Ausläufer dieser Zellen umfassen die Glomeruluskapillaren und greifen wie Zähne eines Kammes ineinander, sodass nur schmale Filtrationsschlitze entstehen. Zwischen den Filtrationsschlitzen spannt sich die Schlitzmembran. Diese baut zusammen mit den Endothelzellen und der Basalmembran der Arteriolen den **Harnfilter** auf.

Zwischen den Schlingen des Glomerulus liegen **Mesangiumzellen**. Sie besitzen eine Phagozytosefähigkeit und sind zur Kontraktion fähig.

Die **Bowman-Kapsel** umgibt den Glomerulus und fängt den Primärhahn auf. Sie besteht aus zwei Schichten: den bereits erwähnten Podozyten (Epithelzellen) und aus einem einschichtigen Plattenepithel, das die äußere Umhüllung der Kapsel bildet. Dem Gefäßpol gegenüber liegt der Harnpol. An ihm geht das Plattenepithel der Bowman-Kapsel in das **Tubulussystem** über.

> Das **Nephron** besteht aus Nierenkörperchen und Tubulussystem.
> Das **Nierenkörperchen** besteht aus dem Glomerulus, der von der Bowman-Kapsel umgeben ist, und dem juxtaglomerulären Apparat.

Im Tubulussystem wird aus dem im Nierenkörperchen abfiltrierten Primärharn (ca. 180 l/d) der Sekundärharn (ca. 1,8 l/d). Die Sekretions- und Resorptionsvorgänge finden in den verschiedenen Tubulussegmenten statt.

- **Proximaler Tubulus** (Hauptstück): entspringt am Harnpol des Nierenkörperchens. Der erste Teil ist stark gewunden (Pars convoluta), der zweite Teil verläuft gerade in Richtung Nierenmark (Pars recta). Der proximale Tubulus besitzt ein einschichtiges isoprismatisches Epithel, das einen Bürstensaum aus Mikrovilli zur Oberflächenvergrößerung trägt.
- **Intermediärtubulus** (Überleitungsstück): Zu diesem Tubulusteil gehören der dünne absteigende sowie der dünne aufsteigende Tubulusabschnitt sowie der Abschnitt der haarnadelförmigen Biegung. Der Intermediärtubulus ist mit einem einschichtigen Plattenepithel ausgekleidet.
- **Distaler Tubulus** (Mittelstück): beginnt am dicken, in den Cortex aufsteigenden Teil (Pars recta) und geht dann in einen gewundenen Teil (Pars convoluta) über. Der distale Tubulus besitzt ein einschichtiges hochprismatisches Epithel mit wenigen Mikrovilli. Das Endstück des Pars recta liegt im Bereich des Gefäßpols dem Vas afferens seines Nierenkörperchens an. An der Kontaktstelle bilden eng gedrängte Zylinderepithelzellen im Endothel des Tubulus die **Macula densa**. In der danebenliegenden Gefäßwand des Vas afferens gibt es Renin produzierende Gefäßmuskelzellen (myoepitheliale Zellen). Diese Zellen und die Macula densa, sowie die angrenzenden Mesangiumzellen, sind die Bestandteile des juxtaglomerulären Apparates. Die epitheloiden Gefäßmuskelzellen speichern Renin in Granula intrazellulär und geben es bei Bedarf in die Blutbahn ab (vgl. Renin-Angiotensin-Aldosteronsystem).
- **Henle-Schleife:** Sie setzt sich zusammen aus dem Pars recta des proximalen Tubulus, dem Intermediärtubulus und dem Pars recta des distalen Tubulus. Damit fasst sie den Teil des Tubulussystems zusammen, der bis ins Nierenmark zieht, dort eine haarnadelförmige Kurve macht und zurück in den Cortex zieht.

- **Sammelrohr:** Mehrere distale Tubuli laufen im Sammelrohr zusammen. Es leitet den Harn bis zur Papillenspitze weiter. Sein Epithel besteht zu großen Teilen aus Hauptzellen. Zusätzlich enthält das Epithel Zwischenzellen.

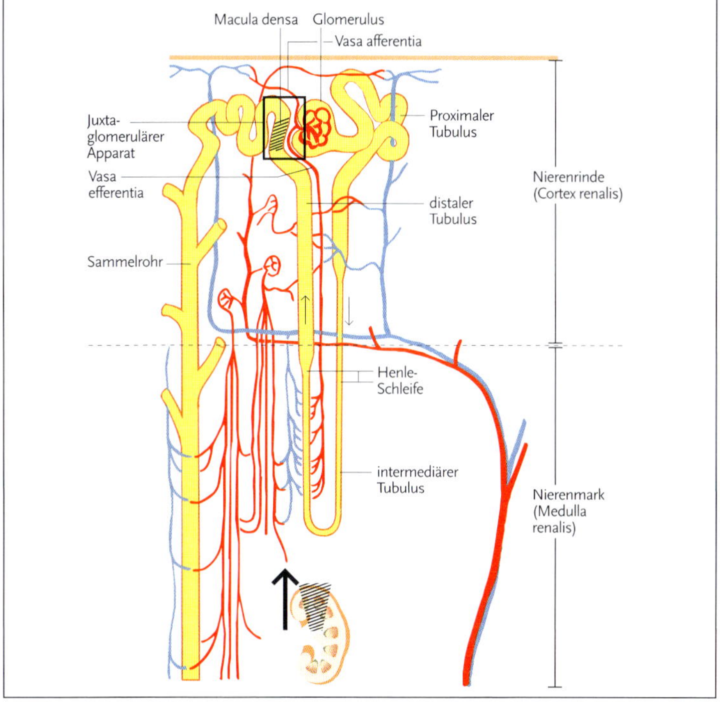

Abb. 10.2: Aufbau des Tubulussystems

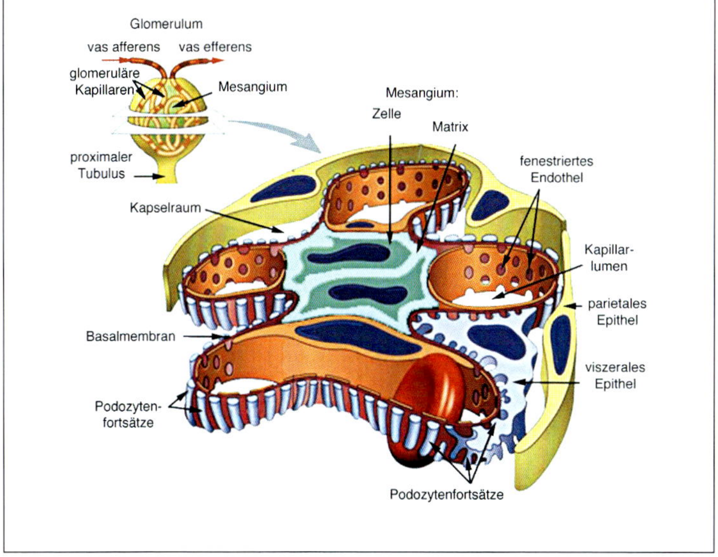

Abb. 10.3: Aufbau eines Glomerulus

Tabelle 10.1: Abschnitte des Tubulussystems

<table>
<tr><th>Abschnitt</th><th>Unterteilt in</th><th>Alternative Benennung</th></tr>
<tr><td rowspan="2">Proximaler Tubulus</td><td>Pars convoluta</td><td>–</td></tr>
<tr><td>Pars recta</td><td rowspan="3">Henle-Schleife</td></tr>
<tr><td>Intermediärtubulus</td><td>dünner absteigender und dünner aufsteigender Teil</td></tr>
<tr><td rowspan="2">Distaler Tubulus</td><td>Pars recta</td></tr>
<tr><td>Pars convoluta</td><td>–</td></tr>
<tr><td>Sammelrohr</td><td>–</td><td>–</td></tr>
</table>

10.3 Glomeruläre Filtration

Die glomeruläre Filtration ist der erste Schritt der Harnbildung. Sie findet im Nierenkörperchen statt. Im Glomerulus, dem Kapillarnetz des Nierenkörperchens, wird das Blutplasma durch den herrschenden Druck durch die speziell gestaltete Kapillarwandung filtriert. Dieser Harnfilter lässt Wasser, Elektrolyte und kleine Moleküle bis zu einer bestimmten Größe passieren und hält größere Moleküle, besonders Eiweiße, zurück. Der so entstehende **Primärharn** erreicht ein tägliches Volumen von ca. 180 l. Er wird ins Tubulussystem des Nephrons weitergeleitet, wo ihm 99 % seines Wassers wieder entzogen werden. Auch für den Körper wichtige Substanzen wie Elektrolyte und Nährstoffe werden rückresorbiert. Verschiedene Abfallstoffe werden dagegen aktiv in den Harn sezerniert.

- Der **effektive Filtrationsdruck** (P_{eff}) ist der Druck, mit dem aus dem Blut der Primärharn abfiltriert wird. Er ist das Ergebnis des Zusammenspiels verschiedener Drücke.
- Der **glomeruläre Kapillardruck** (P_{Kap}) presst Wasser und darin gelöste Moleküle vom Blut durch die Filtermembran in die Bowman-Kapsel. Er ist der Blutdruck, der innerhalb des Glomerulus vorherrscht.
- Dem Blutdruck wirken der Druck, der in der Bowman-Kapsel vorherrscht, und die Differenz der kolloidosmotischen Drücke zwischen Blut und Filtrat entgegen.
- Der **glomeruläre Kapseldruck** (P_{Bow}) ist der Gegendruck, der in der Bowman-Kapsel durch bereits abgepresstes Filtrat und die Wandspannung der Kapsel entsteht.
- Der **kolloidosmotische Druck des Blutes** (π_{Kap}) hängt unter anderem von seiner Konzentration an Plasmaproteinen wie Albumin, Globulinen und Fibrinogen ab. Diese Proteine verbleiben jedoch im Blut, da sie die Filtermembran

nicht überwinden können. Der Primärharn ist demnach praktisch eiweißfrei und besitzt eine sehr geringe Osmolarität. Deshalb kann sein kolloidosmotischer Druck (π_{Bow}) praktisch vernachlässigt werden. Damit überwiegt die Wirkung des π_{Kap}.

Der effektive Filtrationsdruck ist also der glomeruläre Kapillardruck, verringert um den glomerulären Kapseldruck und den kolloidosmotischen Druck des Blutes.

$$P_{eff} = P_{Kap} - P_{Bow} - (\pi_{Kap} - \pi_{Bow})$$

Da π_{Bow} vernachlässigbar: $\mathbf{P_{eff} = P_{Kap} - P_{Bow} - \pi_{Kap}}$

Filterstruktur

Wie bereits beschrieben, besteht der **Harnfilter** aus drei Schichten. Die erste Schicht ist das stark fenestrierte Endothel der Kapillaren des Glomerulus. Sie ist die durchlässigste der drei Schichten. Ihre Porengröße liegt bei 70–90 nm, wodurch große Blutbestandteile, wie Blutzellen, in der Kapillare zurückgehalten werden. Die zweite Schicht ist die Basalmembran der Endothelschicht. Sie enthält reichlich negativ geladene Glykosaminoglykane und stellt vor allem für große Moleküle eine Barriere dar. Durch ihre negative Ladung ist die Permeation für negativ geladene Teilchen (zum Beispiel viele Plasmaproteine) erschwert. Die dritte und äußerste Schicht ist die Schlitzmembran, die die Filtrationsschlitze zwischen den Fußfortsätzen der Podocyten der Bowman-Kapsel bedeckt. Auch sie ist für große Moleküle nur schwer zu passieren.

Der Filter scheint für Moleküle bis 5000 Da frei permeabel (2,5 nm ø) zu sein. Größere Moleküle passieren die Membran zunehmend schlechter. Ab 70000 Da (8 nm ø) erfolgt so gut wie keine Filtration mehr. Dies bedeutet, dass Wasser und darin gelöste Elektrolyte und kleine organische Moleküle frei filtriert werden und die gelösten Substanzen im Primärharn in gleicher Konzentration wie im Blut vorliegen.

Schichten des Harnfilters: Kapillarendothel (stark fenestriert), Basalmembran des Kapillarendothels, Schlitzmembran zwischen den Fußfortsätzen der Podozyten

Glomeruläre Filtrationsrate

Die Glomeruläre Filtrationsrate (GFR) gibt das Volumen an Primärharn an, das pro Zeiteinheit von den Nierenkörperchen abfiltriert wird. Sie hängt vom effektiven Filtrationsdruck und von den Filtereigenschaften (der Filtrationskoeffizient K_F ist von Wasserpermeabilität und Filterfläche abhängig) ab und dient als Indikator für die Leistungsfähigkeit der Nieren. Sind die Werte der GFR zu hoch, kann es zu einer ungenügenden Rückresorption wichtiger Stoffe und Elektrolyte kommen. Sind die

Werte zu niedrig, ist die Ausscheidung von Stoffwechselendprodukten und Xenobiotika nicht ausreichend.

$$GFR = P_{eff} \cdot K_F$$

Um die GFR zu steuern, hat die Niere mehrere Mechanismen der **Autoregulation**. Sie sorgen dafür, dass die GFR bei wechselnden Blutdrücken keine zu starken Schwankungen erlebt. Im Folgenden werden zwei wichtige Mechanismen genauer betrachtet:

- **Myogene Selbstregulierung** (Bayliss-Effekt): Ein erhöhter Blutdruck führt zu einer erhöhten Wandspannung im Vas afferens und würde im Glomerulus zu einem erhöhten effektiven Filtrationsdruck führen. Durch die Dehnung der Wand der Arteriole kontrahiert jedoch die Muskulatur und vermindert damit einen Blutdruckanstieg im nachgeschalteten Glomerulus. Dieser Mechanismus kann sehr schnell auf veränderte Bedingungen reagieren.
- **Tubuloglomeruläres Feedback:** An diesem Mechanismus ist der **juxtaglomeruläre Apparat** beteiligt. In der **Macula densa** des distalen Tubulus registrieren Zylinderepithelzellen des Tubulus den Na^+- und Cl^--Gehalt des Harns. Dieser hängt von der Flussrate im Tubulus ab. Je höher die Flussrate ist, desto weniger können die Elektrolyte rückresorbiert werden und desto höher ist ihre Konzentration im Bereich der Macula densa. Um die Flussrate zu verringern, veranlassen die Zellen der Macula densa die glatte Muskulatur des angrenzenden Vas afferens zur Kontraktion. Dadurch verringern sich der glomeruläre Kapillardruck und damit die GFR und die Flussrate im Tubulus.

Die Clearance

Die Clearance gibt das Volumen an Plasma an, das pro Zeiteinheit von einem Stoff befreit wird. Dementsprechend hat sie die Einheit ml/min. Die Clearance einer Substanz hängt von mehreren Faktoren ab:

- **Glomeruläre Filtration** der Substanz: Wird die Substanz glomerulär vollständig, teilweise oder gar nicht filtriert? Wird eine Substanz vollständig glomerulär filtriert und im Tubulus weder rückresorbiert noch sezerniert, so entspricht ihre Clearance dem glomerulär filtrierten Volumen, also der GFR.
- **Tubuläre Rückresorption** der Substanz: Findet eine tubuläre Rückresorption aus dem Primärharn statt? Wenn ja, wie vollständig ist diese?
- **Tubuläre Sekretion** der Substanz: Findet eine tubuläre Sekretion statt? Wenn ja, wie stark ist sie?

Zum Verständnis werden mehrere Beispiele betrachtet:
Glucose liegt im Plasma gelöst vor und kann als kleines hydrophiles Molekül den Harnfilter frei passieren. Es liegt im Primärfiltrat also in gleicher Konzentration wie

im Plasma vor. Im proximalen Tubulus wird es jedoch vollständig rückresorbiert und nicht sezerniert. Folglich ist beim Gesunden die Clearance von Glucose 0 ml/min.

Harnstoff wird in der Leber als letzter Schritt des Stickstoffmetabolismus synthetisiert. Als kleines Molekül wird er vollständig glomerulär filtriert. Er wird jedoch teilweise tubulär rückresorbiert. Folglich liegt seine Clearance über 0 ml/min, aber unter der GFR, die das Maximum der Clearance darstellt.

Inulin ist ein Polysaccharid. Es wird vollständig glomerulär filtriert und weder rückresorbiert noch sezerniert. Die Menge, die im Harn ausgeschieden wird, entspricht also der Menge, die glomerulär filtriert wurde. Ist die Blutkonzentration von Inulin bekannt, kann über die ausgeschiedene Menge auf das glomerulär filtrierte Volumen pro Zeit, also auf die GFR, rückgeschlossen werden. Da die exogene Zufuhr von Inulin über eine Dauerinfusion relativ kompliziert ist, wird Creatinin als endogener Stoff zur Abschätzung der GFR herangezogen.

Creatinin ist ein Abbauprodukt, das im Muskel ständig produziert und über die Niere ausgeschieden wird. Seine Blutkonzentration ist daher relativ konstant. Renal zeigt es ähnliche Eigenschaften wie Inulin. Es wird glomerulär vollständig filtriert, kann jedoch auch bei hohen Plasmakonzentrationen zusätzlich noch tubulär sezerniert werden. Dennoch kann über die Clearance von Creatinin auf die GFR und damit auf die Leistungsfähigkeit der Niere rückgeschlossen werden. In der Praxis wird zur Abschätzung der Creatininclearance die Serumkonzentration von Creatinin genutzt. Mit ihr kann über unterschiedliche Gleichungen ein Schätzwert für die Creatininclearance ermittelt werden.

Cystatin C ist ein in der Diagnostik ebenfalls verwendeter Parameter. Dieser Cysteinprotease-Inhibitor wird von den meisten kernhaltigen Zellen konstant produziert. Es wird vollständig glomerulär filtriert und rückresorbiert, dabei in den Tubuluszellen metabolisiert und somit aus dem Organismus entfernt. Die Filtration ist somit Grundvoraussetzung für die Metabolisierung und damit ist der Serumwert von Cystatin C ein Maß für die Filterleistung der Niere. Zudem ist sein Wert nicht von Muskelmasse, Alter und Ernährungszustand abhängig. Da es außerdem *nicht* sezerniert wird, besitzt es eine höhere Sensitivität als Creatinin.

p-Aminohippursäure (PAH) wird in der Niere durch vollständige glomeruläre Filtration und zusätzliche Sekretion (fast) vollständig aus dem Plasma entfernt. Die Clearance der PAH ist also gleich dem renalen Plasmafluss (RPF). Die Menge, die über den Harn ausgeschieden wird, gibt demnach Auskunft über die Gesamtdurchblutung der Niere. Der renale Blutfluss (RBF) wird errechnet aus dem RPF und dem Hämatokrit. Diese Eigenschaft nutzt man zur Untersuchung der Nierendurchblutung.

Glucose: Clearance = 0 ml/min
Harnstoff: 0 ml/min < Clearance < GFR
Inulin: Clearance = GFR
Serum-Creatinin → GFR (rechnerisch)
p-Aminohippursäure: Clearance = RPF

10.3.1 Prinzipien der tubulären Sekretion und Rückresorption

Der Primärharn, der im Nierenkörperchen abfiltriert wurde, wird während seiner Passage der einzelnen Tubulusabschnitte zum Endharn. Von den etwa 180 l, die täglich an Primärharn entstehen, werden nach Rückresorptions- und Sekretionsprozessen weniger als 1 % als Harn ausgeschieden. Auch die meisten glomerulär filtrierten gelösten Substanzen werden nicht in der Menge ausgeschieden, in der sie im Primärharn vorlagen. Besonders im ersten Tubulusabschnitt, dem **Pars convoluta** des proximalen Tubulus, werden Wasser, Elektrolyte und andere Substanzen zurück in den Blutstrom befördert. Gleichzeitig sezerniert das Tubulusepithel auch Substanzen, die aus dem Körper eliminiert werden müssen und reguliert durch Sekretion von H^+ und HCO_3^- den Blut-pH.

Die Substanzen können das Tubulusepithel auf verschiedenen Wegen überwinden. Zum grundlegenden Verständnis wird zunächst allgemein auf die Funktion der Tubulusepithelien und die über sie hinweg laufenden Transportprozesse eingegangen.

Der transepitheliale Transport

Epithelien haben eine Barrierefunktion. Sie grenzen den Körper nach außen hin oder gegen ein Lumen im Körper ab. Über Epithelien findet ein Stoff- und Flüssigkeitsaustausch statt. In diesem Kapitel werden beispielhaft die Rückresorptions- und Sekretionsprozesse des Tubulusepithels der Niere betrachtet.

Die Epithelzellen sind polar aufgebaut, das heißt, man kann an ihnen zwei Seiten unterscheiden. Die Grenze zwischen der apikalen (lumenseitigen) und basolateralen (gewebeseitigen) Membran wird von den Schlussleisten gezogen. Schlussleisten verbinden die Membranen benachbarter Epithelzellen miteinander. Dadurch wird der Interzellularspalt (Spalt zwischen zwei Epithelzellen) mehr oder weniger abgedichtet. Der Schlussleistenkomplex besteht aus tight junctions und Desmosomen.

Die apikale Membran steht in Kontakt mit der Flüssigkeit im Tubulus. Die basolaterale Membran grenzt an das Interstitium. Sie unterscheiden sich außerdem in der Ausstattung mit integralen Transportproteinen. So kommt zum Beispiel die Na^+/K^+-ATPase im Tubulusepithel nur in der basolateralen Membran vor.

Eine Substanz kann das Epithel auf zwei Arten überwinden:

a) Transzellulärer Weg

Der Weg der Substanz führt bei der Resorption durch die apikale Membran, das Zytoplasma der Epithelzelle und durch die basolaterale Membran. Der umgekehrte Weg dient der Sekretion. Die Zellmembran wird entweder durch Diffusion überwunden oder durch integrale Membranproteine, wie Kanäle, Carrier oder Pumpen, ermöglicht. Je nachdem woher der Antrieb für einen Transport über die Membran stammt, unterscheidet man mehrere Transportarten:

- **Primär aktiver Transport:** Substanzen werden unter Aufwendung von Stoffwechselenergie durch die Membran gepumpt. Ein Beispiel dafür ist die Na^+/K^+-ATPase. Sie transportiert Na^+ und K^+ gegen die Konzentrationsgradienten aus bzw. in die Zelle. Dabei spaltet sie ATP und nutzt die dadurch frei werdende Energie für den Transport. Durch die Aktivität der Na^+/K^+-ATPase werden die Konzentrationsgradienten der beiden Ionen über die Membran konstant gehalten.
- **Sekundär aktiver Transport:** Für diese Transportart wird der durch den primär aktiven Transport entstehende Konzentrationsgradient genutzt, um einen Carrier anzutreiben. Ein Beispiel dafür ist der Na^+/Glucose-Symporter. Dieser Carrier transportiert Glucose zusammen mit Na^+ in die Zelle. Als Antrieb dient die geringe intrazelluläre Na^+ Konzentration.
- **Tertiär aktiver Transport:** Darunter versteht man einen Carrier-vermittelten Transport, der durch einen sekundär aktiven Transport angetrieben wird. Er ist also über zwei Stufen ebenfalls vom primär aktiven Transport abhängig.

Integrale Transportproteine können nicht unbegrenzt viel Substanz pro Zeiteinheit über die Membran transportieren. Überschreitet die Konzentration der Substanz in der Tubulusflüssigkeit dieses Transportmaximum (T_m), wird der Überschuss mit dem Harn ausgeschieden. Substanzen, die ein T_m besitzen, werden als **Schwellensubstanzen** bezeichnet.

b) Parazellulärer Weg

Der Weg der Substanz führt durch den Schlussleistenkomplex und den Interzellularspalt. Der Transport erfolgt passiv, also durch Diffusion. Die Schlussleisten sind für Wasser und darin gelöste Substanzen, je nach Aufbau mehr oder weniger, permeabel. Man unterscheidet undurchlässige Epithelien (Epidermis, Harnblase), dichte Epithelien (zum Beispiel distaler Tubulus, Colon, Rectum) und lecke Epithelien (zum Beispiel proximaler Tubulus, Dünndarm, Gallenblase).

10.3.2 Stoffliche Sekretions- und Rückresorptionsvorgänge

Im Folgenden wird beschrieben, welche Substanzen in den jeweiligen Tubulusabschnitten sezerniert und resorbiert werden. In Klammern ist jeweils der ungefähr rückresorbierte Anteil angegeben.

Pars convoluta des proximalen Tubulus

Für viele der Transportmechanismen im Tubulusepithel dient das Konzentrationsgefälle des Na^+ vom Lumen in die Zelle als Antrieb. Es wird in allen Tubulusabschnitten durch die Aktivität der basolateral lokalisierten Na^+/K^+-ATPase aufrechterhalten. Ein großer Teil der im Glomerulus filtrierten Flüssigkeit und der darin gelösten Substanzen wird im Pars convoluta des proximalen Tubulus rückresorbiert. Die Aufnahme in die Zelle über Symporter oder Antiporter hängt oft mit Na^+ zusammen. Diese Transportproteine sind im Bürstensaum der apikalen Membran des Epithels lokalisiert.

Durch seine Beteiligung an vielen Transportprozessen wird **Na^+** sekundär aktiv rückresorbiert. Zusätzlich überwindet es parazellulär das Epithel (insgesamt ca. 65 %).

Glucose (100 %) wird mit Na^+/Glucose-Symportern im Verhältnis 1:1 oder 2:1 in die Zellen rückresorbiert. Basolateral wird Glucose von Glucosetransportern in das Interstitium abgegeben und gelangt von dort in die peritubulären Kapillaren. Glucose gehört zu den Schwellensubstanzen. Steigt der Blutzuckerspiegel und damit die Glucosekonzentration im Primärharn über das Transportmaximum (T_m), wird Glucose vermehrt über den Harn ausgeschieden (Glucosurie als Symptom des Diabetes mellitus).

Phosphate (HPO_4^{2-} und $H_2PO_4^-$) und Sulfationen (SO_4^{2-}) werden ebenfalls über Symporter mit Na^+ rückresorbiert. Überschreiten die Plasmakonzentrationen von Phosphat- und Sulfationen bestimmte Werte, werden sie über den Harn eliminiert. Sie gehören zu den Schwellensubstanzen. Die Rückresorption von Phosphat wird durch Parathormon (Hormon der Nebenschilddrüse) und Calcitonin gehemmt und durch Calcitriol gesteigert.

Andere Symporter transportieren mit Na^+ zusammen **Aminosäuren** (100 %) oder **Milchsäure**.

Di- und Tripeptide können im Symport mit H^+ resorbiert werden oder sie werden durch Peptidasen im Bürstensaum zu Aminosäuren abgebaut. Größere **Peptide** (zum Beispiel Insulin) werden über Endozytose in die Epithelzellen aufgenommen und dort abgebaut.

Zur Resorption von **Bicarbonat** (90 %) werden Protonen im Antiport mit Na^+ (Na^+/H^+-Antiporter) in das Tubuluslumen sezerniert. Dort reagieren sie mit dem HCO_3^- des Filtrats zu H_2CO_3. Dieses zerfällt enzymvermittelt zu Wasser und CO_2, das wiederum in die Epithelzellen diffundiert. Das CO_2 wird intrazellulär durch die Carboanhydrase mit Wasser wieder zu H_2CO_3 umgesetzt. Es dissoziiert in der Zelle zu einem Proton und HCO_3^-. Das Proton kann erneut über den Antiporter ins Lumen abgegeben werden und das HCO_3^- gelangt basolateral zurück ins Blut und kann dort als Puffer wirken (vgl. Kapitel Blut).

Zur Regulation des Säure-Base-Haushaltes trägt zusätzlich die Elimination von **H^+** bei. Dies geschieht auf zwei Arten:

H^+ kann nach seiner Sekretion ins Lumen mit Anionen, die einen geeigneten pK-Wert aufweisen, zu **titrierbaren Säuren** reagieren. Ein Beispiel dafür ist HPO_4^{2-}, das mit H^+ zu $H_2PO_4^-$ reagiert. Dieses kann dann mit dem Urin ausgeschieden werden.

Im Nierenepithel kann durch Desaminierung von Glutamin **NH_4^+** (NH_3 + H^+) entstehen. Gleichzeitig entsteht ein HCO_3^-, das im Blutkreislauf als Puffer dient. NH_4^+ wird ins Lumen sezerniert und ausgeschieden. Der Transport über die Membran läuft über Na^+/H^+-Antiporter. Dabei nimmt NH_4^+ die Rolle des H^+ ein. Somit wird ein Proton eliminiert und gleichzeitig ein pufferndes Ion HCO_3^- erzeugt.

Aus osmotischen Gründen folgt **Wasser** (ca. 67 %) den rückresorbierten Substanzen durch das Epithel. Dies bedeutet, dass sich die Osmolarität der Tubulusflüssigkeit nicht verändert. Die Rückresorption verläuft vor allem parazellulär. Dabei zieht das Wasser weitere in ihm gelöste Elektrolyte mit durch die Membran (solvent drag). Zusätzlich erfolgt die Resorption auch transzellulär durch apikal und basolateral vorhandene Aquaporine (Wasserkanäle).

Cl^- (60 %) folgt dem resorbierten Na^+ ebenfalls, da sich durch dessen Entfernung aus dem Lumen über das Epithel hinweg ein elektrischer Gradient entwickelt. Die Cl^--Resorption erfolgt hauptsächlich passiv parazellulär. Zusätzlich gibt es apikal Cl^-/Basen-Antiporter. Das zellulär aufgenommene Cl^- verlässt die Zelle basolateral über einen Cl^--Kanal oder einen K^+/Cl^--Symporter.

Auch **K^+** (65 %), **Ca^{2+}**, **Mg^{2+}** und **Harnstoff** (50 %) werden passiv parazellulär mit dem Wasser rückresorbiert. Durch die Wasserresorption steigt die Konzentration der Substanzen im Lumen. Sie folgen daher ihrem Konzentrationsgradienten ins Interstitium.

Organische Anionen werden zusätzlich zur Filtration durch Sekretion über Anionenaustauscher oder Uniporter eliminiert. Ein basolateraler Anionenaustauscher transportiert organische Anionen aus dem Blut in die Zelle und gleichzeitig intrazelluläres Dicarboxylat aus der Zelle. Es handelt sich dabei um einen tertiär aktiven Transport, da das Dicarboxylat zuvor im Austausch gegen Natrium in die Zelle aufgenommen wurde (sekundär aktiv). Zu den Organischen Anionen gehören u. a. p-Aminohippurat, cAMP, Oxalat, Xenobiotika.

Organische Kationen können über Antiporter oder Uniporter sowohl resorbiert als auch sezerniert werden, wobei die Sekretion überwiegt. Dazu gehören u. a. Adrenalin, Acetylcholin, Methylnicotinamid.

Harnsäure (90 %) wird hauptsächlich resorbiert, kann aber auch sezerniert werden. Die Resorption wird sowohl apikal als auch basolateral durch Urat/Anionen-Antiporter durchgeführt (Lactat, Hydrogencarbonat, p-Aminohippurat). Die Sekretion läuft ebenfalls über Urat/Anionen-Antiporter und über einen apikalen Urat-Kanal.

Oxalat wird über einen Cl^-/Oxalat-Antiporter sezerniert. Oxalat entsteht im Aminosäurestoffwechsel und ist an der Entstehung von Nierensteinen beteiligt.

Henle-Schleife

Die Tubuläre Flüssigkeit, die die Henle-Schleife erreicht, unterscheidet sich in ihrer Zusammensetzung stark vom Primärharn. Die Nährstoffe (Aminosäuren, Glucose) sind bereits rückresorbiert. Dennoch ist die Osmolarität ähnlich des Bluts, da Wasser bisher nur über osmotische Rückresorption zurückgewonnen wurde.

Die dünnen Teile der Henle-Schleife dienen hauptsächlich der parazellulären **Wasser**resorption (15 %).

Im dicken aufsteigenden Teil werden **Na^+** (25 %)**, K^+** (20 %) **und Cl^-** (30 %) über den $Na^+/2Cl^-/K^+$-Symporter vom Lumen in die Zellen transportiert. Na^+ und Cl^- werden basolateral ins Interstitium abgegeben. K^+ kann durch Kanäle in der apikalen Membran zurück in den Tubulus gelangen. Dort herrscht daher ein Überschuss an positiver Ladung, der die parazelluläre Resorption von Kationen (**Ca^{2+}** (30 %), **Mg^{2+}** (70 %), K^+) antreibt. Der dicke aufsteigende Teil der Henle-Schleife ist so gut wie wasserundurchlässig. Daher nimmt die Osmolarität des Harns über seinen Verlauf hin ab.

Harnstoff wird über Harnstoff-Carrier aus dem Interstitium des Nierenmarks in das Tubuluslumen sezerniert.

Pars convoluta des distalen Tubulus

Na^+ und **Cl^-** (5–8 %) werden über einen apikalen Na^+/Cl^--Symporter rückresorbiert. Cl^- verlässt die Zelle basolateral über einen Cl^--Kanal.

Wasser folgt aufgrund der hohen Wasserpermeabilität des Epithels so lange nach, bis die Flüssigkeit wieder isoton zur interstitiellen Flüssigkeit ist.

Ca^{2+} (9 %) wird durch apikal lokalisierte Kanäle aufgenommen und über einen basolateralen $3Na^+/1Ca^{2+}$-Antiporter ins Interstitium abgegeben. Die Aufnahme kann durch Parathormon, Calcitonin und Calcitriol gesteigert werden.

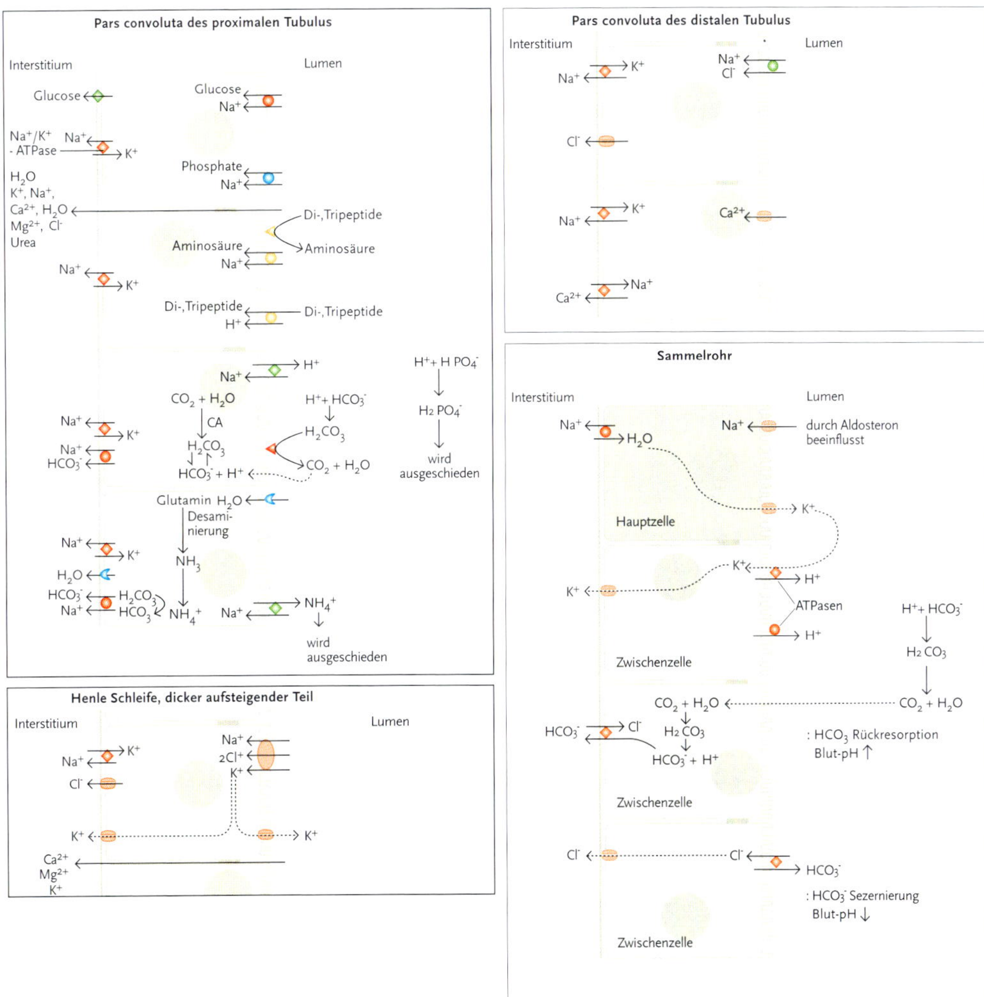

Abb. 10.4: Sekretions- und Resorptionsvorgänge in verschiedenen Abschnitten des Tubulussystems (CA: Carboanhydrase)

Sammelrohr

Die Sammelrohre dienen der Feinregulierung des Wasser- und Ionenhaushaltes sowie des Säure-Base-Haushaltes. Die Hauptzellen des Epithels werden durch Aldosteron und antidiuretisches Hormon (ADH) beeinflusst.

Na^+ (3–4 %) wird über apikal in die Hauptzellen eingebaute Na^+-Kanäle aufgenommen. Die Zahl und Öffnungsdauer wird von Aldosteron (siehe unten) beeinflusst.

K^+ (variabel %) kann sowohl resorbiert als auch sezerniert werden. Die Resorption läuft über eine apikal lokalisierte K^+/H^+-ATPase (im Antiport) in den Zwischenzellen. K^+ verlässt die Zelle basolateral durch K^+-Kanäle. Die Resorption ist durch ihre Kopplung mit H^+ abhängig vom Blut-pH. Die Sekretion hängt mit der durch Aldosteron gesteuerten Na^+-Resorption zusammen. Steigt diese, so pumpt die basolaterale Na^+/K^+-ATPase mehr K^+ in die Hauptzelle. Dieses kann über apikale K^+-Kanäle ins Lumen wandern. Gleichzeitig wird K^+ parazellulär ins Lumen transportiert, da dort durch die Na^+-Resorption ein Überschuss an negativer Ladung vorliegt. Bei erhöhter Na^+-Resorption wird mehr K^+ ausgeschieden.

H^+ wird in den Zwischenzellen auch durch eine H^+-ATPase sezerniert. Dadurch kann wie im ersten Tubulusabschnitt **HCO_3^-** resorbiert werden. Dieses wird über einen HCO_3^-/Cl^--Antiporter basolateral abgegeben. Bei entsprechendem Blut pH können Resorption und Sekretion jedoch auch umgekehrt werden, so dass HCO_3^- ins Lumen und H^+ ins Blut abgegeben wird. Dann wird **Cl^-** (4 %) über apikal in die Zwischenzellen eingebaute Cl^-/HCO_3^--Antiporter rückresorbiert. Cl^- verlässt die Zelle basolateral über einen Cl^--Kanal.

Harnstoff wird im unteren Sammelrohr durch apikale Harnstoff-Carrier rückresorbiert. Er gelangt ins Interstitium des Nierenmarks und wird von dort über Harnstoff-Carrier in das Lumen der Henle-Schleife sezerniert. Von dort gelangt er mit der tubulären Flüssigkeit wieder zum Sammelrohr (intrarenaler Harnstoffkreislauf). Er trägt zur hohen Osmolarität des Nierenmarks bei und spielt eine wichtige Rolle in der Harnkonzentrierung (s. u.).

Wasser wird abhängig von den Hormonen ADH (Wasserkanäle) und Aldosteron (Na^+-Resorption) rückresorbiert.

10.3.3 Harnkonzentrierung

Um Wasser zu sparen, kann die Niere den Harn bis auf die vierfache Osmolarität des Blutplasmas konzentrieren. Dies erreicht sie auf mehreren Wegen.

Gegenstromprinzip

Durch tubuläre Transportprozesse in der Henle-Schleife und im letzten Sammelrohrabschnitt wird im Nierenmark eine zum Nierenbecken hin ansteigende Osmolarität erzeugt.

Im **dicken aufsteigenden Teil** der Henle-Schleife werden Na^+ und Cl^- sekundär aktiv resorbiert und gelangen ins Interstitium, wodurch die Osmolarität steigt. Da dieser Tubulusabschnitt undurchlässig für Wasser ist, kann dieses nicht passiv folgen und verbleibt im Tubulus. Auf dem Weg durch den aufsteigenden Teil der Henle-Schleife sinkt demnach die Osmolarität im Lumen.

Der **absteigende Teil** der Henle-Schleife ist durchlässig für Wasser. Aufgrund der gesteigerten interstitiellen Osmolarität des Nierenmarks folgt das Wasser dem Gradienten. Diese passive Resorption führt dazu, dass zur Spitze der Henle-Schleife die Na^+ und Cl^- Konzentrationen im Tubuluslumen ansteigen. Diese Konzentrationserhöhungen ermöglichen eine passive Resorption, durch die wiederum ein Nachstrom an Wasser erzeugt wird. An der Spitze der Henle-Schleife wird im Tubulus eine hohe Osmolarität erreicht, die wiederum die sekundär aktive Resorption von Na^+ und Cl^- im dicken aufsteigenden Teil der Henle-Schleife unterstützt. Am Ende der Henle-Schleife ist der Harn sogar hypoton.

Zusätzlich wird der Aufbau der Osmolarität durch die Harnstoffresorption im Sammelrohr unterstützt.

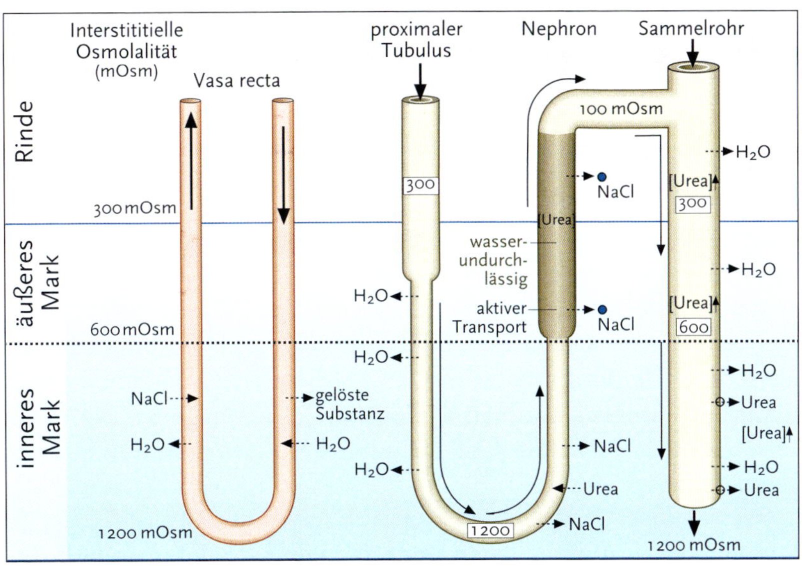

Abb. 10.5: Gegenstromprinzip

Auch die Blutgefäße des Nierenmarks sind im Gegenstromprinzip aufgebaut. So wird verhindert, dass die Substanzen, die die hohe Osmolarität im Mark verursachen, ausgewaschen werden. Durch den Verlauf der Vasa recta in Schleifen wird die Osmolarität in den Kapillaren des Marks kurzzeitig erhöht. In das Mark absteigendes Blut nimmt Elektrolyte und Harnstoff aus dem Interstitium und aus dem aufsteigenden Teil der Vasa recta auf. Gleichzeitig wird ihm Wasser entzogen. Es erreicht dadurch an der **Schleifenspitze eine relativ hohe Osmolarität**. Im aufsteigenden Teil der Vasa recta gibt das Blut die zuvor resorbierten Substanzen passiv wieder ab, an das Interstitium und das entgegenkommende Blut im absteigenden Kapillarabschnitt. Es nimmt dabei auch wieder Wasser auf. Am Ende der Vasa recta ist die Osmolarität im Blut nicht viel höher als zuvor. Die Substanzen verbleiben größtenteils im Nierenmark.

Dieser Effekt nimmt jedoch ab, wenn die Durchblutung der Vasa recta ansteigt. Die **Kapillaren im Nierenmark sind nicht autoreguliert**, was zu einem höheren Blutfluss bei Blutdrucksteigerung führt. Durch den höheren und schnelleren Durchfluss werden die osmotisch wirksamen Substanzen im Nierenmark ausgewaschen. Die Osmolarität sinkt, was zu einer geringeren Harnkonzentrierung und damit zu einer größeren Harnausscheidung führen kann (**Druckdiurese**).

Harnkonzentrierung im Sammelrohr

Vom Pars convoluta des distalen Tubulus gelangt hypotoner Harn in das Sammelrohr. Im Epithel des Sammelrohrs können die Hauptzellen durch Adiuretin (siehe unten) dazu veranlasst werden, **Aquaporine** in die Zellmembran einzubauen. Das Sammelrohr durchläuft das Nierenmark, dessen Interstitium in Richtung Papille eine immer höher werdende Osmolarität aufweist. Diesem Gradienten folgend wird Wasser über die Wasserkanäle rückresorbiert. Im Extremfall kann auf diese Weise im Endharn die vierfache Osmolarität des Blutes erreicht werden.

Ausscheidungswirksame Hormone

Aldosteron gehört zur Gruppe der Mineralocorticoide und ist damit ein Hormon der **Nebennierenrinde**. Es vermittelt seine Wirkung in den Hauptzellen, die im Sammelrohr und in kleinerer Zahl auch im letzten Teil des distalen Tubulus vorkommen, durch Bindung an seinen zytoplasmatischen Rezeptor. Dieser Hormon-Rezeptor-Komplex stimuliert durch Bindung an bestimmte DNA-Sequenzen die Biosynthese der Na^+/K^+-ATPase und von Na^+- und von K^+-Kanälen. In der Folge kommt es zu einer gesteigerten Na^+-Resorption, die auch die passive Wasserresorption fördert. K^+ wird dabei verstärkt sezerniert.

Seine Ausschüttung wird zu großen Teilen über das **Renin-Angiotensin-Aldosteron-System** reguliert. Renin wird von den Epitheloidzellen im juxtaglomerulären

Apparat bei Abnahme der renalen Perfusion und niedriger Na^+-Konzentration ausgeschüttet. Durch Renin wird Angiotensinogen zu Angiotensin I gespalten. Dieses wird durch das Angiotensin-Converting-Enzyme (ACE) zu Angiotensin II. Angiotensin II wiederum stimuliert die Ausschüttung von Aldosteron in der Nebennierenrinde (vgl. Kapitel Kreislauf).

Wirkung von Aldosteron:
- Natriumretention → Wasserretention
- K^+-Ausscheidung

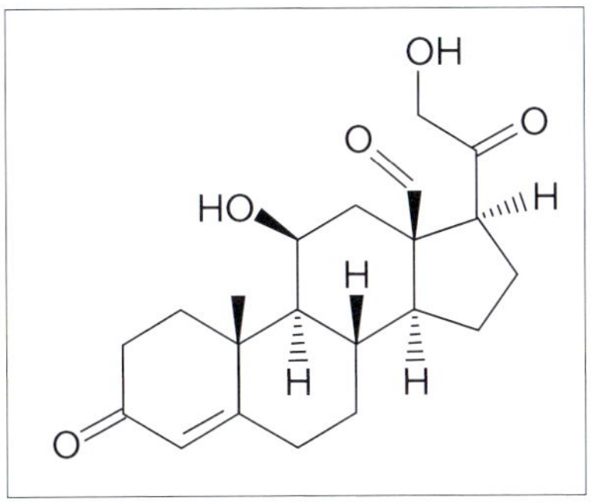

Abb. 10.6: Aldosteron

Adiuretin (antidiuretisches Hormon, Vasopressin, ADH) gehört zu den Hormonen des Hypophysenhinterlappens (Neurohypophyse). Es handelt sich um ein Cyclononapeptid, dessen Vorstufe in Nuclei des Hypothalamus gebildet und über Nervenfasern zum **Hypophysenhinterlappen** transportiert wird. In den Transportgranula wird es zu seiner Wirkform umgewandelt. Es wird durch Exocytose aus den Nervenendigungen freigesetzt. Die Exozytose ist Ca^{2+}-vermittelt und wird durch Aktionspotenziale ausgelöst (Neurosekretion).

Adiuretin bindet an V_2-Rezeptoren in der basolateralen Membran der Hauptzellen, die im Sammelrohr und in kleinerer Zahl auch im letzten Teil des distalen Tubulus vorkommen. Sie veranlassen die Zellen, ihre Wasserpermeabilität zu erhöhen. Dafür sind in den Zellen wasserkanalbildende Glykoproteine in Vesikeln gespeichert. Auf das ADH-Signal hin werden daraus **Aquaporine**, die in die apikale Zellmembran eingebaut werden. Wie unter dem Punkt »Harnkonzentrierung im Sammelrohr« beschrieben, wird dadurch die **Wasserrückresorption** gesteigert.

Das Synonym Vasopressin deutet auf eine weitere Funktion des ADH hin. Über **V_1-Rezeptoren (G_q)** der Haut, der Gefäße und der Skelettmuskulatur wirkt es **vasokonstriktorisch** und dadurch blutdrucksteigernd. Außerdem zeigt ADH Auswirkungen auf das Trinkverhalten, indem es Durst auslöst.

Die ADH-Ausschüttung wird von verschiedenen Signalen stimuliert. Über Sensoren im Hypothalamus und in der Leber wird die Osmolarität registriert. Liegt sie zu hoch, kommt es zur ADH-Sekretion und damit zur Rückresorption von Wasser in den Sammelrohren der Niere. Zusätzlich registrieren Dehnungsrezeptoren im linken Herzvorhof Veränderungen im Plasmavolumen. Ist es zu gering, stimuliert dies die ADH-Sekretion.

Zusätzlich hat auch das Renin-Angiotensin-Aldosteronsystem Einfluss auf die ADH-Sekretion (vgl. Kapitel Kreislauf).

Wirkung von ADH:
- Steigerung renaler Wasserresorption (V_2)
- Vasokonstriktion (V_1)
- Trinkverhalten

10.4 Harnwege

Harnleiter

Der Harnleiter (Ureter) schließt sich an das jeweilige Nierenbeckenkelchsystem an und zieht vom Nierenhilum zur Harnblase. Er ist ein dickwandiges, dehnbares, muskuläres Rohr von 30 cm Länge. Der Durchmesser beträgt ca. 5 mm. Die beiden Harnleiter verlaufen retroperitoneal ins kleine Becken und münden rechts und links von hinten oben in die Blase. Die Wand des Harnleiters ist aus drei Schichten aufgebaut:
- Tunica mucosa (Übergangsepithel, s. u.)
- Tunica muscularis (glatte Muskulatur)
- Tunica adventitia

Der Harnleiter dient, wie der Name schon sagt, dem Transport des Harns durch peristaltische Wellen von der Niere zur Harnblase.

Harnblase

Die Harnblase (vgl. Abb. 14.1 und 14.4) ist ein muskuläres Hohlorgan, das im kleinen Becken lokalisiert ist. Beim Mann liegen der Blase von hinten die Bläschendrüsen und die Samenleiter an. An der Unterfläche liegt die Prostata, die die Harnröhre umschließt. Bei der Frau wölbt sich von hinten die Gebärmutter über die Blase. Bei beiden Geschlechtern liegt die Blase subperitoneal hinter der Symphyse auf dem Beckenboden. Der Wandaufbau ist ähnlich dem des Harnleiters.
- **Tunica mucosa:** Besteht aus Übergangsepithel (Urothel). Dabei handelt es sich um eine Epithelart, die nur im ableitenden Harnsystem vorkommt. Sie ist gekennzeichnet durch ein mehrreihiges hochprismatisches Epithel, das sich

wechselnden Dehnungsverhältnissen anpassen kann. Bei Dehnung werden die Zellen der oberen Zellschicht auseinandergezogen und die Lücken werden von den darunterliegenden Zellreihen ausgefüllt. Bei Entspannung schieben sich die Zellreihen wieder übereinander. Zusätzlich flachen sich die Deckzellen des Epithels ab. Die lumenwärts gerichtete Zellmembran der Deckzellen wird als Crusta bezeichnet. Sie kann sich durch Einbau von Vesikeln in die apikale Zellmembran vergrößern. Im ungefüllten Zustand liegt die Tunica mucosa in Falten.
- **Tunica muscularis:** Drei Schichten glatter Muskulatur, die insgesamt als Detrusor vesicae bezeichnet werden.
- **Tunica subserosa:** Bindegewebsschicht zur Fixierung des Organs in seiner Lage.

Im Bereich des Blasengrundes gibt es ein dreieckiges Areal, das Trigonum vesicae. An den Ecken dieses Dreiecks liegen die Einmündungen der beiden Harnleiter, die durch Schleimhautfalten verschlossen werden können, und die Öffnung zur Harnröhre.

Die Blase ist durch zwei **Sphinctere** verschlossen. Der innere Sphinkter liegt am Beginn der Harnröhre und wird durch eine Verdickung der glatten Muskulatur gebildet. Der äußere Sphinkter besteht aus quergestreifter Muskulatur des Beckenbodens, ist also willentlich steuerbar.

Die Harnblase dient als Reservoir für den von der Niere ständig gebildeten Harn. Die Blasenmuskulatur passt sich dem Füllungszustand an, so dass der Druck in der Blase weitgehend konstant bleibt. Ab einem bestimmten Volumen kommt es zum Harndrang. Die Blasenentleerung (**Miktion**) ist ein Kontraktionsvorgang, der willentlich herbeigeführt wird, der dann aber reflektorisch abläuft (Miktionsreflex). Die Kontinenz, also das Verhindern des ungewollten Harnaustritts, wird zentral gesteuert.

Harnröhre (Urethra)

Der Aufbau der Harnröhre unterscheidet sich zwischen Mann und Frau: Die Urethra der Frau ist zwischen 4 und 5 cm lang und zieht von der Harnblase zwischen Symphyse und vorderer Wand der Vagina zum Scheidenvorhof. Dort bildet sie unterhalb der Glans clitoris eine Öffnung nach außen. Die Urethra des Mannes hingegen ist etwa 25 cm lang und zieht von der Harnblase bis zur äußeren Öffnung an der Spitze der Glans penis. Sie wird in drei Abschnitte unterteilt:
- Pars prostatica (Umgeben von Vorsteherdrüse. Hier münden Drüsen und der Samenleiter),
- Pars intermedia,
- Pars spongiosa.

Die Wand der Harnröhre ist wiederum aus den drei zuvor schon vorkommenden Schichten aufgebaut:
- Tunica mucosa,
- Tunica muscularis,
- Tunica adventitia.

Die Urethra ist der letzte Abschnitt des ableitenden Harnsystems und führt von der Harnblase nach außen. Beim Mann dient sie zusätzlich ab der Einmündung des Samenleiters als letzter Abschnitt der ausführenden Samengänge.

Weg des Harns: Niere → Harnleiter (Ureter) → Harnblase → Harnröhre (Urethra)

10.5 Die Nebenniere (Glandula suprarenalis)

10.5.1 Aufbau

Die Nebennieren sind dem oberen Pol der Nieren aufgelagert und liegen wie die Nieren retroperitoneal und innerhalb der Capsula adiposa. Sie sind pyramidenförmig und ca. 5 cm lang, 1–2 cm breit und bis zu 4 cm dick. Mit ihren Rückseiten grenzen beide Nebennieren an das Zwerchfell. Die rechte Nebenniere ist von unten an die Leber angelagert und liegt nahe der unteren Hohlvene. Die Nebennieren zählen zu den am besten perfundierten, das heißt durchbluteten Organen.

Die Nebennieren zeigen im Querschnitt eine Unterteilung in Nebennierenrinde (Cortex) und Nebennierenmark (Medulla). Die **Nebennierenrinde** (80 % Gewebsanteil) ist aus drei hormonproduzierenden Zellschichten aufgebaut. Von außen nach innen sind dies:
- **Zona glomerulosa:** Enthält kleine, knäuelartige Zellnester
- **Zona fasciculata:** Breitester Abschnitt; Zellen sind in radiären Strängen (Zellsäulen) angeordnet; hohe Konzentration an Lipid (Cholesterol) und Vitamin C.
- **Zona reticularis:** Lockerer netzartiger Zellverband (Zellnetz)

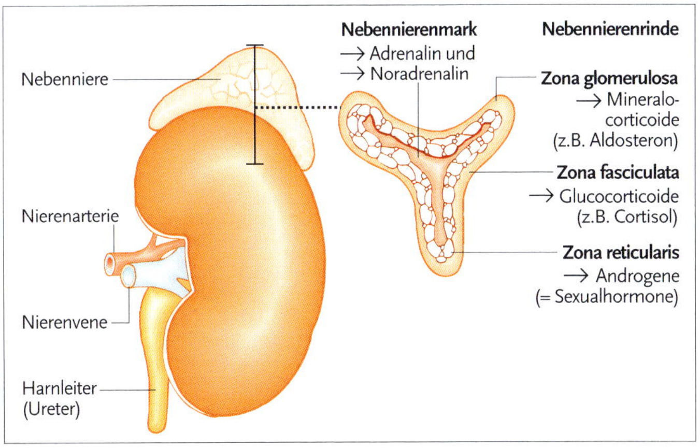

Abb. 10.7: Lage und Aufbau der Nebenniere

Eselsbrücke für Reihenfolge: GFR (Glomerulosa, fasciculata, reticularis)

Das Nebennierenmark enthält chromaffine Zellen, die Katecholamine bilden.

- N-Zellen (20 %) bilden Noradrenalin.
- A-Zellen (80 %) bilden Adrenalin.

Das Mark ist durch multipolare sympathische Ganglienzellen (sympathische Paraganglien, präganglionär, nACh) innerviert. Bei Erregung des Sympathicus werden im Nebennierenmark Noradrenalin und Adrenalin endokrin abgegeben und versetzen den Körper somit in einen Zustand erhöhter Aufmerksamkeit und Erregung.

10.5.2 Hormone der Nebennierenrinde

Die Nebennieren sind endokrin aktive Organe, die verschiedene lebenswichtige Hormone in ihren unterschiedlichen Zellschichten bilden.

Die Hormone, die in der Nebennierenrinde produziert werden, zeigen ein breites Wirkungsspektrum. Trotz sehr unterschiedlicher Funktionen handelt es sich bei allen Hormonen um Steroide, die sich vom Cholesterol ableiten.

Steroide lösen ihre Wirkung meist durch Bindung an einen zytoplasmatisch lokalisierten Steroidrezeptor in ihrer Zielzelle aus. Die Signaltransduktion erfolgt also über intrazelluläre Rezeptoren. Die Steroidrezeptoren liegen im Zytosol gebunden an Hitzeschockproteine (HSP) vor. Nach dem Eindringen des Hormons in die Zelle bildet es mit dem Rezeptor einen Hormon-Rezeptor-Komplex. Das HSP wird dafür vom Rezeptor abgelöst. Der Komplex wandert in den Zellkern und bindet dort zusammen mit einem zweiten Hormon-Rezeptor-Komplex als Dimer an bestimmte DNA-Abschnitte. Dies stimuliert oder hemmt die Transkription dieser DNA-Abschnitte und damit die Bildung bestimmter Proteine.

Mineralocorticoide

Der wichtigste Vertreter der Mineralocorticoide ist das **Aldosteron**. Es wird in der Zona glomerulosa der Nebennierenrinde gebildet. Die Wirkweise und die Regulation seiner Ausschüttung werden im Kapitel zu den Prinzipien der tubulären Sekretion und Reabsorption erläutert.

Glucocorticoide

Die Glucocorticoide werden in der Zona fasciculata gebildet. Der wichtigste Vertreter ist das **Cortisol** (Hydrocortison). Die Ausschüttung von Glucocorticoiden wird von Hypothalamus und Hypophyse reguliert. Im **Hypothalamus** wird **Corticoliberin** (CRH, Corticotropin Releasing Hormon) produziert, das im **Hypophysenvorderlappen** die Freisetzung von **Corticotropin** (ACTH, adrenocorticotropes Hormon) stimuliert. Beide Hormone gehören zu den Peptidhormonen. Die Ausschüttung von CRH und ACTH wird durch eine ausreichende Konzentration von Cortisol im Blut gehemmt. Dieser Mechanismus der Regulation wird als negative Rückkopplung bezeichnet (vgl. Hormonkapitel).

Die Konzentration von Cortisol im Blut zeigt über den Tag einen typischen Verlauf: Am höchsten ist der Blutspiegel in den frühen Morgenstunden. Über den Tag hinweg sinkt er.

Glucocorticoide zeigen im Körper zahlreiche Wirkungen. Sie beeinflussen zum Beispiel den **Stoffwechsel von Fetten, Kohlenhydraten und Eiweißen**, um Energiesubstrate bereitzustellen:

- Stimulation der Gluconeogenese aus Aminosäuren und der Glucoseaufnahme im Darm (steigender Blutzucker),
- Stimulation Ketogenese in der Leber,
- Stimulation der Proteolyse in Muskulatur, Haut und Knochen (Bereitstellung von Aminosäuren),
- Stimulation der Lipolyse im Fettgewebe der Extremitäten (Bereitstellung von Fettsäuren),
- Hemmung von Aufnahme und Verbrauch von Glucose in Fett- und Muskelgewebe.

Außerdem bewirken Glucocorticoide eine **Unterdrückung der Immunabwehr** durch Hemmung der Ausschüttung von Entzündungsmediatoren und lysosomalen Enzymen und durch Hemmung der Bildung bestimmter Immunzellen.

Androgene

In der Zona reticularis werden Sexualhormone produziert, die aufgrund ihrer geringen Menge und schwächeren Wirkung normalerweise eine untergeordnete Rolle spielen. Dazu gehören **Vorstufen des Testosteron**: Dehydroepiandrosteron und Androstendion.

10.5.3 Hormone des Nebennierenmarks

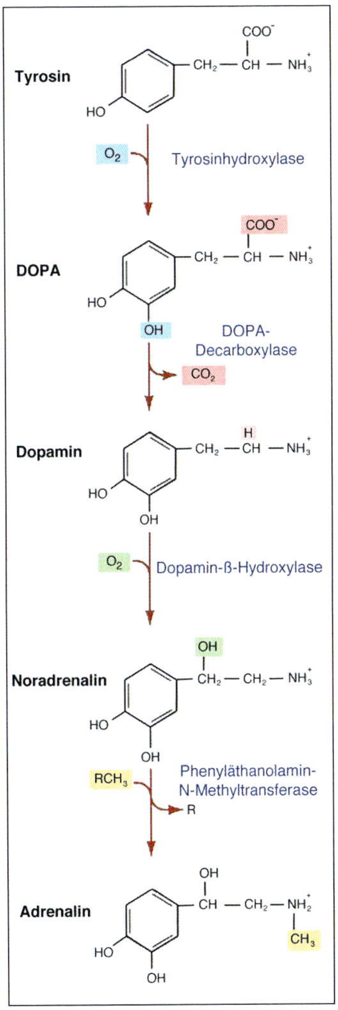

Abb. 10.8: Synthese des Adrenalins

Die Hormone des Nebennierenmarks sind die Katecholamine **Adrenalin** und **Noradrenalin**. Sie werden in den beiden Zelltypen der chromaffinen Zellen gebildet, die als modifizierte sympathische Nervenzellen aufzufassen sind. Die Wirkung der Hormone des Nebennierenmarks ist entsprechend eine systemische Sympathicusaktivierung.

Noradrenalin wird aus der Aminosäure Tyrosin über die Zwischenstufen Dopa und Dopamin synthetisiert. Durch die Einwirkung der N-Methyltransferase wird daraus Adrenalin (Abb. 10.8).

Die Auswirkungen, die eine Sympathicusaktivierung auf den Körper hat, wird im Kapitel zum vegetativen Nervensystem genauer erläutert. Adrenalin und Noradrenalin zeigen jedoch aufgrund unterschiedlicher Aktivität an den verschiedenen Adrenorezeptoren verschiedene Wirkungen. Adrenalin zeigt an α_2- und β_2-Rezeptoren verstärkte Wirkung, Noradrenalin an β_1-Rezeptoren. α_1-Rezeptoren werden von beiden Hormonen gleichstark aktiviert. Die Regulation der Sekretion erfolgt über die vegetativen Zentren im ZNS.

11 Die Haut

Die Haut ist das größte und schwerste Organ des Körpers. Ihre Oberfläche beträgt etwa **2 m²** und sie kann bis zu **10 kg** wiegen. Sie bildet die Abgrenzung zwischen Körper und Umwelt und erfüllt vielfältige **Aufgaben**:

- Schutzfunktion vor chemischen, physikalischen und mechanischen Einflüssen
- Barrierefunktion gegen Mikroorganismen (→ äußerste Instanz des Immunsystems)
- Regulation der Körperhomöostase (Wärmeregulation → zum Beispiel Schwitzen, Schutz gegen Austrocknung)
- Empfindungsvermögen (Tastsinn, Temperatur, Schmerz etc.)
- Stoffwechselaufgaben (Vitamin D-Synthese)

11.1 Aufbau

Grundsätzlich gliedert sich die Haut von außen nach innen (vgl. Abb. 11.1) in **Oberhaut** (Epidermis), **Lederhaut** (Dermis = Korium) und **Unterhaut** (Subkutis). Epidermis und Dermis werden zusammen als Kutis bezeichnet.

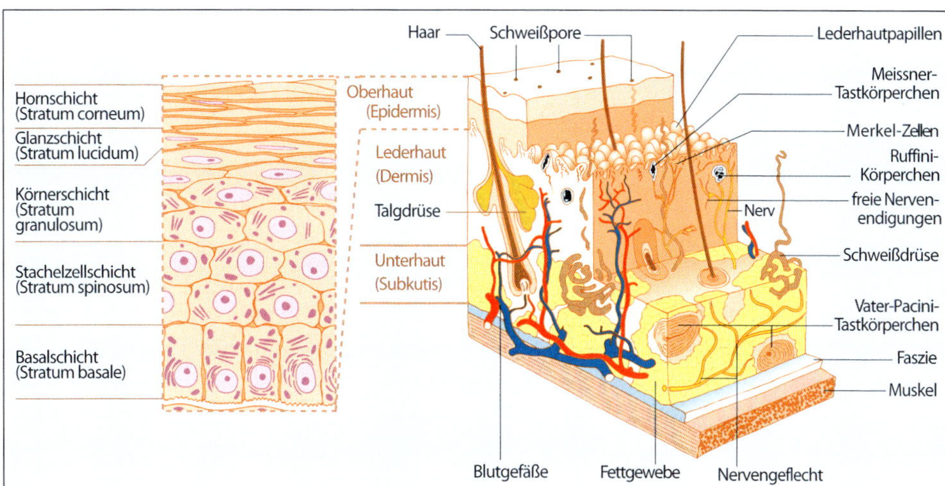

Abb. 11.1: Anatomischer Aufbau der Haut

11.1.1 Epidermis

Die **Epidermis** ist aus einem **mehrschichtigen, verhornenden Plattenepithel** aufgebaut. Ihre Dicke ist an verschiedenen Körperstellen unterschiedlich: An den Lidern ist sie nur 40 µm dick, an mechanisch stark beanspruchten Stellen kann sie bis zu 1,6 mm dick werden (zum Beispiel Handflächen, Fußsohlen).

Sie ist **frei von Blutgefäßen**. Die Versorgung dieser Schicht erfolgt deshalb durch Diffusion durch die daruntergelegene Dermis. Diese ist mit der Epidermis durch Papillen (Faltungen der Dermis) verbunden, die zusätzlich eine größere Diffusionsfläche für die in der Dermis verlaufenden Gefäße bilden. Zusätzlichen Halt bieten aus den unteren zu den oberen Hautschichten verlaufende Hautanhangs-Gebilde (Haare und Drüsen).

Der behaarte Teil des Körpers ist mit Felderhaut bedeckt. Die Felder werden durch Furchen gebildet, in denen die Haare stehen. Die unbehaarte Haut an Fingern und Füßen ist mit Leistenhaut bedeckt, die die typischen Rillen aufweisen (zum Beispiel Fingerabdruck).

Die **Schichtung der Epidermis** ist von außen nach innen:
- Stratum corneum (Hornschicht),
- Stratum lucidum (fakultativ, nur bei Leistenhaut vorhanden),
- Stratum granulosum (Körnerschicht),
- Stratum spinosum (Stachelzellschicht),
- Stratum basale (Basalschicht).

Die Hauptzellen dieser Schichtung sind **Keratinozyten.** Sie werden im einschichtigen Stratum basale gebildet und wandern unter Verhornung und Abflachung nach außen bis zum Stratum corneum.

Das **Stratum corneum** bildet die äußerste Schicht der Epidermis. In dieser Schicht haben die Keratinozyten ihren Zellkern verloren, sind vollständig verhornt und haben eine flache Form angenommen. Hautschuppen sind kleine abgeschilferte Zellen des Stratum corneum. (Strenggenommen liegen in dieser Schicht keine Zellen mehr vor, da sie keinen Zellkern mehr besitzen). Durch diese lipophile Schicht wird ein Schutz nach außen, aber auch ein Schutz vor Austrocknung des Körpers erreicht. Der pH ist mit etwa 5,5 leicht sauer, sodass hauteigene Mikroorganismen (Bakterien, Pilze) ein optimales Milieu finden. Diese Mikroflora ist wichtig, da sie körperfremden Bakterien eine Besiedelung der Hautfläche durch Konkurrenz erschwert. Die äußerste Schicht nimmt damit einen besonderen Platz in der Immunabwehr ein.

Das **Stratum lucidum** ist eine stark lichtbrechende Schicht, die nur an stark verhornten Stellen der Leistenhaut gesehen werden kann.

Darunter folgt das **Stratum granulosum**. Diese Schicht umfasst nur bis zu fünf Zelllagen, in der Lipide (Ceramide) in den Raum zwischen den Zellen abgegeben werden. Sie bilden die Grundlage der Lipophilie des Stratum corneum.

Das etwa doppelt so dicke **Stratum spinosum** besteht bereits aus geschrumpften Zellen, die noch mit Desmosomen miteinander verbunden sind.

Alle vorher besprochenen darüber liegenden Schichten gehen aus dem **Stratum basale** hervor. Die Schicht besteht aus einer Lage zylindrischer Keratinozyten, die mit der darunter liegenden Dermis durch Hemidesmosomen verbunden sind. Sie dient der Regeneration der über ihr liegenden Zellschichten. Zusätzlich sind **Melanozyten** eingelagert. Bei Sonneneinstrahlung bilden sie Melanin (aus der Aminosäure Tyrosin) und sorgen somit für einen Sonnenschutz.

In der Epidermis befinden sich ebenfalls immunaktive **Langerhans-Zellen**. Sie phagozytieren Krankheitserreger und präsentieren deren Antigene auf ihrer Zelloberfläche, damit andere Immunzellen aktiviert werden können. Aufgrund ihrer Funktion werden sie auch als Antigen-präsentierende Zellen bezeichnet (vgl. Immunsystem). In der Epidermis befinden sich auch Zellen des Tastsinns, die weiter unten gesondert besprochen werden.

11.1.2 Dermis (Korium)

Die Dermis ist sehr faserreich und teilt sich von außen nach innen in **Stratum papillare** und **Stratum reticulare.** Das Stratum papillare ist durch die namensgebenden Papillen mit der darüber liegenden Epidermis verankert. In dieser Schicht liegen auch Blutkapillaren, die die darüber liegende Epidermis durch Diffusion versorgen. Zusätzlich können sie durch Vasodilatation Wärme an die Hautoberfläche abgeben. Zusätzlich enthaltene Mastzellen spielen bei allergischen Reaktionen eine Rolle. Das Stratum reticulare ist kollagen- und elastinreich (**Bindegewebe**) und ist für die Elastizität der Haut verantwortlich. In dieser Schicht endende Nervenfasern sind für den Tastsinn verantwortlich (siehe unten).

11.1.3 Subkutis

Die **Subkutis** ist bindegewebig und enthält Fettgewebe. Es dient der Isolation, der Energiespeicherung und dem Schutz bei Druck von außen. Die Dicke schwankt je nach eingelagerter Fettmenge stark. Sie ist reich vaskularisiert und versorgt die darüber liegenden Hautschichten mit Nährstoffen. In ihr beginnen die Schweißdrüsen (s. unten). Des Weiteren liegen Nervenendigungen der Vibrationsempfindung in ihr.

Aufbau (außen → innen): Epidermis – Dermis – Subkutis
Epidermis (außen → innen): Str. corneum – (Str. lucidum) – Str. granulosum – Str. spinosum – Str. basale

11.2 Anhangsorgane

Die Haut besitzt als Anhangsorgane Haare, Nägel, Talgdrüsen, Schweißdrüsen, Duftdrüsen und Brustdrüsen (vgl. Kapitel Fortpflanzung).

Haare sind Fäden aus Horn. Sie sind zugfest und biegsam und haben einen Durchmesser von 5–200 µm. Ihre Wurzel steckt in der Haartasche, die eine Einsenkung der Epidermis darstellt. Die Haarwurzel ist an ihrem unteren Ende verdickt und wird von der Haarpapille ausgehend versorgt. Dieser Teil wird als Haarfollikel bezeichnet. Im Haarfollikel liegende Melanozyten verleihen dem Haar seine Farbe. Vom Follikel ausgehend wächst das Haar etwa 1 cm pro Monat und schiebt sich dabei als Haarschaft über die Hautoberfläche hinaus. Es gibt in der Dermis beginnende Wollhaarfollikel, die einen dünnen Flaum bilden, sowie in der Subkutis liegende Terminalhaarfollikel, die ein kräftiges Haar ausbilden.

An den Enden der Finger und Zehen befinden sich **Nägel.** Sie dienen dem Schutz dieser empfindlichen Körperstellen. Von außen zu sehen ist die gebogene Nagelplatte, die dem Nagelbett aufliegt und von einem Nagelwall aus Haut umgeben ist. Die Nagelwurzel ist in die Nageltasche eingelassen. In dieser Tasche befindet sich die Nagelmatrix, wo die Nagelbildung stattfindet. Die Nägel sind durch Bindegewebsbündel fest mit dem Periost des Knochens verbunden.

Talgdrüsen bestehen aus Zellen, die Fetttröpfchen enthalten. Diese Sebumlipide werden beim Zerfall der Zellen freigesetzt und bilden schließlich den Talg (Sebum). Es existieren auch freie Talgdrüsen (Nasenöffnung, Genitalbereich). Die meisten Talgdrüsen enden jedoch im Haarfollikel, sodass der Talg entlang des Haarschafts auf die Hautoberfläche gelangt und die Haare dabei mit einer Lipidschicht überzieht. Ist die Talgproduktion gesteigert, spricht man von Seborrhoe, ist sie vermindert, von Sebostase.

Die **Schweißdrüsen** sind fast über den gesamten Körper verteilt. Sie bestehen aus einem aufgeknäulten Endstück, das in der Subkutis liegt und durch die Cutis bis zur Hautoberfläche zieht. Sie produzieren ein saures Sekret (Schweiß), das den leicht sauren pH für die Hautflora herstellt und durch Verdunstungskälte zur Abkühlung dienen kann. Zusätzlich sind im Schweiß Elektrolyte, Aminosäuren, Milchsäure und andere organische Substanzen enthalten. Die Schweißdrüsen sind cholinerg innerviert (vgl. Kapitel Vegetativum).

Duftdrüsen sind apokrine Drüsen, die in die Haarfollikel münden. Sie kommen nur in Achselhöhlen, äußerem Gehörgang, Augenlidern, im Genitalbereich und im Brustwarzenvorhof vor. Im Gegensatz zu Schweißdrüsen produzieren sie ein alkalisches, fetthaltiges Sekret. Die Sekretion beginnt in der Pubertät und sinkt am Ende der Aktivität der Keimdrüsen.

11.3 Rezeptoren der Haut

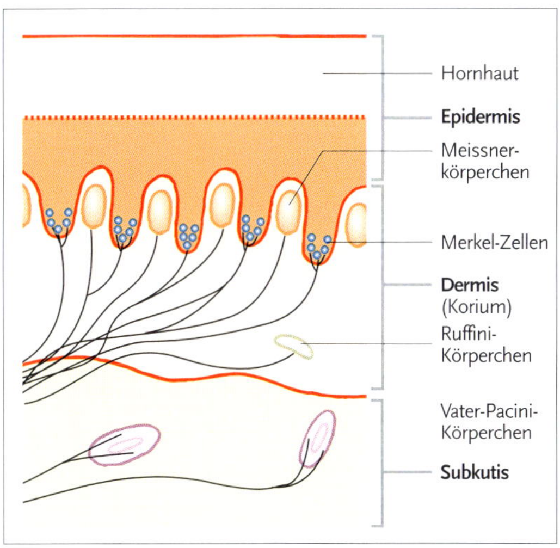

Abb. 11.2: Lagebeziehung der kutanen Rezeptoren in den Hautschichten

Die Rezeptoren der Haut messen verschiedene Qualitäten (zum Beispiel Druck, Temperatur). Sie sind jedoch nicht auf der gesamten Körperoberfläche gleich dicht verteilt. Je dichter die Anzahl der Rezeptoren an einer Körperstelle ist, desto empfindlicher ist diese Stelle für die Sinneswahrnehmung der entsprechenden Rezeptoren (zum Beispiel Tastsinn an der Fingerbeere besser als am Rücken).

Allen Rezeptoren gemeinsam sind **schnell leitende Axone** (dick, myelenisiert, vgl. Kapitel Erregungsleitung) und sensorische Endigungen in der Haut. Wesentliche Unterschiede ergeben sich aus dem Aufbau dieser Endigungen und der Geschwindigkeit der Adaptation an einen gleichmäßigen Reiz.

11.3.1 Mechanosensoren

Die Mechanosensoren sind für das Tastempfinden der Haut verantwortlich. Sie besitzen **korpuskuläre Endigungen**, deren Morphologie die Geschwindigkeit der Reaktion auf einen Reiz bestimmt. Sie unterscheiden sich auch in der **Adaptation:**

- langsam (SA = slowly adapting) → auch lang anhaltender (statischer) Druck wird wahrgenommen.
- schnell (RA = rapidly adapting) → nur kurz andauernde (phasische) Reize werden wahrgenommen.

Druckrezeptoren sind langsam adaptierend (SA). Sie registrieren ein statisches Eindrücken der Haut, auch wenn dies länger geschieht. Es gibt zwei Subtypen:

- **Merkel-Zellen**
  - Reaktion auf Drucksteigerung → steigende Anzahl von Aktionspotenzialen
  - Lage: Grenze zwischen Epidermis und Dermis
  - Morphologie: spezialisierte Epithelzellen der Epidermis verbunden mit dickem Axon
  - Spezialisierung in behaarter Haut: Anordnung in behaarter Haut in Form von Gruppen → Bildung von sogenannten Tastscheiben
- **Ruffini-Körperchen**
  - Reaktion auf Druck- und Spannungssteigerung
  - Lage: in der Dermis der behaarten und unbehaarten Haut
  - Morphologie: flüssigkeitsgefüllte Kapsel mit inliegendem Knäuel von kolbig angeschwollenen Nervenendigungen

Berührungsrezeptoren sind schnell adaptierend (RA). Sie reagieren bei kurzen Reizen wie zum Beispiel einem kurzen Hautkontakt. Hält dieser Kontakt allerdings länger an, nimmt ihre Reizantwort schnell ab (die Berührung wird anschließend vor allem durch die Druckrezeptoren wahrgenommen). Es werden verschiedene Subtypen unterschieden:

- **Meissner-Körperchen**
  - Reaktion auf Geschwindigkeitsänderung einer Berührung → proportionale Anpassung der Zahl der Aktionspotenziale
  - Lage: in unbehaarter Haut, im Stratum papillare der Dermis
  - Morphologie: Schwann-Zellen und Nervenendigungen in übereinanderliegender Schichtung von einer Kapsel umschlossen
  - Besonderheit: Verschieben der Schichten bei Bewegung → Messung der Geschwindigkeit dieser Bewegung
- **Haarfollikel-Rezeptoren**
  - Reaktion bei Bewegung des Haares
  - Lage: um Haarfollikel
  - Morphologie: afferente Fasern, die sich um Haarwurzel winden

Vibrationssensoren der Haut sind derart schnell adaptierend, dass sie lediglich Beschleunigungen messen.

- **Vater-Pacini-Körperchen**
  - Reaktion auf Vibrationen (> 60 Hz)
  - Lage: tiefe Dermis und Subkutis
  - Morphologie: zentrales Axonende mit zwiebelschalenartig umgebenden Schwann-Zellen und Bindegewebszellen
  - Besonderheit: existieren auch in Periost, Gelenkkapseln und Sehnen

11.3.2 Thermosensoren

Die Haut kann die Temperaturempfindungen warm und kalt wahrnehmen. Dabei wird die Hauttemperatur zwischen 31 und 36 °C als indifferent wahrgenommen:

- T > 36 °C: Wärmempfindung → > 45 °C zunehmender Hitzeschmerz
- T < 31 °C: Kälteempfindung → < 17 °C zunehmender Kälteschmerz

Werden konstante Temperaturreize wahrgenommen, spricht man von **statischem Temperaturempfinden. Dynamische Temperaturempfindungen,** also Temperaturänderungen, werden jedoch besonders intensiv wahrgenommen, um zum Beispiel einen Schutz vor Verbrennung zu gewährleisten. Je schneller und größer eine Temperaturänderung ist, desto besser wird sie wahrgenommen, das heißt die Rezeptoren fungieren bei Temperaturänderungen als Differentialfühler. Bei konstanter Temperatur wirken die Rezeptoren als Proportionalfühler. Die Thermosensoren sind dabei in **Kalt- und Warmpunkten** auf der Hautoberfläche verteilt, wobei Kaltpunkte häufiger als Warmpunkte vorkommen. Im Vergleich zu den Mechanosensoren kommen sie insgesamt deutlich seltener vor.

Es existieren zwei Typen von **Thermosensoren**:

- **Warmsensoren**
  - Reaktion v. a. bei 30–43 °C → steigende Entladungsfrequenz, bei höheren Temperaturen Abnahme der Entladungsfrequenz
  - Lage: untere Dermis
  - Morphologie: freie Nervenendigungen, von C-Fasern versorgt
  - CAVE: Hitzeschmerz wird von Nozizeptoren wahrgenommen
- **Kaltsensoren**
  - Reaktion v. a. bei 10–40 °C (Maximum bei 25 °C)
  - Lage: obere Dermis
  - Morphologie: freie Nervenendigungen, von Aδ-Fasern versorgt
  - CAVE: Kälteschmerz wird von Nozizeptoren wahrgenommen

11.3.3 Nozizeptoren

Nozizeptoren reagieren auf **noxische Reize,** also solche, die dem Körper schaden können (zum Beispiel Hitze, Säure etc.).

- Nozizeptoren
  - Reaktion auf Noxen (zum Beispiel Säure, Hitze)
  - Lage: Dermis
  - Morphologie: freie Nervenendigungen, von Aδ/C-Fasern versorgt
  - **cave:** Aktivierung von Nozizeptoren bedeutet nicht automatisch ein Schmerzempfinden

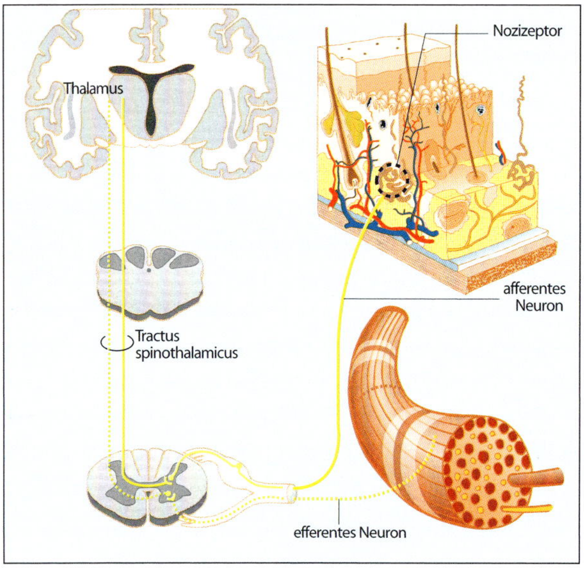

Abb. 11.3: Nozizeptives System

Die Noxen können vielfältiger Art sein: Dazu zählen Verletzungen der Haut, ebenso wie Hitze, aber auch chemische Substanzen wie Säure oder Entzündungsmediatoren (zum Beispiel Prostaglandine). Eine Aktivierung von Nozizeptoren ist nicht mit Schmerzempfindung gleichzusetzen, da Schmerz eine subjektive Empfindung darstellt, die erst im Gehirn entsteht (vgl. Exkurs Schmerzwahrnehmung).

Exkurs: Schmerzwahrnehmung

Die Entstehung von Schmerz beginnt mit der **Nozizeption**. Werden die Nozizeptoren gereizt, senden sie über afferente Neurone in die graue Substanz des Rückenmarks. Dort werden sie umgeschaltet auf Neurone, die im Rückenmark zur Gegenseite kreuzen und zum **Thalamus** ziehen. Aufgrund ihres Verlaufes wird die Gesamtheit dieser aufsteigenden Schmerzfasern als **Tractus spinothalamicus** bezeichnet. Der Thalamus als »Tor zum Bewusstsein« lässt den Menschen die Empfindung »Schmerz« gewahr werden. Vom Thalamus ziehen die Fasern zum Cortex, wo frühere Erfahrungen zu Schmerzen zusätzlich verarbeitet werden. Der Hirnstamm wird über den Tractus spinoreticularis ebenfalls mit aktiviert. Das Gehirn leitet schließlich eine Gegenreaktion ein, um den Körper vor weiterem Schaden zu schützen.

Reflexartig sind allerdings auch Motoneurone und vegetative Neurone mit dem aufsteigenden System verbunden. Das Wegziehen der Hand zum Beispiel bei Hitze geschieht somit, bevor wir uns dessen im Gehirn bewusst werden. Die reflektorische Reaktion des Sympathicus bei Schmerzreizen (Herzklopfen, Schweißausbrüche etc.) geschieht ebenfalls unbewusst. Diese vegetative Reaktion kann durch den Hirnstamm modifiziert werden. Diese Modifikation und Reaktion geschieht mittels absteigender Schmerzbahnen.

Tabelle 11.1: Rezeptoren der Haut

	Name	Empfindung	Lage	Adaptationstyp
Mechanosensoren	Merkel-Zelle	Druck	Grenze zwischen Epidermis und Dermis	SA
	Ruffini-Körperchen	Druck-Spannung	Dermis	SA
	Vater-Pacini-Körperchen	Vibration	Tiefe Dermis und Subkutis	RA
	Meißner-Körperchen	Berührung	Stratum papillare	RA
	Haarfollikel-Rezeptoren	Bewegung des Haares	Um Haarfollikel gewunden	RA
Nozizeptoren	–	Schmerz	Dermis	SA
Thermosensoren	Warmsensoren	Wärme (30–45°C)	Dermis	SA und RA
	Kaltsensoren	Kälte (10–40°C)	Dermis	SA und RA

SA: slowly adapting; RA: rapidly adapting (vgl. 11.3.1)

11.4 Stoffwechselaufgaben der Haut

In der Haut verlaufen wesentliche Schritte der Synthese von **Vitamin D**. Es spielt im Calcium- und Phosphatstoffwechsel eine Rolle und wird daher im Zusammenhang mit dem Knochenumbau besprochen. In der Haut wird **Provitamin D_3** (Cholesterinderivat) durch Sonnenstrahlung auf die Haut **photolysiert** (vgl. Abb. 11.4). Das entstehende Vitamin D_3 wird schließlich in Leber und Niere zu Calcitriol hydroxyliert wird (vgl. Lehrbücher der Biochemie).

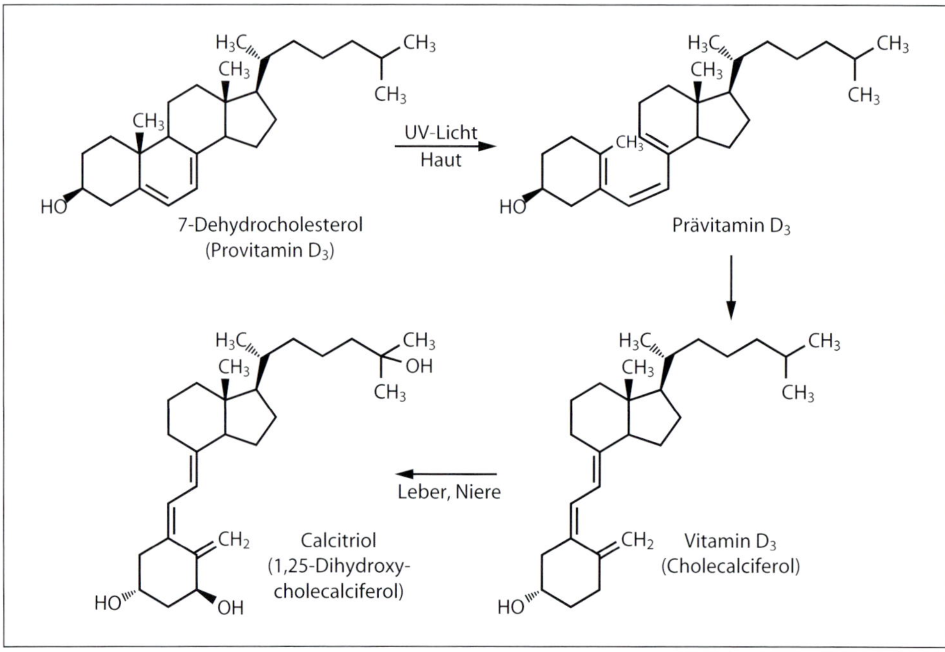

Abb. 11.4: Synthese des Vitamin D

12 Das Auge

12.1 Das Auge als optischer Apparat

Das Auge wandelt elektromagnetische Strahlung zwischen **400–750 nm** in elektrische Impulse um, die im Gehirn verarbeitet werden, sodass ein Bild unserer Umwelt entsteht. Prinzipiell kann das Auge dazu in den **dioptischen Apparat** (= Bestandteile des Auges *vor* der Netzhaut) und die **Retina** (= Netzhaut) unterteilt werden. Ersterer wirft ein umgekehrtes und verkleinertes Bild auf die Netzhaut, die daraus wiederum elektrische Signale generiert. Die Verarbeitungsprozesse im Gehirn sind nicht Gegenstand dieses Kapitels.

12.1.1 Anatomischer Aufbau

Das Auge ist ein rundes bis elliptisches Organ. Seine Wand ist von außen nach innen (zum Augeninneren gerichtet) aus drei Schichten aufgebaut:

- **Lederhaut (Sklera):** Fest → Schutz des Auges nach außen.
- **Aderhaut (Choroidea):** Reich an Blutgefäßen.
- **Netzhaut (Retina):** Signalumwandlung von Lichtstrahlen zu Aktionspotenzialen.

Die Choroidea wird im vorderen Augenbereich zur **Iris (Regenbogenhaut)**. Die Pigmentierung der Iris ist für die Augenfarbe verantwortlich. Sie besitzt in der Mitte ein Loch (**Pupille**), durch das Licht ins Augeninnere gelangen kann. Die Iris besitzt radiär verlaufende glatte Muskelfasern (**M. dilatator pupillae**) zur Weitstellung und am Innenrand einen ringförmigen Muskel (**M. sphincter pupillae**) zur Engstellung der Pupille.

Durch Iris und Linse wird das Auge in Augenkammern unterteilt:

- **Vordere Augenkammer:** Begrenzt durch Cornea (vorne) und Iris (hinten).
- **Hintere Augenkammer:** Begrenzt durch Iris (vorne) und Linse (hinten).
- **Augeninneres:** Begrenzt durch Linse (vorne) und Retina (hinten) → vom Glaskörper (Corpus vitreum) ausgefüllt.

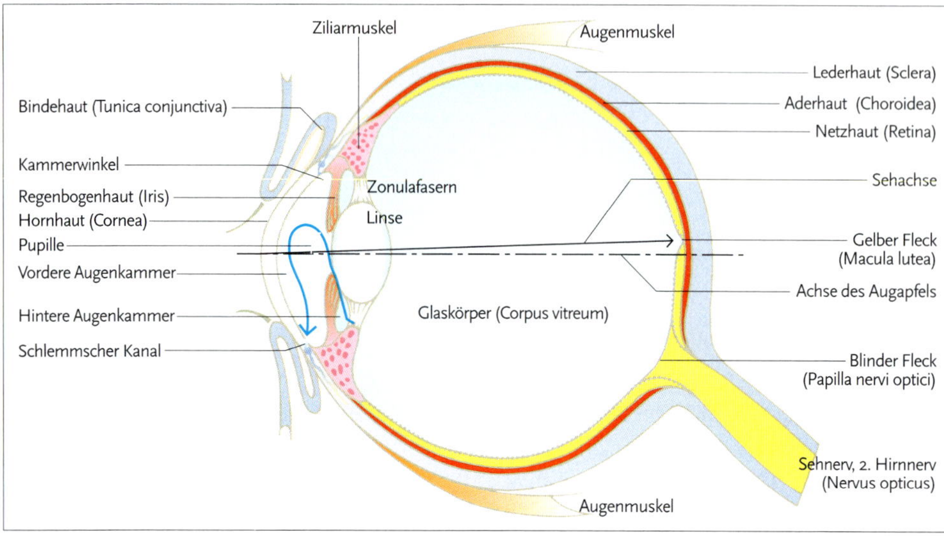

Abb. 12.1: Anatomie des Auges (blaue Pfeile: Zirkulation des Kammerwassers)

In der hinteren Augenkammer wird **Kammerwasser** am **Ziliarmuskel** produziert, zirkuliert durch die Iris in die vordere Augenkammer und wird dort vom **Schlemm-Kanal** resorbiert (vgl. Glaukom). Die Linse ist über **Zonulafasern** mit dem Ziliarmuskel verbunden. Zwischen hinterer Augenkammer und Retina liegt der gallertige **Glaskörper**. Er erzeugt einen Gegendruck zum umliegenden Gewebe und hält somit das Augeninnere geöffnet für den Durchgang von Licht.

Das Licht fällt auf die **Retina**. In ihr liegt die **Fovea centralis (Sehgrube = Ort des schärfsten Sehens auf der Netzhaut)**. An der Papilla nervi optici verlässt der **Nervus opticus** das Auge. An dieser Stelle kann auf der Retina kein Lichteinfall wahrgenommen werden (**»blinder Fleck«**). Das Gehirn gleicht diese »Lücke« im Bild jedoch aus, sodass sie normalerweise nicht auffällt.

12.1.2 Lichtbrechung

Wenn ein Lichtstrahl das Auge durchquert, durchläuft er folgende Strukturen: Hornhaut, Kammerwasser, Linse und Glaskörper. An jeder Grenzfläche dieser Strukturen wird aufgrund unterschiedlicher optischer Dichten das **Licht gebrochen** (vgl. Physikbuch). Je größer der Unterschied der Brechungsindices der beiden angrenzenden Medien, desto größer die Brechung (Luft besitzt zum Beispiel den Index 1, Wasser 1,33). Die Brechkraft wird in **Dioptrien (dpt)** angegeben, wobei

$$1\,dpt = \frac{1}{f[m]} \quad \text{(f = Brennweite).}$$

Die Cornea bricht das Licht am stärksten (ca. 43 dpt; großer Unterschied der optischen Dichte zu Luft). Die Linse besitzt eine variable Brechkraft von ca. 19–34 dpt (vgl. unten). Die **Gesamtbrechkraft** des Auges in Ruhe beträgt etwa **59 dpt**. Auf der Netzhaut entsteht nach den physikalischen Gesetzen des Strahlengangs ein **umgekehrtes, verkleinertes** Bild.

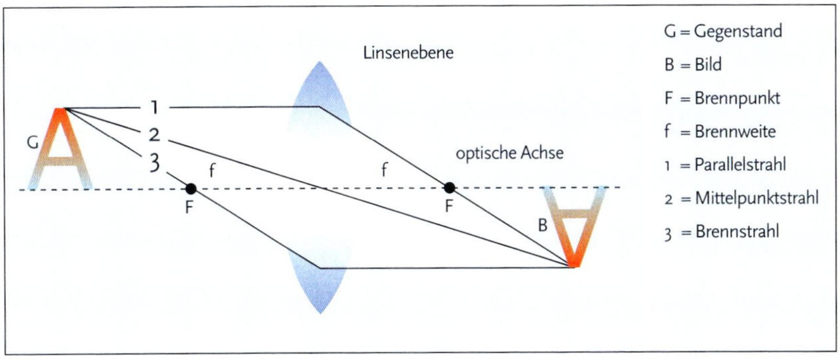

Abb. 12.2: Strahlengang und Entstehung eines Bildes mit einer Sammellinse

Das optische System des Auges kann vereinfacht als System von hintereinander geschalteten Linsen mit unterschiedlicher Brechkraft angesehen werden. Je nach Entfernung eines betrachteten Gegenstandes treffen die Lichtstrahlen mehr oder weniger parallel auf das Auge, das diese nun so brechen muss, dass sie in einem Punkt der Netzhaut abgebildet werden, um scharf dargestellt zu werden. Dazu kann die Brechkraft der Linse variiert werden – dieser Vorgang heißt **Akkomodation**. Das Auge kann somit Gegenstände in unterschiedlichen Entfernungen scharf abbilden. Die Linse besitzt eine Eigenelastizität, sodass sie die Tendenz zur Abkugelung besitzt. Sie ist allerdings an den Zonulafasern aufgehängt, die wiederum an der Aderhaut bzw. dem Ziliarmuskel befestigt sind. Ist dieser Muskel entspannt (**Fernakkommodation**), sind die Fasern straff, die Linse kann sich nicht abkugeln und bricht somit das Licht weniger. Wird ein näherer Gegenstand betrachtet (**Nahakkommodation**), kontrahiert sich der Ziliarmuskel, der Zug der Zonulafasern lässt nach und die Linse kann sich abkugeln – ihre Brechkraft steigt. Der Ziliarmuskel ist wie der M. sphincter pupillae parasympathisch innerviert. Vermutlich kennt jeder die Anstrengungen des langen Lesens oder Arbeitens am Bildschirm, die unter anderem durch die Anstrengungen der andauernden Nahakkommodation verursacht sind. Ein kurzzeitiger Blick in die Ferne bei Lernpausen kann daher sehr entspannend wirken.

Die **Akkommodationsbreite**, das heißt der Bereich, in dem das Auge brechen kann, liegt bei Heranwachsenden bei ca. 10–15 dpt (maximale Fernakkommodation mit Fernpunkt im Unendlichen ca. 59 dpt; maximale Nahakkommodation ca. 70 dpt). Sie nimmt im Alter ab und liegt bei Erwachsenen nur noch etwa bei 10 dpt.

Sie lässt sich aus **Nah- und Fernpunkt** berechnen (nächster bzw. am weitesten entfernter Punkt, der noch scharf gesehen werden kann).

$$Akkommodationsbreite\,[dpt] = \frac{1}{Nahpunkt\,[m]} - \frac{1}{Fernpunkt\,[m]}$$

Beispiel:
Beim Normalsichtigen (**Emmetropen**) liegt der Fernpunkt im Unendlichen, der Nahpunkt bei etwa 10 cm, daher

$$\frac{1}{0{,}1\,m} - \frac{1}{\infty} = 10 - 0 = 10\,dpt$$

Beim älteren Menschen entwickelt sich zumeist eine Alterssichtigkeit (**Presbyopie**), da die Linse im Laufe der Jahre an Eigenelastizität verliert und sich somit schlechter abkugeln kann. Da die Abkugelung für die Nahakkommodation entscheidend ist, rückt der Nahpunkt immer weiter vom Auge weg, weshalb man auch von Altersweitsichtigkeit spricht (man denke zum Beispiel an ältere Menschen, die erst eine Lesebrille kaufen, wenn die Arme die Zeitung nicht mehr weit genug vom Auge weghalten können, um noch zu lesen). Der Fernpunkt bleibt dabei unverändert. Eine Lesebrille ist eine Sammellinse, die die fehlende Brechkraft der Linse des Auges ersetzt. Um einen Blick in die Ferne zu werfen, muss sie jedoch abgesetzt werden (Gleitsichtgläser besitzen im unteren Bereich eine Sammellinse und oben nicht).

Der Nahpunkt kann bei bekannter Akkommodationsbreite (zum Beispiel 3 dpt) berechnet werden:

$$\frac{1}{Nahpunkt} - \frac{1}{\infty} = 3\,dpt \rightarrow \frac{1}{Nahpunkt} - 0 = 3\,dpt \rightarrow Nahpunkt = \frac{1}{3}m = 30\,cm$$

Brechkraft: $[dpt] = \frac{1}{f\,[m]}$

Fernakkommodation: Ziliarmuskel entspannt → Linse flach, Brechkraft↓
Nahakkommodation: Ziliarmuskel angespannt → Linse dick, Brechkraft↑

Akkommodationsbreite $[dpt] = \frac{1}{Nahpunkt\,[m]} - \frac{1}{Fernpunkt\,[m]}$

12.1.3 Refraktionsanomalien

Refraktionsanomalien sind pathologische Veränderungen des optischen Systems, die zu Brechungsfehlern des Auges führen. Passen zum Beispiel bei Kurz- und

Weitsichtigkeit Bulbuslänge und Brechkraft der Linse nicht zueinander, entsteht ein unscharfes Bild auf der Retina. Um den Brechungsfehler auszugleichen, könnte theoretisch die Bulbuslänge und die Brechkraft des Auges angepasst werden. Die Bulbuslänge kann nicht verändert werden, weshalb Sammellinsen (bikonvexe Linse → »Plus«-Gläser) oder Zerstreuungslinsen (bikonkave Linse → »Minus«-Gläser) in einem Brillengestell dem Auge vorgelagert werden.

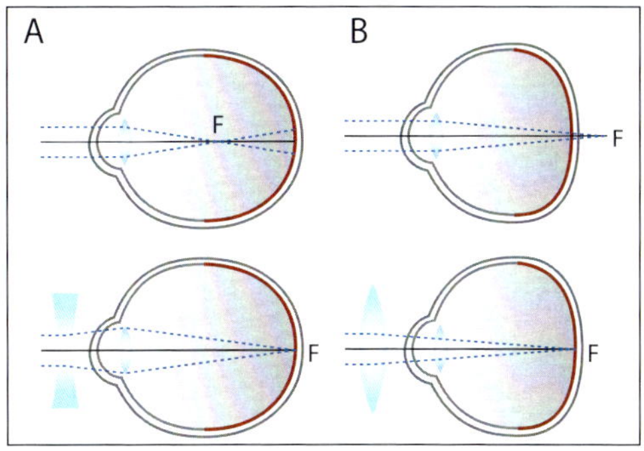

Abb. 12.3: Strahlengang bei Myopie (links) und Hyperopie (rechts) unten mit Korrekturlinse; F = Brennpunkt

Bei der **Myopie (Kurzsichtigkeit)** ist der Bulbus zu lang beziehungsweise die Brechkraft der Linse zu stark. Folglich treffen sich die Strahlen nicht in einem Punkt, sondern vor der Netzhaut und divergieren anschließend wieder – ein unscharfes Bild entsteht (Brennpunkt der Linse vor der Retina). Beim Blick in die Ferne bricht die Linse somit selbst bei maximaler Abflachung zu stark. Nah sehen ist scharf möglich, da das Auge einfach weniger akkommodieren muss. Zur Korrektur muss die Brille den Strahlengang zerstreuen (**»Minus«-Gläser** → bikonkave Linse), sodass die Strahlen wieder in einem Punkt auf der Netzhaut zusammentreffen.

Bei der **Hyperopie (Weitsichtigkeit**, auch Hypermetropie) ist der Bulbus zu kurz beziehungsweise die Brechkraft der Linse zu schwach. Folglich treffen sich die Strahlen nicht in einem Punkt, sondern theoretisch hinter der Netzhaut. Da die Strahlen beim Auftreffen auf der Netzhaut noch nicht konvergiert sind, entsteht ein unscharfes Bild (Brennpunkt der Linse *hinter* der Retina). Der Blick in die Ferne ist problemlos möglich, da eine zu geringe Brechkraft durch Akkommodation ausgeglichen werden kann. Zum Nahsehen reicht sie meist jedoch nicht. Zur Korrektur wird der Strahlengang mittels Linse gebündelt (**»Plus«-Gläser** → bikonvexe Linse), sodass der Brennpunkt wieder auf der Netzhaut erscheint.

Beim **Astigmatismus** (Stabsichtigkeit) werden Punkte durch eine unphysiologische Verkrümmung der Cornea stabförmig auf der Netzhaut abgebildet. Dies wird auch als **Hornhautverkrümmung** bezeichnet. Meist bricht die Cornea vertikal stärker als horizontal, sodass Formen länglich verzogen abgebildet werden (regulärer Astigmatismus). Es gibt auch irreguläre Formen, bei denen die Cornea völlig ungleichmäßig bricht. Sie treten meist nach Verletzungen auf. Der reguläre Astigmatismus wird durch **Zylinderlinsen** ausgeglichen. Bis 0,5 dpt ist ein Astigmatismus physiologisch und wird nicht wahrgenommen.

Emmetropie: Normalsichtigkeit
Presbyopie: Alters(weit)sichtigkeit → »Plus«-Gläser
Myopie: Kurzsichtigkeit: Brennpunkt *vor* der Retina → »Minus«-Gläser
Hyper(metr)opie: Weitsichtigkeit: Brennpunkt *hinter* der Retina → »Plus«-Gläser
Astigmatismus: Stabsichtigkeit → Zylinderlinsen

12.1.4 Abbildungsfehler

Es gibt Abbildungsfehler (Aberrationen), die unabhängig von Bulbuslänge und Brechkraft der Linse auftreten:

Die **chromatische Aberration** bezeichnet den Effekt, dass blaues (kurzwelligeres) Licht stärker als rotes (langwelligeres) gebrochen wird. Das Auge muss daher bei gleich weit entfernten, aber verschieden farbigen Gegenständen unterschiedlich stark akkommodieren: Blau erscheint daher weiter entfernt als rot (dieser Effekt wird in der Malerei auch zur Darstellung von Räumlichkeit benutzt).

Die **sphärische Aberration** entsteht, da Linsen am Rand stärker brechen als in der Mitte. Die Pupille gleicht dies durch Engstellung ähnlich der Blende einer Kamera aus – die Tiefenschärfe wird dadurch erhöht.

12.1.5 Pupillenreflex

Die Blendenfunktion der Linse wird auch zum Ausgleich unterschiedlich starken Lichteinfalls benutzt. Dieser Vorgang heißt **Pupillenreflex** und läuft unbewusst über das vegetative Nervensystem. Die aufgenommenen Lichtsignale laufen über den Nervus opticus ins Gehirn, werden dort verschaltet und die Pupillenweite schließlich durch den M. sphincter pupillae (Ringmuskel) eng oder den M. dilatator pupillae (radiäre Fasern) weit gestellt.

Bei hellem Licht stellen sich die Pupillen eng (**Miosis**), um ein Blenden zu verhindern. Dieser Vorgang wird über M_3-Rezeptoren (mACh) des Parasympathicus vermittelt. Bei dunkler Umgebung stellen sich die Pupillen weit (**Mydriasis**), um mehr Licht einzulassen. Dieser Vorgang wird über α_1-Rezeptoren (NA) des Sympathicus vermittelt.

Beide Rezeptoren sind G_q-gekoppelt, sodass eine Aktivierung die Phospholipase C aktiviert. Letztlich führt eine Erhöhung der Ca^{2+}-Konzentration im glatten Muskel zur Kontraktion (vgl. vegetatives Nervensystem). Beim Leuchten mit einer Taschenlampe in eine Pupille verengt sich diese (direkte Pupillenreaktion) und gleichzeitig die Pupille der Gegenseite (konsensuelle Pupillenreaktion).

Mydriasis wird nicht nur bei geringem Lichteinfall, sondern auch bei erhöhter Sympathicusaktivität festgestellt. Der M. dilatator pupillae wird bei Kontraktion dicker (man denke zum Beispiel an das Anspannen des Bizeps am Arm), sodass der Kammerwasserabfluss gestört werden kann. Ein **Glaukomanfall** (erhöhter Augendruck) kann die Folge sein (siehe unten).

Die Miosis wird bei starkem Lichteinfall, bei Nahakkommodation (Erhöhung der Tiefenschärfe) und Erhöhung des Parasympathicotonus beobachtet. Der hierfür verantwortliche M. sphincter pupillae (parasympathisch innerviert) wird beim »Weit-Tropfen« der Iris beim Augenarzt zum Beispiel durch Atropin (Parasympatholytikum) blockiert, sodass der sympathisch innervierte M. dilatator pupillae überwiegt.

Miosis: Pupille eng
Mydriasis: Pupille weit → Gefahr eines Glaukomanfalls
Eselsbrücke: Lippen eng bei Mi**o**sis, weit bei Mydri**a**sis

12.1.6 Kammerwasser

Das Auge vor dem Glaskörper wird durch die Iris in vordere und hintere Augenkammer geteilt (vgl. Abb. 12.1). In der hinteren Kammer befinden sich die Zellen des **Ziliarkörpers**, dessen Epithelzellen das **Kammerwasser** produzieren. Das Kammerwasser ist ein Ultrafiltrat des Blutes, besitzt jedoch keine Blutzellen. Es dient der Versorgung der Augenlinse mit Nährstoffen und reguliert im physiologischen Fall den Augeninnendruck. Das Wasser zirkuliert durch die Irisblende in die vordere Kammer und wird dort im Kammerwinkel durch den Schlemm-Kanal resorbiert. Im normalen Gleichgewicht liegt der Augeninnendruck bei **14–20 mmHg**.

12.1.7 Grüner und Grauer Star

Ein **Glaukom** (= Grüner Star) ist eine Erkrankung, die zu Gesichtsfeldausfällen aufgrund einer Schädigung des Sehnervs führt. Die Schädigung wird in vielen Fällen durch einen erhöhten **Augeninnendruck** ausgelöst. Ist dieses Gleichgewicht gestört, zum Beispiel bei Kammerwinkelblockade durch Dickenzunahme der Iris beim »Weit-Tropfen« (Mydriasis), kann der Augeninnendruck durch den geringeren

Abfluss im verengten Winkel zwischen Iris und Linse gefährlich ansteigen (**Engwinkelglaukom**) – eine Schädigung des Nervus opticus kann die Folge sein. Ist der Abfluss durch den Schlemmkanal gestört, kann trotz ausreichendem Fluss aus der hinteren in die vordere Augenkammer ein erhöhter Augeninnendruck entstehen (**Weitwinkelglaukom**).

Patienten mit ohnehin schon erhöhtem Augendruck dürfen nicht beim Augenarzt »weit-getropft« werden (zum Beispiel durch Sympathomimetika), da der Kammerwasserabfluss dadurch weiter reduziert wird. Therapeutisch kann ein zu hoher Augeninnendruck durch eine medikamentös herbeigeführte Miosis entlastet werden (Sympatholytica oder Parasympathomimetika), da der Kammerwinkel hierdurch freigegeben wird.

Der »Grüne Star« sollte vom »Grauen Star« (**Katarakt)** abgegrenzt werden. Bei diesem Krankheitsbild trübt sich die Linse ein, wodurch unscharfes und verzerrtes Sehen resultieren. Zur Therapie wird eine künstliche Linse eingesetzt.

12.1.8 Tränenflüssigkeit

Eine weitere Flüssigkeit des Auges ist die **Tränenflüssigkeit**. Sie wird durch die Tränendrüsen aus dem Blut ultrafiltriert und durch den Lidschlag verteilt. Sie schützt vor Austrocknung und reinigt die Hornhaut. Aufgrund ihrer hypertonen Zusammensetzung schmeckt sie leicht salzig. Weiterhin enthält sie Antikörper (IgA) zum Immunschutz. Sie fließt über kleine Kanälchen am inneren Augenwinkel in Richtung Nase ab.

Glaukom (»Grüner Star«): Schädigung des Sehnervs meist aufgrund von erhöhtem Augeninnendruck (normal: 14–20 mmHg)
Kammerwasser: Produktion in hinterer Augenkammer (Ziliarkörper) → Zirkulation durch Iris → Resorption in vorderer Augenkammer (Schlemmkanal)
Katarakt (»Grauer Star«): Eintrübung der Linse

12.1.9 Augenbewegungen

Um beide Augäpfel fein abgestimmt bewegen und somit ein Bild erzeugen zu können, werden sechs äußere Augenmuskeln (quergestreifte Skelettmuskulatur) von drei Hirnnerven (N. oculomotorius, N. trochlearis, N. abducens) innerviert. Beide Augen können sich gleichsinnig (**konjugiert**), mit den Blickachsen aufeinander zu (**Konvergenz**) oder voneinander weg (**Divergenz**) bewegen.

Die **konjugierten Bewegungen** sind zum Beispiel beim ruckartigen Umherblicken zu beobachten, wobei immer wieder einzelne Punkte mit beiden Augen fixiert werden (**Sakkaden**). Das Gehirn lässt uns jedoch lediglich die fest stehenden Bilder und nicht die schnellen Zwischenbewegungen wahrnehmen. Sich schnell bewegende Objekte werden reflektorisch fixiert, wobei das Auge **Folgebewegungen** und Korrektursakkaden durchführt. Treten langsame Folgebewegungen mit schnellen Rückstellsakkaden auf, bezeichnet man dies als **Nystagmus**. Der Nystagmus wird dabei nach der Richtung der schnellen Rückstellsakkade benannt. Sitzt man zum Beispiel in einem fahrenden Zug und schaut aus dem Fenster, wird ein Bild fixiert und die Augen wandern langsam mit, während der Zug sich fortbewegt. Anschließend kommt es zu einer Rückstellbewegung in Fahrtrichtung, dem **optokinetischen Nystagmus**. Weitere Nystagmusformen werden im Abschnitt ›Ohr‹ angesprochen.

Bei nahen Objekten müssen beiden Blickachsen **konvergieren**, um das Objekt fixieren zu können. Zu dieser Naheinstellung gehört ebenso eine Miosis (Tiefenschärfe verbessern) und eine Kontraktion des Ziliarmuskels (Brechkraft erhöhen). Die Extremform einer solchen Konvergenz ist das Schielen. Beim Blick in die Ferne sind die Blickachsen fast parallel, wobei die Achsen auseinanderweichen, das heißt **divergieren**.

Räumliches Sehen wird durch das Sehen mit beiden Augen ermöglicht. Der leicht unterschiedliche Blickwinkel beider Augen wird hierbei zur Tiefenwahrnehmung genutzt.

Das **Gesichtsfeld** ist der Bereich, der mit unbewegtem Auge gesehen werden kann. So sind entsprechend der Zapfenanordnung Farben in einem geringeren Bereich sichtbar. Der Ausfall eines Teils des Gesichtsfeldes heißt **Skotom**. Das bekannteste und physiologische Skotom ist der **blinde Fleck**, der ca. 15° seitlich vom fixierten Punkt liegt. An dieser Stelle tritt der Sehnerv aus dem Auge aus, sodass sich dort keine Photosensorzellen befinden. Ansonsten sind Skotome Zeichen eines krankhaften Prozesses.

Konvergenz: konjugierte, gleichsinnige Augenbewegung → Naheinstellung
Divergenz: konjugierte, gegensinnige Augenbewegung → Ferneinstellung
Nystagmus: Fixation mit anschließender schneller Rückstellbewegung, zum Beispiel optokinetischer Nystagmus beim Zugfahren
Räumliches Sehen: ermöglicht durch unterschiedliche Blickwinkel beider Augen

12.2 Netzhaut und neuronale Verarbeitung

12.2.1 Aufbau der Netzhaut

Bis zu dieser Stelle war vom optischen Apparat des Auges und dessen Beweglichkeit die Rede. Im Folgenden wenden wir uns der Netzhaut und der Signalverarbeitung zu.

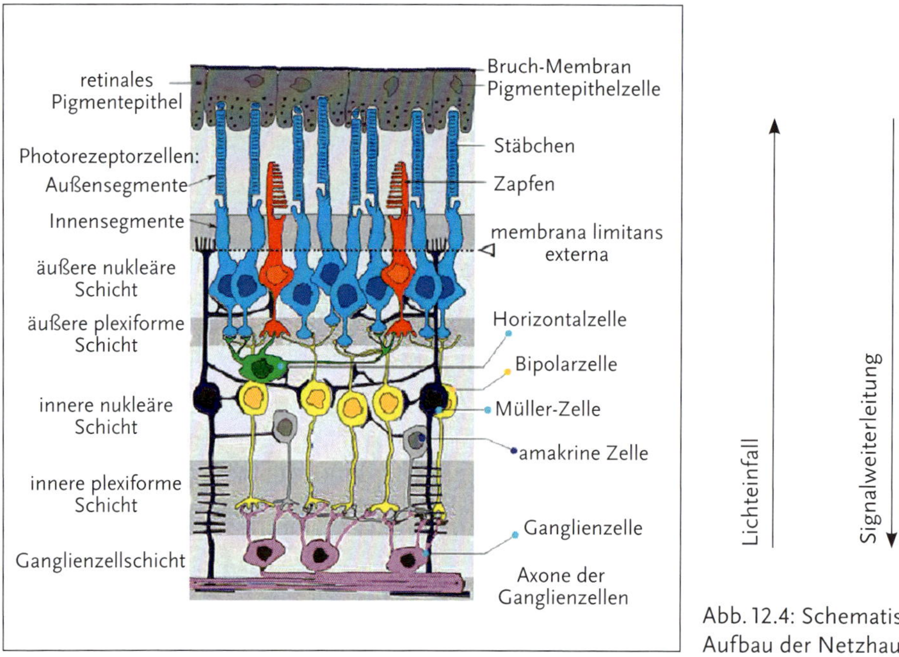

Abb. 12.4: Schematischer Aufbau der Netzhaut

Die Retina ist embryologisch ein Teil des Zwischenhirns. Im hinteren Teil des Auges besitzt sie lichtempfindliche Schichten (Pars optica), weiter vorne lichtunempfindliche (Pars caeca mit Ziliarkörper und Iris). Die Besonderheit der lichtempfindlichen Retina liegt in ihrem Aufbau begründet. Sie besteht von außen nach innen (= hinten nach vorne) aus

- Stratum pigmentosum: Pigmentzellen + Bruch-Membran (= Basallamina)
- Stratum nervosum: lichtempfindlicher Teil der Retina
  - Zapfen/Stäbchen (Photosensoren)
  - Schicht von Verschaltungszellen (Horizontalzellen, Bipolarzellen, amakrine Zellen)
  - Stratum ganglionare mit Ganglienzellen (Gesamtheit der einzelnen Axone → N. opticus)
  - Müller-Zellen: Gliazellen mit Stütz- und Stoffwechselfunktion (nicht lichtempfindlich)

Die Photosensoren liegen weit außen und werden von den anderen Zellschichten überdeckt, sodass das Licht zunächst durch alle diese Zellen hindurch muss, bevor es ein Signal in den Sensorzellen auslösen kann. Die Stäbchen und Zapfen ragen in die **Pigmentzellschicht**, die die äußeren Membranscheiben der Stäbchen und Zapfen (vgl. unten) durch Phagozytose aufnimmt. Sie trägt somit zur Regeneration der Photosensoren bei. Das durch das Licht ausgelöste Signal wird von den Sensorzellen an die Bipolarzellen und schließlich an die Ganglienzellen weitergegeben. Mehrere Sensorzellen werden auf weniger Bipolarzellen und diese wiederum auf noch weniger Ganglienzellen verschaltet – dieser Vorgang wird als **Konvergenz** bezeichnet (vgl. Abb. 12.4). Die Horizontalzellen verbinden die Photosensoren untereinander, während die amakrinen Zellen die Ganglienzellen verbinden. Ein Teil der Sinnesinformation wird somit bereits im Auge verarbeitet, bevor die Ganglienzellen ein Signal weitergeben. Die Weitergabe des erzeugten Signals läuft somit entgegen des einfallenden Lichts. Innerhalb der Retina werden die Signale über chemische Synapsen und elektrotonisch (durch Weiterleitung lokaler Depolarisation) weitergegeben – Aktionspotenziale entstehen erst in den Ganglienzellen, deren Axone als Nervus opticus das Auge am **blinden Fleck** verlassen (siehe unten).

Retina von außen → innen:

- Stratum Pigmentosum: Pigmentzellschicht
- Stratum nervosum:
  Zapfen/Stäbchen
  Verschaltungszellen(→ Horizontalzellen → Bipolarzellen → amakrine Zellen)
  Ganglienzellen → N. opticus

CAVE: Lichteinfall von innen → außen, ABER Signalweitergabe von außen → innen

Konvergenz: Zusammenschalten von Signalen innerhalb der Retina

12.2.2 Signaltransduktion

Die **Zapfen** dienen dem photopischen Sehen (farbig, bei Tageslicht), die **Stäbchen** dem skotopischen Sehen (Schwarz-Weiß, bei Nacht). Beide Sensorzellen besitzen Farbpigmente, die auf Lichteinfall photochemisch reagieren, wodurch eine Signalkaskade ausgelöst wird.

Zapfen und Stäbchen sind aus Innensegmenten und Außensegmenten aufgebaut, die miteinander verbunden sind. Die Außensegmente bestehen aus hintereinander gelagerten **Membranscheiben**, die in die Pigmentzellschicht hineinragen und aus Einstülpungen der Plasmamembran entstehen. In ihnen befinden sich die Sehpigmente. Die Pigmentzellschicht hilft bei der Regeneration der sehpigmenthaltigen Außensegmente.

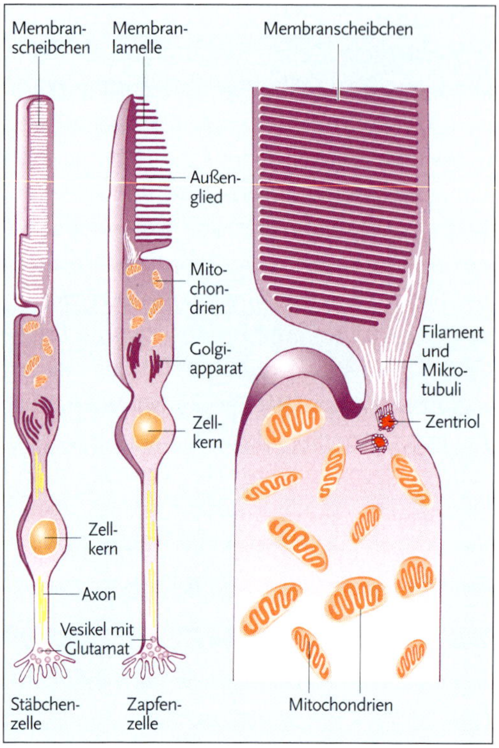

Abb. 12.5: Aufbau der Zapfen und Stäbchen

Insgesamt ist das Verhältnis von Zapfen zu Stäbchen etwa **1:20** (6 Mio:120 Mio). In der Fovea centralis befinden sich nur Zapfen, während sich in der Peripherie nur noch Stäbchen befinden. Die hohe Zapfenzahl in der Fovea centralis ist zusätzlich 1:1 mit den Ganglienzellen vernetzt, was die gute Auflösung dieser Stelle der Netzhaut erklärt. Es gibt drei unterschiedliche Zapfentypen, die jeweils einen von **drei Sehfarbstoffen** (Zapfen-Opsinen = spezielle Proteine) beinhalten. Jeder der drei Farbstoffe wird bei einer anderen Wellenlänge angeregt (Maxima: **Blauzapfen** bei **420 nm**, **Grünzapfen** bei **535 nm**, **Rotzapfen** bei **565 nm**). Die Verrechnung der Erregungen der verschiedenen Zapfen ergibt dann die Sinneswahrnehmung der Farbe. Die Stäbchen ermöglichen zwar kein Farbensehen, sie sind jedoch lichtempfindlicher als die Zapfen, sodass auch ein Sehen bei geringem Lichteinfall möglich ist. Der Farbstoff der Stäbchen ist **Rhodospin**, dessen Absorptionsmaximum bei ca. **500 nm** (zwischen Blau- und Grünzapfen) liegt. Dies entspricht einer bläulichen Farbe, sodass diese nachts besser als rote wahrgenommen wird.

Der große Unterschied der Signaltransduktion der Retina beginnt bereits beim Ruhemembranpotenzial. Die Photosensorzellen sind im Ruhezustand, das heißt im Dunkeln, stärker depolarisiert (= »weniger negativ«, ca. –30 mV) als die meisten Sinneszellen. Na^+- und Ca^{2+}-Kanäle werden durch cGMP offen gehalten, weshalb das Ruhepotenzial näher an ihrem Gleichgewichtspotenzial liegt. Da Na^+- und Ca^{2+}-Kanäle bei Dunkelheit verstärkt geöffnet sind, spricht man auch von **Dunkelstrom**. Es erfolgt eine kontinuierliche Glutamatausschüttung.

Werden die Zellen durch Licht gereizt, schließen sich die Kanäle und es erfolgt eine **Hyperpolarisation**: Die Transmitterfreisetzung (Glutamat) sinkt. Die nachgeschalteten Zellen werden dadurch beeinflusst, sodass die Änderung der Transmitterfreisetzung in eine AP-Frequenzänderung umgewandelt wird. Im Gegensatz zu

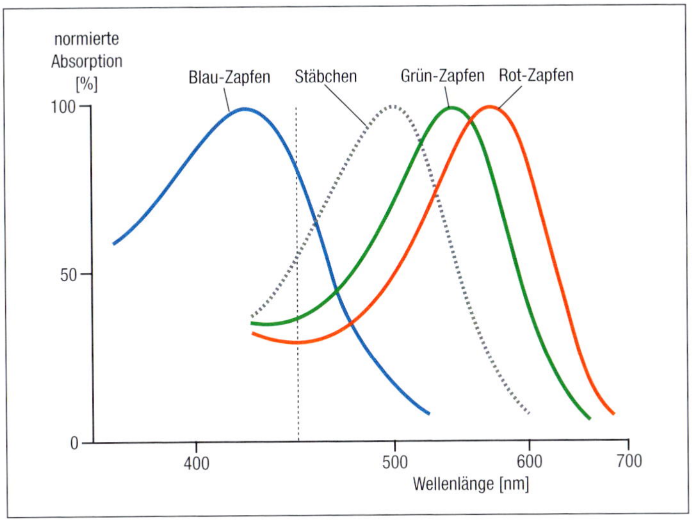

Abb. 12.6: Absorptionsmaxima der Blau-, Grün-, und Rotzapfen sowie der Stäbchen

anderen Sinneszellen **hyperpolarisieren** (!) diese also bei Reizung und **senken** (!) ihre Transmitterausschüttung.

> **Zapfen** → photopisches Sehen, 3 Zapfen-Opsine (blau, grün, rot)
> **Stäbchen** → skotopisches Sehen, 1 Rhodopsin, Wahrnehmung blau > rot
> **Ruhemembranpotenzial:** –30 mV (durch Na^+/Ca^{2+}-Dunkelstrom) → hohe Glutamat-Ausschüttung
> **Lichteinfall:** Hyperpolarisation → Glutamat-Ausschüttung↓

In den oben erwähnten Membranscheiben der Zapfen und Stäbchen befindet sich **Rhodopsin**, welches aus einem Protein (Opsin) und dem gewinkelten 11-*cis*-Retinal (Derivat des Vitamin A) besteht. Zapfen und Stäbchen unterscheiden sich durch **unterschiedliche Opsine**. Ihre Reaktion auf Licht ist wie folgt:

1) Lichteinfall führt zu einer Konformationsänderung zu all-*trans*-Retinal (gestrecktes Molekül), welches sich zu Metarhodopsin II umlagert.
2) Dieses Molekül aktiviert Transducin (G-Protein), welches eine Phosphodiesterase aktiviert.
3) Dieses spaltet cGMP zu GMP, wodurch die vorher offenen Na^+- und Ca^{2+}-Kanäle schließen.
4) Nun überwiegt wie üblich die K^+-Leitfähigkeit, wodurch es zu einer Hyperpolarisation kommt (vgl. Abbildung).

Durch das Absinken von Na^+ und Ca^{2+} wird eine Ca^{2+}-empfindliche Guanylatzyklase aktiviert, die cGMP synthetisiert. Die Kanäle können wieder öffnen und es kommt zur Depolarisation bis –30 mV. Das all-*trans*-Retinal wird in der Pigmentzellschicht wieder zu 11-*cis*-Retinal umgewandelt und zurück in die Sensorzellen transportiert, um sich wieder mit Opsin zu Rhodospin zu verbinden.

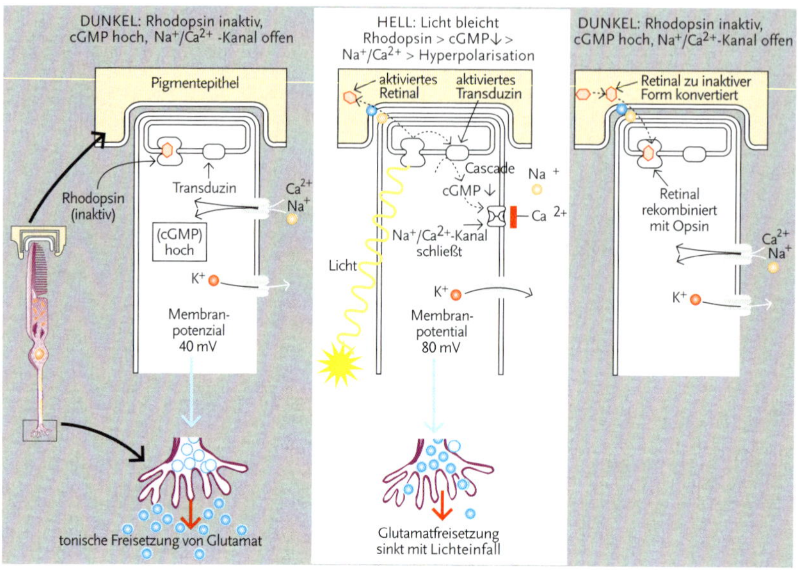

Abb. 12.7: Signaltransduktion in Photorezeptoren

Rhodospin: Opsin+11-*cis*-Retinal

- Signaltransduktion in Zapfen und Stäbchen ähnlich, aber Unterschiede durch Opsine
- **Lichteinfall:** 11-*cis*-Retinal → all-*trans*-Retinal → Metarhodopsin II → Transducin → PDE aktiviert → cGMP abgebaut → Na^+- und Ca^{2+}-Kanäle schließen → Hyperpolarisation → Glutamatausschüttung↓
- **Beendigung der Reaktion:** intrazelluläres Ca^{2+}↓ → Guanylatzyklase aktiviert → cGMP↑ → Na^+/Ca^{2+}-Kanäle öffnen → Depolarisation → Glutamatausschüttung↑; all-*trans*-Retinal in Pigmentschicht regeneriert

12.2.3 Weitere Signalverarbeitung

Unabhängig von den eben beschriebenen Vorgängen innerhalb der Photorezeptorzellen finden innerhalb der Netzhaut weitere Verarbeitungsprozesse statt. Die weiter oben beschriebene **Konvergenz** der Signale, d. h. der Zusammenfluss der Informationen aus einem unterschiedlich großen Bereich der Retina, beeinflusst die Auflösung. Je größer ein Areal ist, das durch eine Ganglienzelle abgedeckt wird, desto schlechter ist die Auflösung, aber desto besser ist die Lichtempfindlichkeit. Dies kann man sich einfach mit einem Vergleich merken. Je größer das Netz einer Spinne ist, desto schlechter kann sie einordnen, woher genau eine Vibration kommt. Gleichzeitig hat sie aber ein großes Fanggebiet für Insekten. Das runde Netzhautareal, das in einer Ganglienzelle zusammenläuft, wird als **rezeptives Feld** bezeichnet. In unserem Vergleich entspricht das rezeptive Feld also dem Spinnennetz, das Signale von den Photosensorzellen (Insekten) auffängt. In der Fovea centralis gibt es kleine, in den Außenbereichen der Netzhaut große rezeptive Felder.

Das Auflösungsvermögen des Auges, also die gerade noch mögliche getrennte Wahrnehmung zweier Punkte, wird als **Visus** bezeichnet. Sie wird in $1/\alpha$ angegeben (α in Winkelminuten = 1/60°). Normalsichtige können 1 Winkelminute unterscheiden, das heißt der Visus ist 1.

Im Gegensatz zu Zapfen und Stäbchen, die auf Lichteinfall immer mit Hyperpolarisation reagieren, können Ganglienzellen mit einer Depolarisation oder einer Hyperpolarisation reagieren. Die direkt angrenzenden Ganglienzellen reagieren mit der entsprechenden Gegenreaktion. Diese Reaktion wird durch Verschaltung mit Horizontalzellen hervorgerufen. Die Mitte eines solchen Feldes wird als **On-/Off-Zentrum** bezeichnet. Dadurch wird die Kontrastwahrnehmung gestärkt.

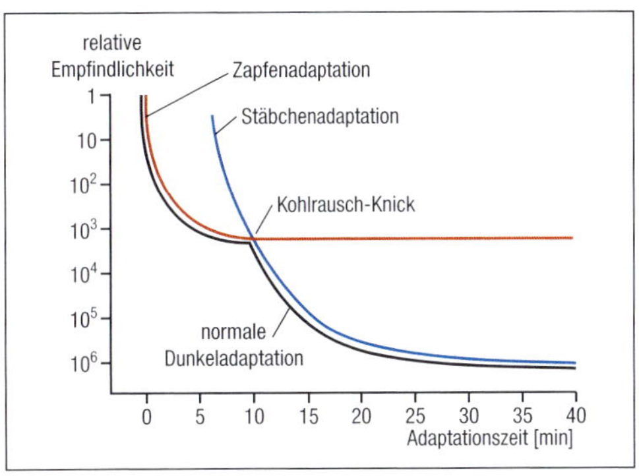

Abb. 12.8: Adaptation von Stäbchen und Zapfen mit »Kohlrausch-Knick«

Die Hell-Dunkel-Anpassung des Auges wird als **Adaptation** bezeichnet. Tritt man vom Hellen ins Dunkle, braucht das Auge einige Zeit, um sich an die neuen Lichtverhältnisse zu »gewöhnen«. Bei diesem Vorgang sinkt die Reizschwelle der Photosensorzellen sowie die Zahl der Bilder pro Sekunde. Dies ist nötig, um nicht mehr einzelne Bilder, sondern Bewegungen wahrzunehmen (photopisches Sehen bis 90 Bilder/s, skotopisches Sehen ca. 25 Bilder/s). Grob kann man sich eine Drittelung von 75/s auf 25/s beim Wechsel von photopischem zu skotopischem Sehen merken. Die Adaptationskurve hat einen typischen Verlauf für Stäbchen und Zapfen (vgl. Abbildung 12.8). Während die Stäbchen noch bei viel niedrigeren Lichtintensitäten reagieren, muss die Intensität bei Zapfen deutlich höher liegen. Die Summe der beiden Kurven ergibt die Empfindlichkeit der Netzhaut bei der Adaptation. Am **Kohlrausch-Knick** haben die Zapfen ihre höchste Empfindlichkeit erreicht. Bei weiter absinkender Lichtintensität übernehmen die Stäbchen die Wahrnehmung alleine. Da in der Fovea centralis nur Zapfen befindlich sind, kann in der Dunkelheit dort nichts wahrgenommen werden. Man muss im Dunkeln demnach knapp an den Objekten vorbeischauen, um sie zu sehen.

Die Adaptation erfolgt durch verschiedene Anpassungsprozesse:

- **Physikalisch:** Pupillenerweiterung in der Dunkelheit → Lichteinfall↑
- **Biochemisch:** Anpassung der Rhodopsinkonzentration: Bei Dunkelheit zerfällt weniger Rhodopsin, wodurch mehr für die Transduktion zur Verfügung steht. Im Hellen zerfällt entsprechend mehr.
- **Retinal:** Anpassung der Größe der rezeptiven Felder (räumliche Summation) und längeres Hinschauen (zeitliche Summation).

Rezeptives Feld: Netzhautareal, dessen Signale auf eine Ganglienzelle konvergieren; großes Feld: Lichtempfindlichkeit↑, Auflösung↓
Visus: Auflösungvermögen = $1/\alpha$ wobei $\alpha = 1/60°$
On-/Off-Zentrum: Depolarisation/Hyperpolarisation der zentralen Ganglienzelle eines rezeptiven Feldes, Gegenreaktion der umliegenden Zellen → Kontrast↑
Hell-Dunkel-Anpassung: Adaptation, Senkung der Reizschwelle der Photosensorzellen durch Mydriasis, Anpassung der Rhodopsinkonzentration sowie räumliche und zeitliche Summation
Kohlrausch-Knick: Übergang vom photopischen zum skotopischen Sehen
Skotom: Gesichtsfeldausfall, physiologisches Beispiel: Blinder Fleck

13 Das Ohr

Im Ohr sind zwei Sinne angesiedelt: **Hör- und Gleichgewichtssinn**. Das Ohr kann anatomisch in drei unterschiedliche Bereiche aufgeteilt werden:

- **Außenohr:**
  Ohrmuschel und Gehörgang → Auffangen der Schallwellen und Weiterleiten zum Trommelfell
- **Mittelohr:**
  Trommelfell bis Innenohr, mit Verbindung über Tuba auditiva zum Rachen
  → mechanische Verstärkung der Schallwellen über Gehörknöchelchen (Hammer = Malleus, Amboss = Incus, Steigbügel = Stapes)
  → Weiterleitung zum ovalen Fenster
- **Innenohr:**
  Sinnesempfindung Hören (Cochlea)
  unabhängig davon: Gleichgewichtssinn (Bogengänge und Maculaorgan)

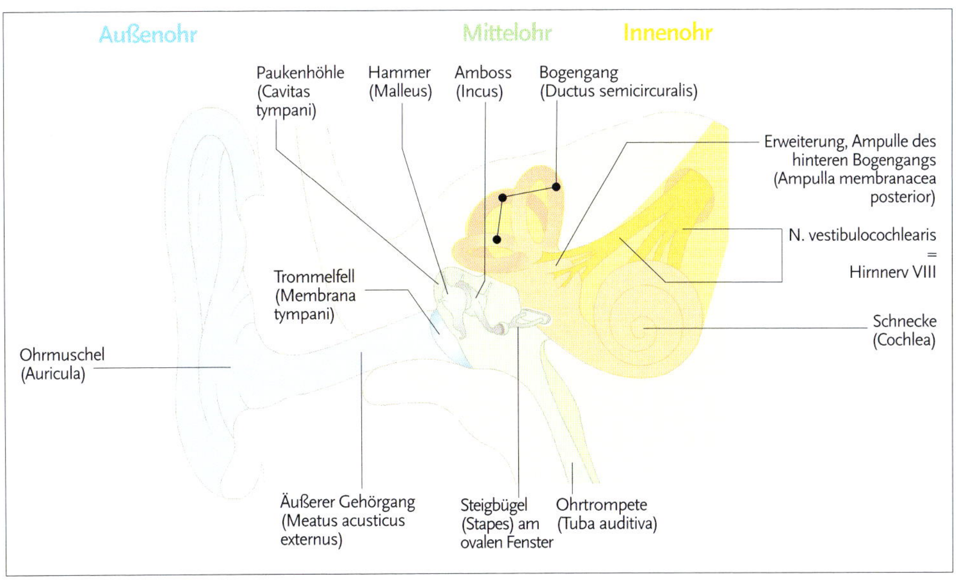

Abb. 13.1: Anatomischer Aufbau des Ohres

13.1 Hören

Zunächst sollen einige physikalische Grundbegriffe erklärt werden:

- Ton: Sinusschwingung einer einzigen Frequenz
- Klang: verschiedene, aber geordnete Frequenzen gleichzeitig (ganzzahlige Vielfache einer Grundfrequenz)
- Geräusch: verschiedene ungeordnete Frequenzen
- Je höher eine Frequenz (d. h. mehr Schwingungen/s), desto höher wird ein Ton wahrgenommen. Der **Hörbereich** liegt bei **20 Hz–20 kHz**.

Der **Schalldruck** [N/m^2 oder Pa] ist der Druck, den Schallwellen auf ein Hindernis ausüben. Der niedrigste noch hörbare Schalldruck bei 3000 Hz ist **$2*10^{-5}$ Pa**.

Der **Schalldruckpegel** L [dB] ist das Verhältnis von aktuellem Schalldruck zu gerade noch hörbarem Schalldruck. Die Formel zur Berechnung des Schalldruckpegels ist:

$$L = 20 * \lg\left(\frac{p_x}{p_0}\right) \quad \text{mit} \quad p_0 = 2*10^{-5}\,\frac{N}{m^2}$$

p_x = einwirkender Schalldruck

Beispiel: Dies bedeutet bei einer Verzehnfachung des Schalldrucks einen Anstieg des Schallpegels um 20 dB, bei einer Verhundertfachung um 40 dB.

$$\text{Schalldruck } x\,10\uparrow \rightarrow L = 20\text{ dB}\uparrow$$
$$\text{Schalldruck } x100\uparrow \rightarrow L = 40\text{ dB}\uparrow$$

Der Schalldruckpegel ist objektiv messbar.

Im Gegensatz dazu ist die **Lautstärke** [Phon] **eine *subjektive*** Empfindung, die dem Höreindruck von 1 dB bei 1000 Hz entspricht:

1 Phon = 1 dB bei 1000 Hz

Andere Frequenzen besitzen unterschiedliche Phon- und dB-Werte. Unterschiedliche Frequenzen mit gleichen Phon-Werten (das heißt gefühlt gleicher Lautstärke) bilden eine **Isophone** (vgl. Abb. 13.2). Die **Hörschwellenkurve** liegt bei 4 Phon. Folglich kann bei einem nicht vorgeschädigten Gehör ein Ton mit 4 dB und 1000 Hz gerade noch wahrgenommen werden. Die **Schmerzgrenze** bildet die obere Isophone mit 130 Phon. Darüber werden Töne als schmerzhaft wahrgenommen. Der oben bereits erwähnte Hörbereich von ca. 20 Hz bis 20 kHz beinhaltet den **Hauptsprachbereich** mit 250–4000 Hz und ca. 40–80 Phon.

Bei 1000 Hz können gerade noch Frequenzen von 3 Hz unterschieden werden. Intensitäten können bis 1 dB differenziert werden, wobei nacheinander gehörte Töne besser als gleichzeitig gehörte unterschieden werden können.

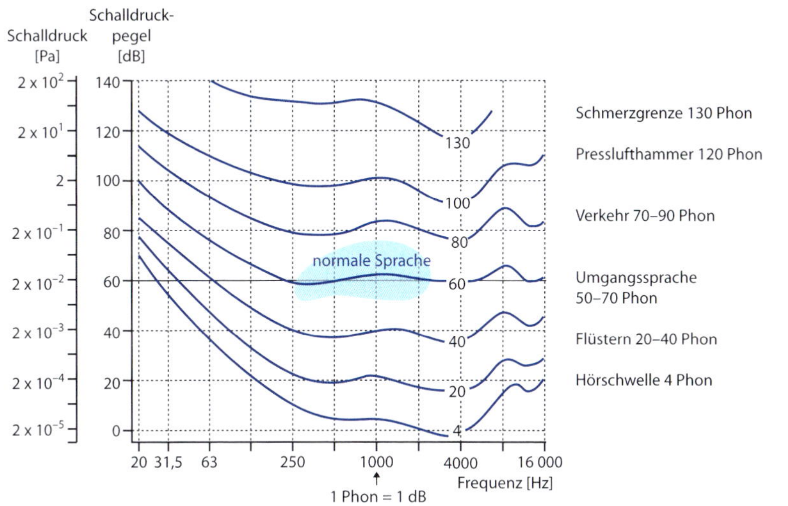

Abb. 13.2: Isophone

Schalldruckpegel [dB]: *objektiv* messbar, $L = 20 * \lg\left(\frac{p_x}{p_0}\right)$ → Berechnungen üben!

Lautstärke [Phon]: *subjektiv*, 1 Phon = 1 dB bei 1000 Hz
Isophone: unterschiedliche Frequenzen mit unterschiedlichem Schalldruckpegel, aber subjektiv gleicher Lautstärke
Hörbereich: 20 Hz–20 kHz, **Hörschwelle:** 4 Phon, **Schmerzgrenze:** 130 Phon,
Frequenz↑ → Tonhöhe↑
Schalldruck↑ → Lautstärkeempfinden↑ (bei gleicher Frequenz)

13.1.1 Mittelohr

Das Mittelohr leitet die vom Trommelfell ankommenden Schallwellen über die drei Gehörknöchelchen weiter zum **ovalen Fenster** des Innenohrs. Das Mittelohr ist **luftgefüllt** und über die **Tuba auditiva** (Ohrtrompete) mit dem Rachen verbunden. Diese Verbindung wird zum Druckausgleich zum Beispiel beim schnellen Druckverlust in der Umgebung beim Starten eines Flugzeuges genutzt. Keime können durch die Tube zum Mittelohr aufsteigen und eine Mittelohrentzündung verursachen.

Das Innenohr hingegen ist mit Flüssigkeit gefüllt (siehe unten). Entscheidend ist, dass beim Übergang vom luftgefüllten Mittelohr zum flüssigkeitsgefüllten Innenohr ein Großteil der Schallwellen aufgrund der höheren Dichte der Flüssigkeit reflektiert würde und nicht wahrgenommen werden könnte. Aus diesem Grund findet eine **Impedanzanpassung** statt. Das Trommelfell ist deutlich größer als das ovale Fenster (17:1), sodass der gleiche Schalldruck auf eine viel kleinere Fläche übertragen wird. Die Gehörknöchelchen üben zusätzlich einen Hebeleffekt aus, der dies verstärkt. Insgesamt wird eine **Verstärkung des Schalldrucks** um den Faktor **22** erreicht. Das Mittelohr ist also für die **Luftleitung** (Leitung der Schallwellen durch Luft) zuständig.

Weiterhin gibt es die **Knochenleitung**: Hierbei wird das Innenohr direkt unter Umgehung des Mittelohrs angesteuert. So kann man zum Beispiel eine auf den Kopf aufgesetzte vibrierende Stimmgabel mittels Knochenleitung hören. Allerdings ist dieser Weg deutlich verlustreicher, da Knochen Schallwellen schlechter leitet als Luft und zusätzlich vom Innenohr wieder Schwingungen nach außen zum Mittelohr abgegeben werden können.

Impedanzanpassung: Schalldruckverstärkung im Mittelohr um Faktor 22
Luftleitung: über das Mittelohr zum Innenohr
Knochenleitung: unter Umgehung des Mittelohrs direkt zum Innenohr

13.1.2 Innenohr

Zum **Innenohr** gehören Strukturen, die für Hör- und Gleichgewichtssinn zuständig sind. Zunächst wenden wir uns dem Hören zu. Die **Cochlea** ist eine schneckenförmig gewundene Röhre, die durch Membranen in drei schlauchartige Räume unterteilt wird (vgl. Abb. 13.3). Würde man die Cochlea aufrollen, wäre sie etwa 4 cm lang. Die beiden äußeren Räume heißen **Scala vestibuli** (Vorhofgang) und **Scala tympani** (Paukengang) und sind an der Spitze durch eine Öffnung (**Helicotrema**) miteinander verbunden. Diese verbundenen Räume sind mit **Perilymphe** gefüllt. Sie entspricht in ihrer Zusammensetzung in etwa dem Blutplasma (viel Na^+, wenig K^+). Der Schall kommt über den Steigbügel (Mittelohr) an, trifft auf das **ovale Fenster** und durchläuft zunächst die Scala vestibuli, durchtritt das Helicotrema und läuft in der Scala tympani bis zum **runden Fenster** zurück.

Der dritte Raum am Rande der beiden anderen ist die **Scala media** (Schneckengang). Sie ist mit **Endolymphe** gefüllt, die sehr **K^+-reich (ca. 140 mM)** ist (im Gegensatz zur Perilymphe!). Durch die ungewöhnliche Ionenkonzentration entsteht ein Potenzial von +85 mV – im Vergleich zu den Sinneszellen (–70 mV) also ein Unterschied von 150 mV. Die Sinneszellen sind somit nicht wie üblich von einer niedrigen, sondern von einer hohen K^+-Konzentration umgeben. Die Endolymphe wird von der **Stria vascularis** produziert, die an ihrem Rande liegt und viele Blutgefäße (daher der Name) und Ionenkanäle besitzt. Scala vestibuli und Scala media werden durch die **Reissner-Membran**, Scala media und Scala tympani durch die **Basilarmembran** voneinander getrennt.

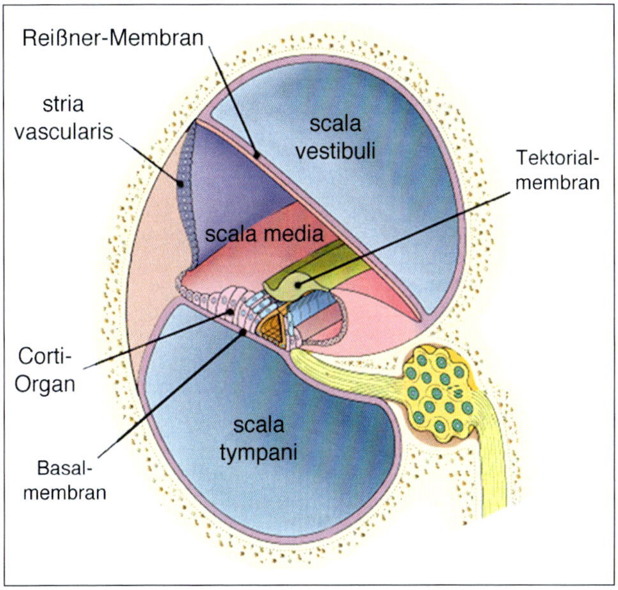

Abb. 13.3: Schnitt durch die Innenohrschnecke (Perilymphe in Scala vestibuli und Scala tympani. Endolymphe in Scala media)

Weg der Schallwellen: Steigbügel → ovales Fenster → Scala vestibuli → Helicotrema → Scala tympani → rundes Fenster

Scala vestibuli/tympani (Perilymphe, wenig K^+) ↔ **Scala media** (Endolymphe, viel K^+)

Das eigentliche Organ der Signaltransduktion, das **Corti-Organ** (Abb. 13.4), sitzt der Basilarmembran auf und liegt in der Scala media. Es besteht aus gut 10.000 äußeren und **inneren Haarzellen**. Die äußeren Haarzellen sind in drei Reihen angeordnet, von den inneren Haarzellen gibt es nur eine Reihe. Sie sind sekundäre Sinneszellen mit dem Transmitter Glutamat. Im Gegensatz zu primären Sinneszellen (zum Beispiel Riechzellen) besitzen sie kein Axon. Erst die nachfolgenden Zellen erzeugen ein Aktionspotenzial. Der Name der Zellen ist durch ihre haarähnlichen Zilien begründet, die ihnen aufsitzen. Ein längeres Zilium wird von einer Reihe kürzerer Zilien, die durch tip links (Proteinfäden) verbunden sind, begleitet. Die

Haarzellen ragen in die Endolymphe und werden von einer gallertigen **Tektorialmembran** (= Deckmembran) bedeckt, die mit den Zilien der äußeren, jedoch *nicht* der inneren Haarzellen verbunden sind. Am Fuß der Zilien liegen in der Zellmembran mechanosensitive (bewegungsempfindliche) K^+-Kanäle, sodass es bei einer Auslenkung zu einem Verschluss oder Öffnen dieser Kanäle kommt.

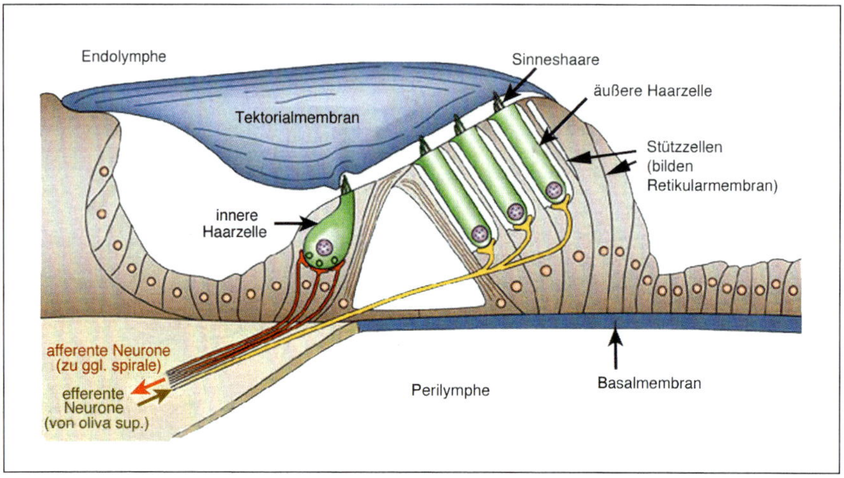

Abb. 13.4: Corti-Organ
(Scala tympani unterhalb der Basilarmembran, Scala media oberhalb)

Wie alle Sinneszellen sind auch die Haarzellen afferent innerviert. 90% dieser Afferenzen gehen von den inneren Haarzellen ab (eigentliche »Hörzellen«, vgl. unten). Die restlichen 10% gehen von den äußeren Haarzellen ab, die zusätzlich efferent innerviert sind. Sie können ankommende Wellen in der Endolymphe durch Kontraktion verstärken und somit den Höreindruck verbessern. Die Afferenzen laufen über den N. vestibulocochlearis (Hirnnerv VIII) zum Gehirn.

Die eigentliche Reizung der Haarzellen lässt sich durch die **Wanderwelle** erklären: Drückt der Steigbügel das ovale Fenster durch eine ankommende Schwingung nach innen, wird die Perilymphe an dieser Stelle verdrängt. Ein Eindrücken des ovalen Fensters hat eine Auswärtsbewegung des runden Fensters zur Folge. Durch diese Bewegung wird auch die Scala media mit der Endolymphe verformt, sodass letztlich die Basilarmembran dabei in Schwingung versetzt wird. Es entsteht eine sich fortbewegende Welle, die die Basilarmembran verformt. Daher spricht man auch von der Wanderwelle. Die Basilarmembran ist nicht überall gleich breit und fest, sondern zum Helicotrema hin breiter und dünner und dadurch an dieser Stelle beweglicher. Am Ort der idealen Breite und Steifigkeit für den entsprechenden Ton wird die Basilarmembran im Sinne einer stehenden Welle verstärkt. **Jede Frequenz** reizt die Sinneszellen **an einem Ort** besonders stark. Somit kann das Gehirn aufgrund des Ortes der Reizung auf den Ton zurückschließen. **Hohe Töne** (= kleine Frequenz) werden nahe **am ovalen Fenster**, **niedrige Töne** (= große Frequenz) näher am **Helicotrema** gemessen.

Bei sehr lauten Geräuschen (Knalltrauma) werden hohe Frequenzen zuerst geschädigt. Eine Lärmschwerhörigkeit tritt daher meist zunächst im Bereich hoher Frequenzen auf. Bei lange andauerndem oder sehr lautem Lärm sind schließlich alle Frequenzen betroffen. Die Altersschwerhörigkeit ist anfangs auf hohe Frequenzen beschränkt. Später ist auch der Hauptsprachbereich betroffen, was eine Kommunikation erschweren kann.

Signaltransduktion

Die eigentliche **Signaltransduktion** läuft wie folgt ab: Die schwingende Basilarmembran verändert ihren Abstand zur Tektorialmembran. Da die Zilien der *äußeren* Haarzellen mit der Tektorialmembran verbunden sind, werden sie abgeschert und die am Fuß der Zilien befindlichen K^+-Kanäle öffnen sich. Durch die hohe Potenzialdifferenz (150 mV) **strömt K^+ ein** und die Zelle depolarisiert. Beim darauf folgenden Rückschwingen schließen sich die Kanäle und die Zelle hyperpolarisiert. Ein spannungsabhängiges Protein innerhalb der Zilien führt nun bei **Depolarisation** zu einer **Zilienverkürzung**, bei **Hyperpolarisation** zu einer **Zilienverlängerung**. Somit kommt es zu einer **Verstärkung** der Schwingung der Endolymphe **an den äußeren Haarzellen**, die nun an den inneren Haarzellen wahrgenommen werden kann.

An den **inneren Haarzellen** führt eine Abscherung der Zilien nun ebenfalls durch den hohen K^+-Gradienten durch einen **K^+-Einstrom** zu einer **Depolarisation**. Dies löst einen **Ca^{2+}-Einstrom** aus, der zu einer **Freisetzung von Glutamat** führt, was letztlich ein Aktionspotenzial an der folgenden Nervenzelle auslöst.

Die Verarbeitung der Signale geschieht im Gehirn. An dieser Stelle sei noch erwähnt, dass das Gehirn geringe Laufzeit- und Lautstärkeunterschiede dazu nutzt, die **Richtung** des Gehörten festzustellen. Bei einer einseitigen Taubheit ist also das Richtungshören geschädigt.

Exkurs:

Die K^+-reiche Endolymphe spielt wie beschrieben eine wichtige Rolle für die Signaltransduktion im Innenohr. Die Stria vascularis produziert diese Ionenkonzentration unter anderem über einen Na^+-K^+-$2Cl^-$-Transporter, der auch in der Niere vorkommt. Der Kanal kann durch Schleifendiuretika (zum Beispiel Furosemid) gehemmt werden. Bei großzügiger Dosierung kann als Nebenwirkung der Kanal des Innenohrs mitgehemmt werden und eine Schwerhörigkeit auftreten.

Corti-Organ: äußere Haarzellen → Verstärker
innere Haarzellen → Signaltransduktion
Hohe Töne → näher am ovalen Fenster; tiefe Töne → näher zum Helicotrema
Innere Haarzelle: Zilienabscherung → K^+-Einstrom (*nicht* Na^+) → Depolarisation → Ca^{2+}-Einstrom → Glutamat-Freisetzung → AP an Folgezelle

13.2 Gleichgewichtssinn

Die Sinneszellen des Gleichgewichts liegen in einem mit dem Innenohr verbundenen Gangsystem und sind von Endolymphe umspült. Man unterscheidet beidseits zwei miteinander verbundene Erweiterungen, Sacculus und Utrikulus, die für den Lagesinn (Linearbeschleunigung) zuständig sind. Vom Utrikulus abgehend gibt es noch drei Bogengänge, die jeweils senkrecht aufeinander stehen und für die Bestimmung der Drehbeschleunigung verantwortlich sind.

In Sacculus und Utrikulus liegen die **Maculaorgane**. Sie stehen senkrecht aufeinander. Bei aufrechter Kopfhaltung liegt die Macula des Sacculus vertikal, die Macula des Utrikulus horizontal. Die Macula besteht aus einer Gallerte, in die Haarzellen hineinragen. Die Gallerte wird von Kristallen (Kalzit, $CaCO_3$) beschwert und besitzt somit eine höhere Dichte als die Endolymphe. Bei Linearbeschleunigungen bleibt die Gallerte durch die Trägheit der Masse zurück und es kommt zu einer Abscherung der Zilien der Haarzellen. Die Zilien sind in unterschiedlichen Richtungen angeordnet, sodass in Ruhelage die Masse der Steine ausreichender Reiz ist, um die Schwerkraft wahrzunehmen. **Kopfhaltung** sowie **Beschleunigungen** nach oben/unten und vorne/hinten können so wahrgenommen werden.

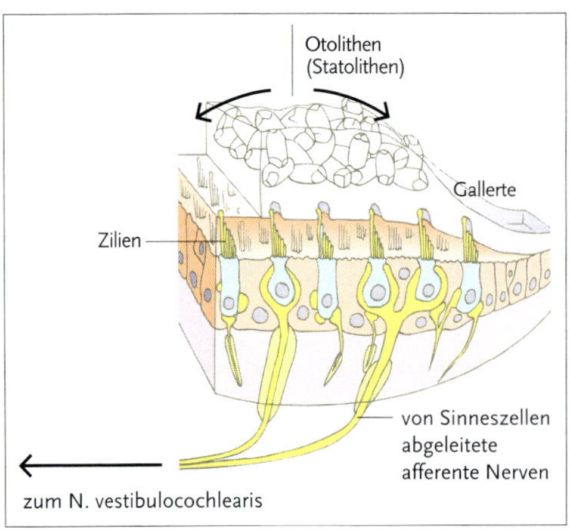

Abb. 13.5: Maculaorgan

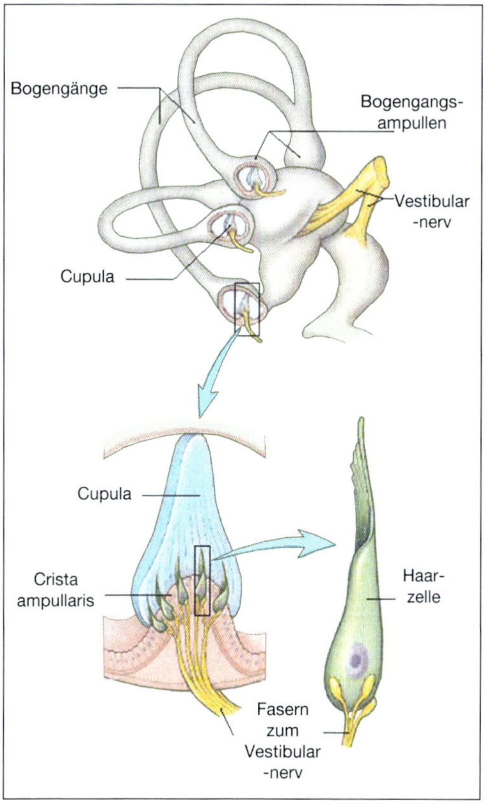

Abb. 13.6: Bogengangsystem

Die **Bogengänge** messen **Drehbeschleunigungen**. Sie stehen ebenfalls senkrecht aufeinander und haben jeweils eine Erweiterung (Ampulla), in die eine kuppelförmige Gallerte (Cupula) hineinragt. Die Gallerte besitzt eine ähnliche Dichte wie die Endolymphe und keine Kalzitkristalle. In sie ragen ebenfalls Haarzellen ein. Bei Bewegungen führt nicht die Trägheit der Gallerte, sondern die Trägheit der Endolymphe zu einer initialen Abscherung der Zilien der Haarzellen. Auslenkungen zum Utrikulus führen im horizontalen Bogengang zu einer Zunahme der Erregung, in den vertikalen Bogengängen zu einer Abnahme. Bei einer andauernden Drehung haben sich Bewegung von Endolymphe und Gallerte so aneinander angepasst, dass keine weitere Änderung der Abscherung mehr erfolgt und somit keine Beschleunigung mehr gemessen wird.

Maculaorgane: Sacculus (vertikal), Utrikulus (waagerecht)
Eselsbrücke: Sacculus steht senkrecht auf dem Boden → Vertikalbewegungen
Drei Bogengänge: senkrecht aufeinander → Drehbeschleunigung

Die Haarzellen besitzen ein **Stereozilium und viele Kinozilien**, die wie in der Cochlea mit Proteinen (tip-links) verbunden sind. Sie sind ebenfalls sekundäre Sinneszellen mit dem Neurotransmitter Glutamat (vgl. Signaltransduktion Ohr).

Eine Auslenkung der Zilien zum Kinozilium hin führt zu einer Depolarisation, eine Auslenkung vom Kinozilium weg zu einer Hyperpolarisation. Die Depolarisation wird durch Öffnung von K^+-Kanälen mit K^+-Einstrom (vgl. Cochlea) ausgelöst und führt zu einem Ca^{2+}-Einstrom mit Glutamatausschüttung, was ein Aktionspotenzial an der folgenden Nervenzelle auslösen kann.

Die Maculaorgane sind immer teilweise erregt, sodass das Gehirn aufgrund des Erregungsmusters auf die Lage des Kopfes schließen kann. Die **Cupulae** der Bogengangsorgane messen Beschleunigungen. Daher werden sie zu Beginn einer Drehung erregt. Hält die Drehung an, nimmt die Erregung dieser Haarzellen wieder ab, da Endolymphe und Cupulae sich wieder gleichförmig bewegen. Beim plötzlichen Stoppen einer lange andauernden Drehbewegung findet schließlich durch die Trägheit der Endolymphe eine erneute Abscherung der Zilien (diesmal in die umgekehrte Richtung) statt, was zu einer weiteren Erregungsabnahme führt. Dieses Phänomen kann man beobachten, wenn man schnell im Kreis gedreht und plötzlich angehalten wird: Alles dreht sich, da die Endolymphe sich im Innenohr noch weiter dreht.

Das Gehirn (vor allem das Kleinhirn) verrechnet nun die von beiden Seiten sowie die vom Auge und anderen Sinnen eingehenden Signale, um eine Vorstellung der Lage des Körpers im Raum zu haben.

Auge und Gleichgewichtssinn sind nicht nur afferent, sondern auch efferent verbunden. So versucht das Auge bei Rotationen durch schnelle Rückstellbewegungen (Sakkaden) das Blickfeld konstant zu halten. Dies wird **Nystagmus** genannt. Bei klinischen Tests sitzt der Patient auf einem rotierenden Stuhl und trägt eine **Frenzel-Brille**, die starke Sammellinsen besitzt. Sie erschwert dem Patienten das Fokussieren und erleichtert dem Arzt das Beobachten des Nystagmus nach abruptem Anhalten des Patienten. Dieser (post-)rotatorische Nystagmus ist ebenso wie der optokinetische Nystagmus (zum Beispiel beim Eisenbahnfahren) physiologisch.

In Ruhe ist ein Spontannystagmus krankhaft und deutet auf Reizung/Ausfall eines Labyrinths oder eine zentrale Verarbeitungsstörung hin.

14 Fortpflanzungsorgane und Reproduktion

14.1 Männliche Fortpflanzungsorgane

Die männlichen Fortpflanzungsorgane werden in innere und äußere Geschlechtsorgane unterteilt. Zu den inneren männlichen Geschlechtsorganen zählen der Hoden (Testis), der Nebenhoden (Epididymis), der Samenleiter und die Geschlechtsdrüsen. Die inneren Geschlechtsorgane entwickeln sich aus der Urogenitalleiste. Das Glied (Penis) und der Hodensack (Skrotum) gehören zu den äußeren Geschlechtsorganen.

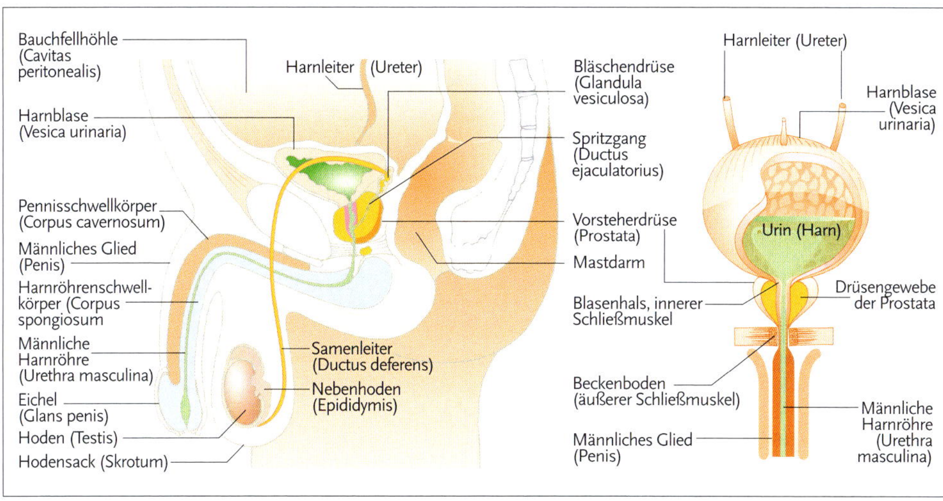

Abb. 14.1: Männliche Fortpflanzungsorgane

14.1.1 Die Hoden

Die Hoden (Testes, *pl.*) sind die **Keimdrüsen** (Gonaden) des Mannes. In ihnen werden die männlichen Keimzellen (Spermatozoen) gebildet und sie produzieren die männlichen Sexualhormone (Androgene). Sie entwickeln sich im hinteren Bauchteil in der Nähe der Niere. Im siebten Monat der Embryonalentwicklung beginnen sie ihren Abstieg durch die Leistenkanäle. Die Hoden liegen im Hodensack, wobei der linke Hoden meist etwas tiefer steht als der rechte. Das Skrotum besteht aus mehreren Schichten, die während des Hodenabstiegs (Descensus testis) aus der Bauchwand entstanden sind. Es dient dem Schutz und der Wärmeregulation der Hoden.

Die Hoden sind eiförmige Drüsen, die durchschnittlich 5 cm lang sind und einen Durchmesser von 2,5 cm haben. Ihre äußere Hülle besteht aus einer derben Bindegewebskapsel (Tunica albuginea testis), von der bindegewebige Septen in das Hodenparenchym radiär einstrahlen und dieses in 250–350 pyramidenförmige Läppchen unterteilen. In diesen einzelnen Hodenläppchen verlaufen mehrere, vielfach gewundene **Hodenkanälchen** (Tubuli seminiferi contorti). In den Kanälchen findet die **Spermatogenese** statt (siehe unten). Die Kanälchen laufen im Rete testis, dem samenableitenden Netz des Hodens, zusammen. Von dort aus ziehen 10 bis 20 Ductuli efferentes testis zum Nebenhoden. Innen sind sie mit einem teilweise mehrreihigen Zylinderepithel mit Kinozilien an der Oberfläche ausgekleidet. Die Länge eines Hodenkanälchens liegt zwischen 30 und 70 cm. Die Gesamtlänge der 500 bis 700 Kanälchen liegt bei ca. 300 m. Den Hodenkanälchen liegt von außen eine dünne Schicht aus Myo- und Fibroblasten auf. Innen sind die Kanälchen mit dem Keimepithel ausgekleidet, das aus Spermatogonien und Sertoli-Zellen (Ammenzellen) besteht. Im Stroma zwischen den Hodenkanälchen finden sich Gruppen von Leydig-Zellen, die für die Bildung der Androgene verantwortlich sind. Die beiden Hoden sind durch das vom Skrotum gebildete Septum voneinander getrennt.

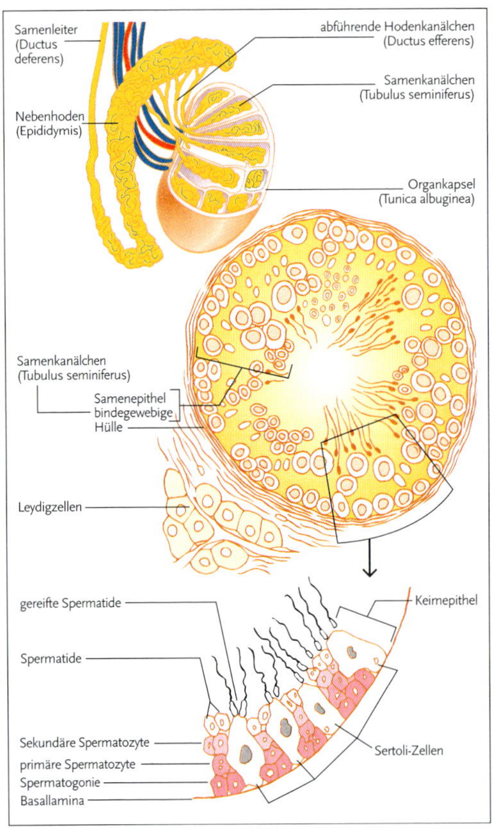

Abb. 14.2: Feinbau des Hodens

Der Hoden ist die **Keimdrüse** des männlichen Organismus. In ihm findet die **Keimzellbildung** (Spermatogenese) statt und er produziert die **männlichen Sexualhormone** (Androgene). Die männlichen Keimzellen werden auch **Spermien** oder Spermatozoen genannt und dienen der Fortpflanzung. Die Androgene beeinflussen nicht nur die Bildung der Spermien, sondern auch die Entwicklung des männlichen Organismus und das Verhalten.

Spermatogenese

Der Begriff Spermatogenese beschreibt die Entwicklung der Spermatogonien zu Spermien. Die Spermatogonien, die Stammzellen, aus denen ab der Pubertät Spermien entstehen, stammen von Urkeimzellen ab. Diese Urkeimzellen sind in der Embryonalphase von der Dottersackwand in die Gonadenanlagen des Embryos eingewandert. Die Spermatogenese findet in den Tubuli seminiferi statt. Die Spermatogonien liegen auf der Basalmembran der Tubuli auf und sind umgeben von Sertoli-Zellen (vgl. Abb. 14.2).

Sertoli-Zellen bilden als epitheliale Zellen das Grundgerüst des Keimepithels. Sie dienen der Nährstoffversorgung der sich zwischen ihnen entwickelnden Spermatozyten und produzieren (vermittelt durch FSH, Follikel stimulierendes Hormon, ausgeschüttet durch Adenohypophyse; siehe Kapitel Hormone) Wachstumsfaktoren, welche die Proliferation und das Überleben von sich differenzierenden Keimzellen kontrollieren. Außerdem bilden sie Inhibin (hemmt FSH-Ausschüttung durch negative Rückkopplung) und ABP (Androgen bindendes Protein). ABP transportiert Testosteron, das in den **Leydig-Zellen** außerhalb der Hodenkanälchen gebildet wird, zu den sich entwickelnden Spermatozoen. Leydig-Zellen werden durch LH (Luteinisierendes Hormon, von Adenohypophyse ausgeschüttet; siehe Kapitel Hormone) stimuliert. Sertoli-Zellen sind untereinander durch tight junctions und gap junctions verbunden. Sie bilden so die **Blut-Hoden-Schranke**. Diese dient dem Schutz noch undifferenzierter Spermatozyten vor Schadstoffen, die im Blut zirkulieren.

Während ihrer Entwicklung von der Stammzelle zur fertigen Samenzelle wandert eine Spermatogonie mit zunehmendem Entwicklungsgrad immer weiter Richtung Lumen des Hodenkanälchens und drückt sich dabei zwischen den Sertoli-Zellen, die sie umgeben, hindurch (vgl. Abb. 14.2 und 14.3).

Der erste Schritt in der Spermatogenese ist die Teilung der diploiden Stammzelle in zwei diploide Tochterzellen, ebenfalls Spermatogonien, von denen eine als zukünftige Stammzelle dient (A-Spermatogonie) und die andere durch weitere Teilung Spermien bildet (B-Spermatogonie). Dafür wird aus der Spermatogonie zunächst eine primäre **Spermatozyte**. Diese bildet durch meiotische Teilung zwei sekundäre Spermatozyten (erste Reifeteilung), sekundäre Spermatozyten besitzen daher nur noch einen einfachen Chromosomensatz. Durch die zweite Reifeteilung entstehen aus ihnen vier Spermatiden mit haploidem Chromosomensatz.

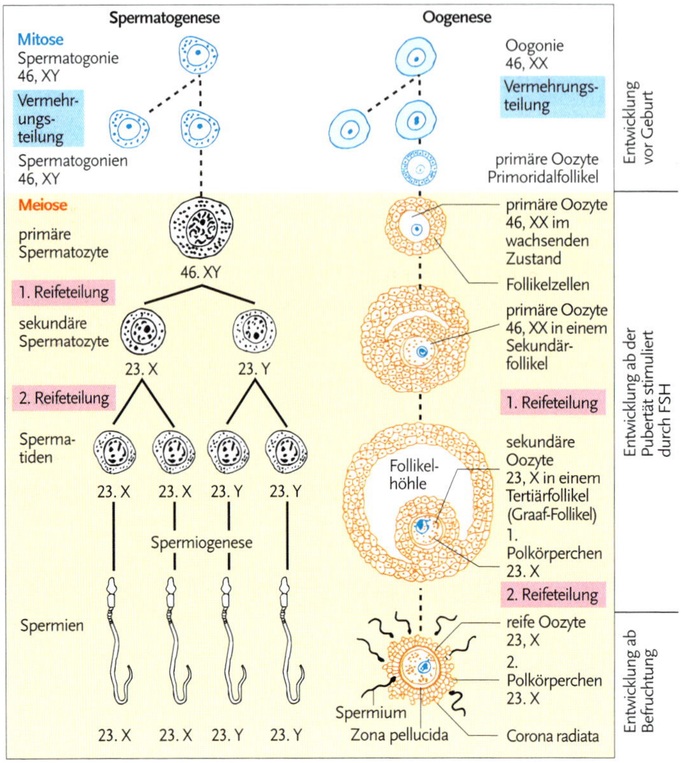

Abb. 14.3: Spermatogenese und Oogenese

Während der weiteren Entwicklung zu **Spermien** verändern die Spermatiden ihre Form. Die runden Zellen werden zu Spermien, die aus einem Kopf und Schwanzteil bestehen. Im Kopf befinden sich das Erbgut und das **Akrosom**. Es beinhaltet verschiedene Enzyme, die ein Eindringen des Spermienkopfes in die Eizelle ermöglichen (Imprägnation). Der Schwanz kann weiter unterteilt werden in Hals, Mittelstück und Schwanz mit Haupt- und Endstück. Er dient hauptsächlich der Fortbewegung. Ein fertig entwickeltes Spermium hat eine ungefähre Länge von 60 µm. Zum Zeitpunkt der endgültigen Reifung der Spermatozoen sind diese bereits aus den Hodenkanälchen bis zum Nebenhoden transportiert worden.

FSH (Follikel stimulierendes Hormon) → Stimulation der Sertoli-Zellen → Proliferation der Keimzellen

LH (Luteinisierendes Hormon) → Stimulation der Leydig-Zellen → Stimulation der Androgenproduktion

Spermatogenese:

Spermatogonie → primäre Spermatocyte → sekundäre Spermatocyte → Spermatid → Spermium

14.1.2 Der Nebenhoden

Der Nebenhoden zählt zu den **ausführenden Samenwegen**. Er ist der Ort der Samenzellreifung und dient als **Speicherort** für die Spermien.

Er ist ein kommaförmiges Organ von etwa 4–5 cm Länge. Er liegt dem Hoden am hinteren Rand auf und kann in Kopf, Körper und Schwanz unterteilt werden. Im Bereich des Kopfes ziehen die Ductuli efferentes testis vom Hoden zum Nebenhoden und verbinden so das Rete testis, in dem die Hodenkanälchen zusammenlaufen, mit dem Nebenhodengang (Ductus epididymidis). Der Nebenhodengang ist stark gewunden und erreicht eine Gesamtlänge von etwa 5 m. Er ist von einer Schicht glatter Muskulatur umgeben und mit einem zweireihigen hochprismatischen Epithel ausgekleidet, das Stereozilien trägt. Der Nebenhodengang gewinnt zum Ende an Durchmesser und geht am Schwanz des Nebenhodens in den Samenleiter (Ductus deferens) über.

Durch die Samenzellreifung im Nebenhoden gewinnen die Spermien ihre Motilität und die Fähigkeit zur Befruchtung der Eizelle. Die **Reifung** dauert ca. **14 Tage**. Danach kann der Nebenhoden Spermatozoen über Monate am Leben erhalten und speichern. Durch Kontraktionen der glatten Muskulatur während sexueller Erregung treibt er die Samenzellen in den Samenleiter. Spermien, die nicht länger gespeichert werden können, werden im Nebenhoden abgebaut und rückresorbiert.

14.1.3 Der Samenleiter

Der Samenleiter (Ductus deferens) entspringt aus dem Schwanz des Nebenhodens und ist ebenfalls Teil der ausführenden Samenwege. Zusammen mit Gefäßen und Nerven, die zum Hoden ziehen, sowie Muskelgewebe bildet er den **Samenstrang** (Funiculus spermaticus). Der Samenleiter ist 50–60 cm lang und verläuft vom Nebenhoden zuerst durch den Samenstrang. Dann tritt er durch den Leistenkanal in den Bauchraum und zieht entlang des kleinen Beckens und der Wand der Harnblase bis zu deren Rückseite, wo er sich erweitert und die Mündung der Bläschendrüse (Glandula vesiculosa) aufnimmt. Die letzten 2 cm des Samenleiters von der Einmündung der Bläschendrüse bis zum Übergang in die Harnröhre werden Ductus ejaculatorius (Spritzkanal) genannt. Dieser Abschnitt ist wieder verengt. Der Bereich der Harnröhre, in den die Samenleiter einmünden, ist von der Prostata umgeben.

Die Wand des Samenleiters besteht von innen nach außen betrachtet zunächst aus einem mehrreihigen hochprismatischen Epithel, das Stereozilien und Längsfalten aufweist. Darauf folgt eine dicke Schicht glatter Muskulatur, die dem Transport der Samenflüssigkeit vom Nebenhoden zur Harnröhre dient. Außen ist der Samenleiter von einer Bindegewebsschicht umgeben.

14.1.4 Die männlichen Geschlechtsdrüsen

Die **Prostata** oder Vorsteherdrüse ist ein kastaniengroßes Organ, das zwischen Harnblasengrund und Beckenbodenmuskulatur sitzt. Durch sie hindurch verläuft die Harnröhre und in ihr mündet der Samenleiter (genauer gesagt der Spritzkanal) in die Harnröhre. Sie besteht aus 30–50 verzweigten, tubuloalveolären Drüsen, die im Bereich des Samenhügels mit 15–30 Ausführungsgängen in die Harnröhre einmünden. Zwischen den einzelnen Drüsen verläuft Binde- und Muskelgewebe, das durch Kontraktion die Abgabe des Sekrets aus der Drüse ermöglicht.

Das **Sekret** ist trüb und dünnflüssig und weist den charakteristischen Spermageruch auf. Es ist schwach sauer (pH ca. 6,5) und enthält saure Phosphatase, Citrat als **Energiequelle** für die Spermien und verschiedene Enzyme, unter anderem Prostata spezifisches Antigen (PSA). Das Sekret macht etwa **25 %** der Samenflüssigkeit aus.

Die **Bläschendrüse** ist 5–10 cm lang, etwa 1 cm breit und hat eine buckelig gewölbte Oberfläche. Die Bläschendrüsen sind paarig angelegt und liegen an der Rückwand der Harnblase, mit der sie verwachsen sind. Sie liegen seitlich vom erweiterten Teil des Samenleiters und haben Ausführungsgänge, die in diesen münden. Die Bläschendrüse produziert einen großen Anteil der endgültigen Samenflüssigkeit. Das abgesonderte Sekret ist fructosehaltig und mit einem pH von 7,3 schwach alkalisch. Außerdem sind Prostaglandine und Proteine enthalten.

Die beiden **Cowper-Drüsen** (Glandula bulbourethrales) liegen im Bindegewebe oder der Muskulatur des Beckenbodens und münden in die Harnröhre. Sie bilden ein klares, visköses, schwach alkalisches Sekret. Dieses wird schon vor der Ejakulation sezerniert, um die Harnröhre für die nachfolgende Samenflüssigkeit vorzubereiten.

Die drei wichtigsten männlichen Geschlechtsdrüsen: Prostata, Bläschendrüse, Cowper-Drüse

14.1.5 Der Penis

Das männliche Glied dient während der Kohabitation der Übertragung der männlichen Samenflüssigkeit in die weiblichen Fortpflanzungsorgane.

Der Penis kann unterteilt werden in die Peniswurzel (Radix penis), den Penisschaft (Corpus penis) und die Peniseichel (Glans penis). Er besteht im Inneren hauptsächlich aus drei Schwellkörpern: den paarig angelegten **Penisschwellkörpern** (Corpora carvenosa penis) und dem **Harnröhrenschwellkörper** (Corpus spongiosum penis), durch den die Harnröhre verläuft und der in der **Glans penis** endet. Die Schwellkörper bestehen aus kavernösen Räumen, die von Trabekeln durchzogen sind.

Die beiden Penisschwellkörper liegen parallel und sind von einer relativ dicken Bindegewebskapsel umschlossen. Sie bilden den Penisschaft. Der Harnröhrenschwellkörper liegt darunter. Auch er hat eine Bindegewebsschicht, die aber dünner ist als die der beiden anderen. Er erweitert sich am Ende des Penisschaftes und bildet so die Glans penis, die die äußere Öffnung der Harnröhre umgibt. Der Penis ist von einer dehnbaren Haut überzogen, die die Peniseichel in Form der Vorhaut (Präputium) bedeckt. Die Außenhaut des Penis ist verschieblich, um eine Erektion zu ermöglichen, sehr dünn und oft stärker pigmentiert als die sonstige Hautfläche.

Der Vorgang der **Erektion** wird parasympathisch vermittelt. Dabei fließt arterielles Blut in die Penisschwellkörper. Die schwammartige Struktur der Schwellkörper wird mit Blut gefüllt, was zu einer gesteigerten Spannung in der den Schwellkörper umgebenden Bindegewebsschicht führt. Dadurch werden auch die Venen, die in dieser Bindegewebsschicht verlaufen, komprimiert, was zu einem verminderten Abfluss des Blutes führt. Es kommt zu einem Blutstau und damit zur Versteifung des Penis. Der Druck, der im Harnröhrenschwellkörper aufgebaut wird, ist geringer, um den Durchfluss der Samenflüssigkeit während der Ejakulation zu ermöglichen.

Die **Ejakulation** ist ein Sympathikusreflex. Dabei schließt sich der Sphinkter der Harnblase, um einen Rückfluss von Sperma in die Harnblase und einen Austritt von Urin zu verhindern. Außerdem wird Sperma durch Kontraktion glatter Muskulatur des Nebenhodens, des Samenleiters und der Geschlechtsdrüsen nach außen gepumpt.

Der Weg des Spermiums:
Keimepithel der Hodenkanälchen (Tubuli seminiferi contorti) → Rete testis → Ductuli efferentes → Nebenhodengang (Ductus epididymidis) → Samenleiter (Ductus deferens) → Harnröhre

14.2 Weibliche Fortpflanzungsorgane

Die weiblichen Fortpflanzungsorgane werden unterschieden in innere und äußere Geschlechtsorgane. Zu den inneren weiblichen Geschlechtsorganen zählen Eierstöcke, Eileiter, Gebärmutter und Scheide. Zu den äußeren weiblichen Geschlechtsorganen zählen der Schamberg, die großen und die kleinen Schamlippen, der Kitzler und der Scheidenvorhof.

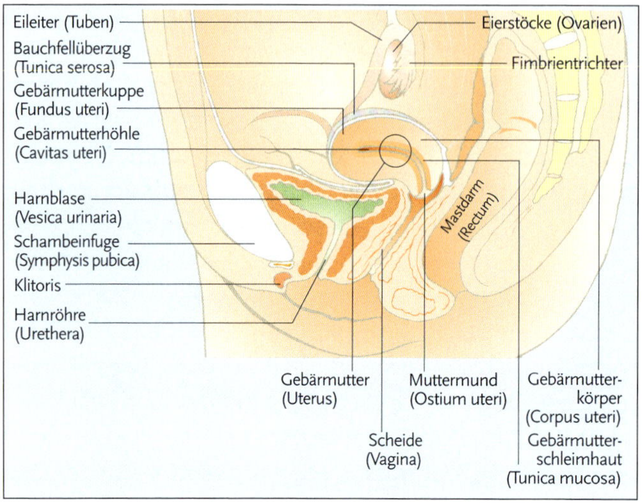

Abb. 14.4: Weibliche Geschlechtsorgane

14.2.1 Eierstöcke und Eileiter

In den Eierstöcken (**Ovarien**) reifen die weiblichen Keimzellen, die **Oozyten**, heran und werden dann beim Eisprung in die Eileiter aufgenommen, wo eine eventuelle Befruchtung stattfindet. Außerdem bilden die Eierstöcke die weiblichen Geschlechtshormone **Estrogen** und **Progesteron**.

Die Eierstöcke der Frau sind paarig angelegt, 1–2 cm dick, 4 cm lang und etwa 10 g schwer. Sie liegen rechts und links oberhalb des Uterus am Eingang des kleinen Beckens und sind durch zahlreiche elastische Bänder, die glatte Muskulatur enthalten, in ihrer Lage fixiert. Sie liegen intraperitoneal. Die Eierstöcke sind aus einem Bindegewebe aufgebaut, das eine Rinden- und eine Markzone aufweist. In der Rindenzone befinden sich **Follikel** in verschiedenen Reifegraden und bei Frauen im befruchtungsfähigen Alter auch **Gelbkörper** (siehe unten). In der Markzone finden sich Nerven und Gefäße sowie endokrin aktive Zellen. Das Stroma eines Eierstocks wird von einer straffen, unregelmäßigen Bindegewebskapsel umgeben, der Tunica albuginea. Auf dieser liegt wiederum ein modifiziertes Peritonealepithel auf.

Die **Eileiter** (Tuben) liegen, wie die Eierstöcke auch, intraperitoneal und ziehen vom Uterus in Richtung der Eierstöcke. Sie entspringen an den oberen, seitlichen Ecken des Uterus und ihre Länge beträgt im Schnitt 10–17 cm. Auch sie werden durch verschiedene Bänder in ihrer Position gehalten. Am Ende besitzt der Eileiter eine

Öffnung zur Bauchhöhle. Sie wird als **Infundibulum tubae uterinae** oder auch als Fimbrientrichter bezeichnet. Die Öffnung ist mit 20 bis 30, 1–2 cm langen Fransen (Fimbrien) besetzt, die während des Eisprungs mit dem Eierstock in Kontakt treten. An das Infundibulum schließt sich der Abschnitt der **Ampulla tubae uterinae** an. Hier erweitert sich das Tubenlumen, um sich im folgenden Abschnitt bis zur Öffnung in den Uterus zu verkleinern. Die Wand des Eileiters besteht aus mehreren Schichten, von denen die innerste, die Tunica mucosa, aus einem einschichtigen, hochprismatischen Flimmerepithel sowie Drüsenzellen besteht. Darunter liegt die Tunica muscularis, die sich aus drei Schichten glatter Muskulatur aufbaut. Außen sind die Eileiter von einer Serosa überzogen.

Eierstock und Eileiter werden zusammenfassend auch als **Adnexe** bezeichnet. Sie sind nicht direkt verbunden. Beim Eisprung (siehe unten) wird die Eizelle mit Hilfe der Fimbrien des Fimbrientrichter in den Eileiter aufgenommen. Gelangt die Eizelle nicht in den Eileiter, besteht die Gefahr einer Bauchhöhlenschwangerschaft.

Ab der Pubertät wachsen in der Randzone der Eierstöcke in regelmäßigen Zyklen **Eizellen** heran. Die Urkeimzellen des weiblichen Organismus entstammen der Dottersackwand des Embryos. Sie wandern amöboid aus der Dottersackwand in die Gonadenanlagen des Embryos ein, wo sie sich, abhängig vom Geschlecht, zu männlichen oder weiblichen Keimzellen entwickeln. Der Vorgang der Eizellentwicklung wird unter dem Punkt **Oogenese** weiter erläutert und ist in Abb. 14.3 dargestellt. Nach dem **Eisprung** werden die befruchtungsfähigen Eizellen von den Eileitern aufgenommen. Die Eileiter umschließen mit ihren Fimbrien große Teile der Eierstöcke, so dass die Eizelle in das Lumen der Ampulle geleitet wird. Das Flimmerepithel des Eileiters und die peristaltischen Kontraktionen der glatten Muskulatur der Tube sorgen für einen Weitertransport der Eizelle in Richtung Uterus. Eine Befruchtung der Eizelle durch Spermien findet im Regelfall während der Wanderung der Eizelle durch die Ampulle statt. Für den **Weg durch den Eileiter** braucht das Ei etwa **vier bis fünf Tage**.

14.2.2 Uterus

Die **Gebärmutter** (Uterus) ist ein Hohlorgan, das während der Schwangerschaft als Entwicklungsort für den heranwachsenden Säugling dient.

Die Gebärmutter liegt im kleinen Becken zwischen Harnblase und Rektum. Sie ist abgeflacht birnenförmig, 7–9 cm lang, 5–7 cm breit und 2–3 cm dick. Dabei zeigt die Spitze der »Birne« nach unten. Durch ihre Krümmung nach vorne liegt sie der Harnblase teilweise auf. Man unterteilt den Uterus in den Körper (Corpus uteri), der aus den oberen zwei Dritteln besteht, und den **Gebärmutterhals** (Cervix uteri), dem unteren Drittel. Der Teil des Corpus uteri, der die Ebene der Einmündungen der Eileiter überragt, wird als Fundus uteri (Kuppel) bezeichnet. Am Übergang von Corpus zu Cervix uteri liegt der Isthmus uteri, die Uterusenge. Der Gebärmutterhals mit dem Zervikalkanal ragt bis in die Vagina. An Ende des Zervikalkanals liegt der äußere Muttermund.

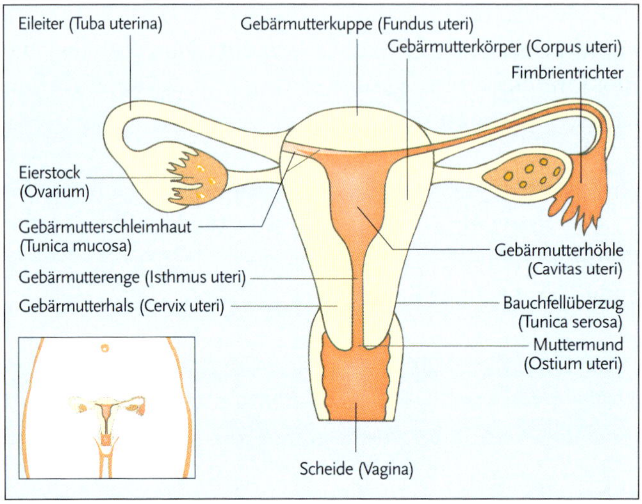

Abb. 14.5: Uterus mit Adnexen

Die Uteruswand besteht aus drei Schichten. Die **äußere Schicht** ist ein Überzug der Gebärmutter mit Peritoneum – sie wird **Perimetrium** genannt.

Darauf folgt nach innen das **Myometrium**. Es besteht aus Bündeln **spiralig** angeordneter glatter Muskulatur und bildet den Hauptteil des Uterus. Die innerste Schicht des Uterus, das **Endometrium**, kleidet die **Uterushöhle** (Cavum uteri) aus. Es handelt sich dabei um die **Uterusschleimhaut**, die wiederum in zwei Schichten unterteilt werden kann. Das **Stratum basale** ist der dauerhafte Teil der Uterusschleimhaut. Die zweite Endometriumsschicht, das **Stratum functionale**, wird bei der Menstruation abgestoßen und in jedem Zyklus neu, vom Stratum basale ausgehend, wieder aufgebaut (Abb. 14.6). Dabei handelt es sich um ein einschichtiges, iso- bis hochprismatisches Epithel. Die Gebärmutterschleimhaut ist durchsetzt mit Drüsen.

Die Schleimhaut des Zervixkanals nimmt nicht am Menstruationszyklus der Uterusschleimhaut teil, zeigt jedoch periodische Veränderungen.

Der Uterus stellt die Umgebung bereit, in der sich eine befruchtete Eizelle einnisten und entwickeln kann. Die Uterusschleimhaut durchläuft synchron mit der periodischen Eizellentwicklung einen **Zyklus** des Aufbaus, der Vorbereitung, der

Abstoßung und Regeneration, um für die Einnistung ideale Voraussetzungen zu schaffen. Gesteuert wird dieser Vorgang durch **Hormone** des Hypothalamus und des Hypophysenvorderlappens sowie des Eierstocks (siehe unten).

Die Muskulatur der Gebärmutter wird während der **Schwangerschaft** stark gedehnt. Die einzelnen Zellen vergrößern sich, so dass der gesamte Uterus während einer Schwangerschaft sein Gewicht von ca. 60 g auf bis zu 1 kg steigert. Am Ende der Schwangerschaft sorgt das Myometrium durch starke Kontraktionen, **Wehen** genannt, für die Austreibung des Kindes.

14.2.3 Vagina

Die **Scheide** (Vagina) stellt die Verbindung zwischen Uterus und äußeren Geschlechtsorganen her. Sie gehört damit zum Geburtskanal und dient sowohl als Ausführungsgang für die Menstruation als auch zur Kopulation.

Die Scheide (Vagina) der Frau ist ein 8–12 cm langer elastischer, fibromuskulärer Schlauch. Er verläuft vom äußeren Muttermund des Cervix uteri zur äußeren Scheidenöffnung (Ostium vaginae). Ventral von ihr liegen Harnblase und Urethra und dorsal befinden sich Rectum und Analkanal. Am oberen Ende umschließt die Vagina den äußeren **Muttermund** vollständig und bildet so das Scheidengewölbe. Von dort zieht sie nach unten und nach vorne und endet mit dem Ostium vaginae im Scheidenvorhof. Das **Hymen** (Jungfernhäutchen) verschließt diese Öffnung unvollständig und grenzt gleichzeitig äußere und innere Geschlechtsorgane voneinander ab.

Die Wand der Vagina ist nur sehr dünn und besteht aus einer dünnen Schicht glatter Muskulatur und einer Schleimhaut. Das Scheidensekret besteht aus dem Sekret des Cervixkanals, abgeschilferten Zellen der Vagina und Feuchtigkeit, die durch die Schleimhaut hindurchtritt (Transsudat). Das Glykogen der Zellen wird von den **Milchsäurebakterien** der natürlichen Vaginalflora zu Milchsäure verarbeitet. Der resultierende saure pH dient als Schutz vor Krankheitserregern.

Auch an der Vaginalschleimhaut sind zyklische Veränderungen zu erkennen, die aber sehr viel geringer ausfallen als die des Uterus.

14.2.4 Die äußeren weiblichen Geschlechtsorgane

Zu den äußeren Geschlechtsorganen der Frau zählen der Schamberg, die großen und kleinen Schamlippen, der Scheidenvorhof und der Kitzler. Zusammenfassend werden sie als **Vulva** bezeichnet. Diese Strukturen werden im Folgenden jeweils nur kurz beschrieben. Wie beim Mann sind die äußeren Geschlechtsorgane der Frau stark innerviert. Durch äußere Reize kann sexuelle Erregung ausgelöst werden.

Der **Mons pubis** (Schamberg) findet sich auf Höhe der Symphyse und ist ein Hautareal, das durch die Schambehaarung deutlich gekennzeichnet ist und sich durch ein Hautfettpolster vorwölbt.

Die **Labia majores** (großen Schamlippen) ziehen vom Mons pubis bis zum Perineum und bedecken den Scheidenvorhof. Ihre äußere Haut ist oft stärker pigmentiert und behaart. Die Innenseiten sind in der Regel unbehaart. Sie enthalten reichlich Fettgewebe und die Haut ist reich an Talg-, Schweiß- und Duftdrüsen.

Die **Labia minores** (kleinen Schamlippen) ziehen von der Klitoris, die von ihnen bedeckt wird, bis hinter die äußere Vaginalöffnung. Sie begrenzen damit den Scheidenvorhof. Es handelt sich bei ihnen um Hautfalten, die frei von Fettgewebe oder Behaarung sind. Innen, zum Scheidenvorhof hin, sind sie von einem mehrschichtigen unverhornten Plattenepithel mit zahlreichen Talgdrüsen bedeckt. Nach außen zeigen sie ein mehrschichtiges, leicht verhorntes Plattenepithel.

Unter den Schamlippen laufen die weiblichen Genitalschwellkörper, die **Bulbi vestibuli**. Sie liegen auf beiden Seiten der Vaginalöffnung und schwellen während sexueller Erregung, um Druck auf das männliche Glied auszuüben.

Die **Klitoris** (Kitzler) besteht aus erigierbarem Gewebe und Nerven. Sie liegt an der vorderen Spitze des Scheidenvorhofs, unterhalb der Symphyse und wird von den beiden kleinen Schamlippen bedeckt, die an dieser Stelle die Klitorisvorhaut bilden. Der exponierte Teil der Klitoris wird als Glans bezeichnet und kann mit der Glans penis des Mannes verglichen werden. Die Schwellkörper der Klitoris sind 3–4 cm lang und in ihrem Bau dem der Penisschwellkörper ähnlich.

Das **Vestibulum vaginae** (Scheidenvorhof) ist der Bereich, der von den kleinen Schamlippen umfasst wird. In ihm befinden sich, von vorne nach hinten betrachtet, die äußere Harnröhrenmündung, die Vaginalmündung und die Öffnungen mehrerer Drüsen. Die Vaginalmündung ist unter Umständen noch vom **Hymen** (Jungfernhäutchen) teilweise verschlossen.

14.2.5 Die Oogenese

Unter Oogenese versteht man die Entwicklung von der **Oogonie** (Abb. 14.3), die sich aus den Urkeimzellen differenziert hat, zur **befruchtungsfähigen Eizelle**. Der Vorgang läuft in den Eierstöcken ab und beginnt schon vor der Geburt.

Die aus der Dottersackwand eingewanderten Urkeimzellen differenzieren sich in den Gonadenanlagen des weiblichen Embryos zu **Oogonien**. Diese beginnen sich durch mitotische Teilung zu vermehren. Einige der so entstehenden Oogonien differenzieren zu **primären Oozyten** (doppelter Chromosomensatz). Die primäre Oozyte bildet zusammen mit dem Epithel, das sie umgibt, einen **Primordialfollikel**. Er zeichnet sich durch einen doppelten Chromosomensatz und ein einschichtig plattes Follikelepithel aus. Wenn der Embryo die achte Entwicklungswoche erreicht hat, beginnen die primären Oozyten die erste Reifeteilung. Anstatt diese zu beenden, treten sie zwischen Pro- und Metaphase in ein Ruhestadium ein und verharren in diesem bis mindestens zur Pubertät. Einige der Primordialfollikel können bis zu 40 Jahre in dieser Ruhephase verharren. Ausgelöst wird diese Ruhephase durch den Meiose inhibierenden Faktor, der von den Epithelzellen gebildet wird. Die Zahl der Primordialfollikel bei der Geburt liegt zwischen 200.000 und 2 Millionen pro Eierstock. Bis zur Pubertät sind noch etwa 40.000 davon vorhanden.

Ab Beginn der Pubertät setzen in jedem Zyklus einige Primordialfollikel die Entwicklung fort. Dies geschieht unter Einfluss von **FSH** (Follikel stimulierendes Hormon, ausgeschüttet durch Adenohypophyse). Von den sich weiterentwickelnden zahlreichen Follikeln wird jedoch nur eines zum Eisprung kommen, so dass im Regelfall nur eine Eizelle pro Zyklus befruchtet werden kann. Insgesamt kommen während der fruchtbaren Jahre einer Frau etwa 400 Follikel zum Eisprung.

Das Follikelepithel des Primordialfollikel wird zu einem einschichtigen kubischen Epithel. Man nennt ihn nun **Primärfollikel**. Zwischen Eizelle und Follikelepithel wird die Zona pellucida, eine dickere Schicht aus Glykoproteinen, gebildet.

Im weiteren Verlauf reift der Primärfollikel zum **Sekundärfollikel**, indem das Epithel hochprismatisch und mehrschichtig wird. Im nächsten Schritt vermehren sich die Follikelzellen weiter und werden zu **Granulosazellen**. Wenn sich zwischen den Granulosazellen eine flüssigkeitsgefüllte Follikelhöhle ausbildet, ist das Stadium des **Tertiärfollikels** erreicht. Die Follikelepithelzellen, die in direkter Umgebung der Eizelle liegen, werden als Cumulus oophorus bezeichnet. Der Tertiärfollikel ist von zwei Bindegewebsschichten umgeben, der Theca externa und der Theca interna. Die Theca interna ist eine zell- und gefäßreiche Schicht, die Androgene bildet, die im Follikelepithel zu Estradiol umgewandelt werden. Die Theca externa besteht hauptsächlich aus Bindegewebsfasern.

Der Tertiärfollikel entwickelt sich weiter zum sprungreifen Tertiärfollikel (**Graaf-Follikel**). Erst jetzt setzt die primäre Oozyte ihre erste Reifeteilung fort. Eine der entstehenden Zellen wird zur sekundären Oozyte (einfacher Chromosomensatz), die zweite wird zum Polkörperchen. Anschließend beginnt die zweite Reifeteilung, die aber nur beendet wird, wenn eine Befruchtung stattfindet.

Die Oozyte enthält alle für die Zellfunktion wichtigen Zellorganellen, darunter auch die Mitochondrien. Diese enthalten eine eigene mitochondriale DNA, die bei Teilung des Mitochondriums an Tochtermitochondrien weitergegeben wird. Da bei der menschlichen Fortpflanzung alle Zellorganellen der befruchteten Eizelle von der Mutter stammen (das Spermium überträgt nur DNA des väterlichen Zellkerns), wird mitochondriale DNA ausschließlich mütterlich vererbt.

Beim **Eisprung** wird die nun reife Oozyte aus dem ruptierten Follikel hinausgeschleudert und vom anliegenden Eileiter aufgenommen. Die reife Oozyte ist von der Corona radiata umgeben, die aus einzelnen Zellen und Bindegewebe des ehemaligen Follikels bestehen.

Aus einer Oozyte entwickelt sich nur eine befruchtungsfähige Eizelle. Die Entwicklung des Gelbkörpers aus dem Follikel und seine Funktion werden in den Abschnitten zu Menstruation und Schwangerschaft besprochen.

Schritte der Oogenese:

Keimzelle:	Oogonie	→ **primäre Oozyte**	→ **sekundäre Oozyte**
Follikelepithel,		1. Primordialfollikel	
entwickelt sich parallel		2. Primärfollikel	4. Tertiärfollikel
zur Keimzelle		3. Sekundärfollikel	5. Graaf-Follikel

14.2.6 Der weibliche Fortpflanzungszyklus

Unter Einfluss verschiedener Hormone entwickelt sich in den Eierstöcken jeden Monat ein befruchtungsfähiges Ei. Diese periodische Vorbereitung einer Schwangerschaft beginnt bei der Frau normalerweise im Alter von 10 bis 14 Jahren (**Menarche**) und endet im Alter zwischen 48 und 55 (**Menopause**). Der Zyklus dauert im Schnitt 28 Tage, wobei die Länge zwischen 21 und 35 Tagen variieren kann. Gleichzeitig mit der Eizellentwicklung bereitet sich die Gebärmutter auf die mögliche Einnistung einer befruchteten Eizelle vor und baut das Stratum functionale der Uterusschleimhaut auf. Wenn keine Befruchtung und damit auch keine Einnistung stattgefunden hat, wird am Ende des Zyklus hormonell die Regelblutung ausgelöst. Bitte wiederholen Sie für den Überblick den Abschnitt über die Oogenese.

Grob wird der **Zyklus** durch den Eisprung in zwei Phasen unterteilt, die **Follikelphase** und die **Lutealphase**. Die Follikelphase hat eine variable Dauer. Die Lutealphase hingegen ist regelmäßig etwa 14 Tage lang. Gesteuert werden die Entwicklung des Follikels und die Vorgänge im Uterus durch verschiedene Hormone. Zu Beginn des Zyklus wird unter dem Einfluss von **GnRH** (Gonadotropin Releasing Hormone, Hormon des Hypothalamus) aus dem Hypophysenvorderlappen **FSH** (Follikelstimulierendes

Hormon) und **LH** (luteinisierendes Hormon) freigesetzt. Wie der Name schon sagt, regt FSH im Eierstock die Entwicklung von Follikeln an. LH und FSH stimulieren die Follikel dazu, **Estrogen**e, besonders Estradiol, zu sezernieren. LH stimuliert die Thecazellen des Sekundärfollikels, Androgene zu bilden, die von den Granulosazellen, die unter FSH-Einfluss stehen, zu Estrogenen weiterverarbeitet werden.

Betrachtet man den Zyklus mit Blick auf die Uterusschleimhaut, so kann er in drei Phasen unterteilt werden. Wir gehen bei folgender Betrachtung von einer Zykluslänge von 28 Tagen aus.

Die **Desquamationsphase** (Blutungsphase) dauert von Tag 1–4. Der erste Tag des Zyklus ist immer der erste Tag der Regelblutung (Menstruation oder Menses). Sie wird durch das Zugrundegehen des Corpus luteum und damit durch den **Abfall des Progesteronspiegels** eingeleitet. Mit der Regelblutung wird das Stratum functionale der Gebärmutterschleimhaut abgestoßen. Übrig bleibt das Stratum basale, von dem der erneute Aufbau des Stratum functionale ausgeht.

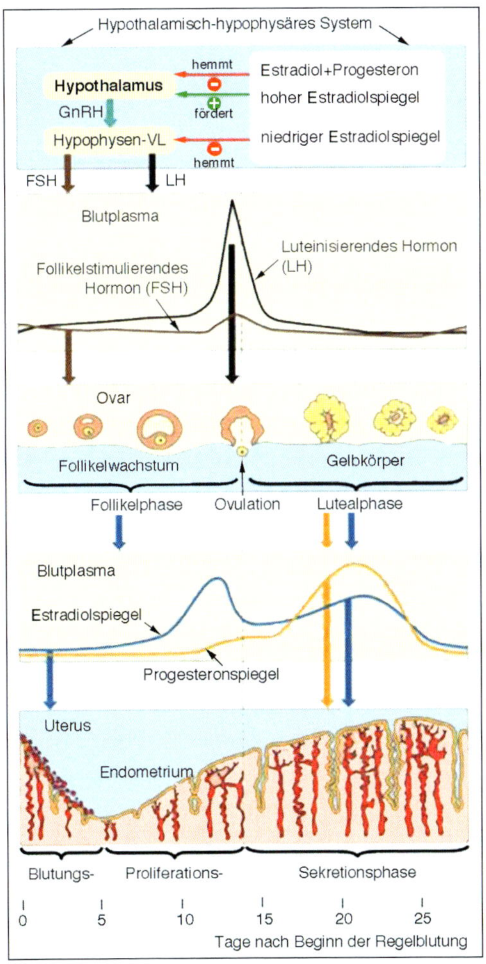

Abb. 14.6: Zyklus der geschlechtsreifen Frau

Vom 5. bis zum 14. Tag schließt sich die **Proliferationsphase** an. Unter Einfluss von Estrogen, das von den Follikeln sezerniert wird, baut sich das Stratum functionale auf. Während die Schleimhautdicke zunimmt, wachsen die langgestreckten, leicht geschlängelten Drüsen, die das Endometrium vom Stratum basale aus durchziehen.

Der **Eisprung** wird durch einen Anstieg im LH-Spiegel ausgelöst und veranlasst die Bildung des Gelbkörpers (**Corpus luteum**) aus dem Follikel (vgl. Abb. 14.6). Durch die Stimulation des Corpus luteum durch LH sezerniert dieser Progesteron, Estrogen, Relaxin und Inhibin.

Die zweite Zyklushälfte, von Tag 15–28, wird auch als **Sekretionsphase** bezeichnet. Die Uterusschleimhaut bereitet sich dabei weiter auf die Einnistung (Nidation) einer befruchteten Eizelle vor. Die Schleimhaut wird von zahlreichen Blutgefäßen versorgt, die Drüsen sind stark geschlängelt und enthalten ein schleimiges Sekret. Das Bindegewebe des Stratum functionale ist aufgelockert. Die Zellen werden größer und enthalten reichlich Glykogen, das als Energiequelle für einen Embryo dienen kann. Gegen Ende der Sekretionsphase kann das Oberflächenepithel einen Flimmerbesatz aufweisen. Findet keine Befruchtung und Nidation statt, geht der Gelbkörper zugrunde und der Estrogen- und der Progesteronspiegel im Blut fallen ab. Dadurch kommt es zur Kontraktion der Blutgefäße im Stratum functionale. Die Zellen werden ischämisch geschädigt und sterben ab, weshalb es zu Blutungen kommt, wenn die Kontraktion der Blutgefäße nachlässt. Auf diese Weise werden die Schleimhautreste abgestoßen und mit dem austretenden Blut in Form der Menstruation ausgeschieden. Der Gelbkörper degeneriert zum Corpus albicans, der keine sekretorischen Fähigkeiten aufweist.

Unterteilung des Fortpflanzungszyklus: Follikelphase: vor Eisprung, variable Dauer; Lutealphase: nach Eisprung, 14 Tage

Entwicklungsphasen der Uterusschleimhaut bei 28 Tage-Zyklus:
- Desquamationsphase, Tag 1–4;
- Proliferationsphase, Tag 5–14;
- Sekretionsphase, Tag 15–28

Unter Einfluss von **FSH** und **LH** produzieren Follikel und Corpus luteum weibliche Sexualhormone

Die Cervix uteri zeigt ebenfalls periodische Veränderungen. Der **Zervixschleim** verändert über die Dauer des Zyklus seine Konsistenz. Meist bildet er einen Schleimpfropf, der das Eindringen von Krankheitserregern verhindern soll. Um den Ei-

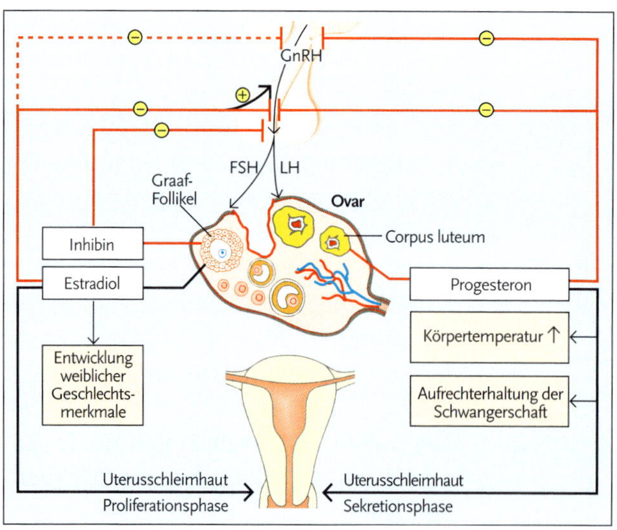

GnRH: Gonadotropin Releasing Hormone
FSH: Follikel stimulierendes Hormon
LH: Luteinisierungshormon

Abb. 14.7: Wirkungen der weiblichen Sexualhormone

sprung herum wird der Schleimpfropf durchlässiger, so dass eine Befruchtung der Eizelle durch Spermien möglich ist.

14.3 Schwangerschaft und Geburt

Es gibt mehrere Möglichkeiten, den Verlauf einer Schwangerschaft zeitlich zu bestimmen: Von **Entwicklungswochen** spricht man, wenn man von dem Zeitpunkt der Befruchtung ausgeht. Von **Schwangerschaftswochen** wird gesprochen, wenn als Ausgangspunkt der erste Tag der letzten Menstruationsblutung herangezogen wird. Die Dauer der Schwangerschaft wird definitionsgemäß vom ersten Tag der letzten Menstruationsblutung an gerechnet und beträgt im Schnitt 280 Tage (40 Wochen, 10 Lunarmonate, 9 Kalendermonate). In dieser Zeit entwickelt sich aus einer einzelnen befruchteten Eizelle ein lebensfähiger Mensch.

14.3.1 Kohabitation und Befruchtung

Als Kohabitation oder Koitus wird der Geschlechtsakt bezeichnet, bei dem der erregierte Penis in die Vagina eingeführt wird. Der sexuelle Reaktionsablauf während der Kohabitation ist in verschiedene Phasen unterteilt, die sich zwischen Mann und Frau in Länge und Intensität unterscheiden. Für beide Geschlechter stellt die Orgasmusphase den Höhepunkt dar. Auf die nervalen Mechanismen und die damit verbundenen organischen Reaktionen, die zum Orgasmus führen, wird hier nicht genauer eingegangen.

Während der Orgasmusphase des Mannes kommt es zur **Ejakulation** und damit zur Übertragung der Samenflüssigkeit in die weiblichen Geschlechtsorgane. Erst durch das Zusammenkommen von Spermium und befruchtungsfähiger Eizelle wird die Fortpflanzung möglich. Um die Wahrscheinlichkeit dafür zu erhöhen, werden bei der Ejakulation 200 bis 600 Millionen Spermien in die Vagina abgegeben. Sie bewegen sich durch Schlagbewegungen ihrer Schwanzfäden fort und werden von Muskelkontraktionen des Uterus und der Tube passiv transportiert. In der Ampulle kommen nur 300 bis 600 Spermien an. Der Rest wird abgebaut.

Die Befruchtung der Eizelle durch das Spermium kann nur innerhalb von **12 bis 14 Stunden** nach einem Eisprung stattfinden, da die Eizelle nur in diesem Zeitraum befruchtungsfähig ist. Danach stirbt sie ab. Die Spermien sterben nach etwa 24 Stunden, wobei manche auch noch nach Tagen befruchtungsfähig sind. Betrachtet man sowohl die Überlebensfähigkeit der Eizelle als auch der Spermien, ergibt sich ein Zeitraum von mehreren Tagen im Monatszyklus der Frau, in dem nach einer Kohabitation eine Befruchtung stattfinden kann.

Die Befruchtung findet normalerweise in der Tube des Eileiters statt. Auf dem Weg durch den weiblichen Genitaltrakt durchlaufen die Spermien einen Aktivierungsprozess, die sogenannte **Kapazitation**. Danach sind sie dazu in der Lage, beim Aufeinandertreffen mit der Eizelle die Akrosomenreaktion auszulösen. Dabei sezerniert das Spermium die im Akrosom enthaltenen Enzyme, um das Eindringen in die Eizelle zu erleichtern. Sobald das erste Spermium die Zona pellucida der Eizelle penetriert hat, wird diese für weitere Spermien undurchlässig. Die Eizelle beendet erst jetzt ihre zweite Reifeteilung. Danach kommt es zur Verschmelzung der Zellkerne. Die befruchtete Eizelle besitzt nun einen diploiden Chromosomensatz und beginnt kurz darauf die Zellteilung.

Die ersten Zellteilungen finden in der Tube statt. Die entstehenden Tochterzellen werden **Blastomere** genannt. Es handelt sich dabei um omnipotente Zellen, die durch jede Teilung kleiner werden. Nach drei Tagen sind so 16 Blastomere entstanden. Die kugelige Ansammlung aus Zellen, die kein Lumen aufweist, wird **Morula** (lat. morus = Maulbeere) genannt. Ab dem 4.–5. Tag bildet sich in der Morula ein flüssigkeitsgefüllter Hohlraum, die Blastozystenhöhle. Entsprechend wird das entstandene Zellgebilde **Blastozyste** genannt. In der Blastozyste sind zwei Zelltypen zu unterscheiden:

- Trophoblast (äußere Zellmasse, aus ihr entwickelt sich die Plazenta),
- Embryoblast (innere Zellmasse, aus ihr entwickelt sich die Keimscheibe).

Dies bedeutet auch, dass die Zellen ab dem Blastozystenstadium nur noch pluripotent sind, da eine erste Differenzierung stattgefunden hat.

Die Blastozyste gelangt schließlich in den Uterus (4.–5. Tag), wo sie sich etwa am 7. Tag, meist an der Uterushinterwand, einnistet.

Bei der Einnistung (**Implantation**) differenzieren sich die Zellen des Trophoblasten weiter in:

- Synzytiotrophoblasten (bilden die Grenzschicht zwischen Uterus und Zytotrophoblast),
- Zytotrophoblasten (bilden die Grenzschicht zwischen Synzytiotrophoblast und Embryoblast).

Der Synzytiotrophoblast sezerniert lysosomale Enzyme, die es ermöglichen, dass sich die Blastozyste in der Uterusschleimhaut eingräbt, bis sie komplett davon umschlossen wird. Gleichzeitig beginnt er **HCG** (Humanes Choriongonadotropin, wird in handelsüblichen Schwangerschaftstests detektiert) zu sezernieren. Dieses Hormon sorgt für den Erhalt des Gelbkörpers und damit für eine andauernde Progesteron- und Estrogensekretion. Dadurch wird die Abstoßung der Uterusschleimhaut, die am Ende eines Monatszyklus durch den Untergang des Gelbkörpers ausgelöst wird, verhindert. Außerdem werden dadurch das Uterus- und das Brustwachstum gefördert. Ab dem mittleren Schwangerschaftsdrittel wird die Progesteronsekretion von der Plazenta übernommen.

> Synzytiotrophoblast → HCG → Erhalt des Gelbkörpers → **anhaltende** Progesteronsekretion → **keine** Desquamationsphase → **Erhalt** der Schwangerschaft

14.3.2 Die Plazenta

Die Plazentaentwicklung beginnt mit der Implantation der Blastozyste und ist erst im 3.–6. Schwangerschaftsmonat beendet. Der Synzytio- und ihm nachfolgend der Zytotrophoblast wachsen zunächst fingerförmig in das Stratum functionale des Endometriums ein. Der Teil des Endometriums, der direkt an diese Fortsätze grenzt, wird als Decidua basalis bezeichnet. Er bildet später den mütterlichen Teil der Plazenta. Aus den Fortsätzen entwickeln sich durch Einsprossung von Bindegewebe und später auch Blutgefäßen die **Plazentazotten**.

Die reife Plazenta ist das einzige Organ, das Anteile von zwei Individuen enthält. Sie ist scheibenförmig, hat einen Durchmesser von 18–20 cm, eine Dicke von 2–3 cm und ein Gewicht von 500–600 g. Auf der mütterlichen Seite ist die Plazenta durch die Decidua basalis begrenzt. Von ihr ausgehend ziehen **Plazentasepten** in den intervillösen Raum (bluterfüllter Raum zwischen den Plazentazotten) und unterteilen diesen unvollständig in Areale, die **Kotyledonen** genannt werden.

Der intervillöse Raum entsteht aus Lakunen, kleinen Räumen, die sich im Synzytiotrophoblasten bilden, wenn er sich ausdehnt und die sich nach und nach miteinander verbinden.

Der Synzytiotrophoblast sezerniert neben verschiedenen Hormonen auch lysosomale Enzyme, wodurch es zur Eröffnung von mütterlichen Blutgefäßen kommt. Das ausströmende Blut füllt die intervillösen Räume, umspült die darin schwimmenden Plazentazotten und fließt zurück in den mütterlichen Kreislauf. Dabei werden für das Wachstum des Embryos wichtige Bestandteile über die Zotten aus dem mütterlichen Blut gefiltert.

Zum embryonalen Anteil der Plazenta gehören die **Chorionplatte** (gebildet aus Bindegewebe, Zytotrophoblast und Synzytiotrophoblast) und die daraus aussprossenden Plazentazotten. Die Zotten ragen in den intervillösen Raum. Sie sind immer von einer Schicht aus Zytotrophoblasten und Synzytiotrophoblasten umgeben. Die Zotten ziehen Richtung Decidua basalis, manche haben damit Verbindung (Haftzotten), andere schwimmen frei im mütterlichen Blut.

Zur Amnionhöhle hin ist die Plazenta vom Amnionepithel bedeckt. Die Verbindung zwischen Plazenta und Embryo bildet die etwa 50 cm lange **Nabelschnur**, in der die Blutgefäße verlaufen.

Vom Embryo ziehen zwei Arterien zur Plazenta und leiten venöses Blut bis in die Kapillaren der einzelnen Zotten. Eine Vene zieht mit arteriellem Blut von der Plazenta zurück zum Embryo (vgl. fetaler Blutkreislauf im Kapitel Herz-Kreislauf).

Die Kreisläufe von Mutter und Kind sind durch die **Plazentaschranke** getrennt. Sie wird durch die Zellschichten der Plazentazotten gebildet. Von außen nach innen besteht sie aus Synzytiotrophoblast, Zytotrophoblast, Bindegewebe und dem Endothelgewebe der Blutgefäße. Ihr Aufbau verändert sich über die Dauer der Schwangerschaft. Über sie wird das Kind mit Sauerstoff und Nährstoffen versorgt. Außerdem gelangen IgG und Hormone über die Plazentaschranke. Die Plazentaschranke ist aber auch für verschiedene Umwelt- und Genussgifte sowie Viren und manche Medikamente durchlässig. Gleichzeitig werden hier Kohlendioxid und andere Stoffwechselprodukte an das mütterliche Blut abgegeben.

Neben dem Stoffaustausch hat die Plazenta auch eine hormonbildende Funktion und trägt damit selbst zur Schwangerschaftserhaltung und -regulation bei. Der Synzytiotrophoblast bildet neben HCG auch Progesteron, Estrogene, Relaxin, Corticotropin-Releasing-Hormon und Humanplacentalactogen.

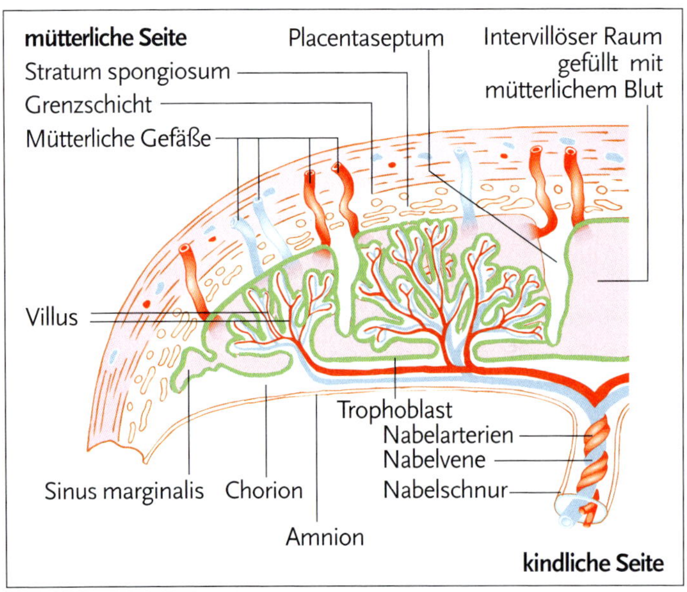

Abb. 14.8: Längsschnitt durch die Plazenta

14.4 Die embryonale Entwicklung

Die embryonale Entwicklung wird in diesem Buch nur sehr vereinfacht und gekürzt dargestellt. Für ausführlichere Beschreibungen der Vorgänge, die während der Entwicklung der Organe stattfinden, muss an dieser Stelle auf Bücher zur Embryologie verwiesen werden.

Grundsätzlich wird die Schwangerschaft in zwei Phasen unterteilt. Bis zur achten Entwicklungswoche spricht man von der **Embryonalphase**. Ab der neunten Entwicklungswoche beginnt die **Fetalphase** und der heranwachsende Mensch wird als Fetus bezeichnet.

Daneben kann die Schwangerschaft in drei Trimester zu je drei Kalendermonaten unterteilt werden.

Embryonalphase

Die Embryonalphase beginnt mit der Befruchtung der Eizelle. Die Vorgänge bis zur Implantation am siebten Entwicklungstag sind in den entsprechenden Kapiteln bereits beschrieben worden. Nach der Implantation beginnt nicht nur die Entwicklung der Plazenta, auch der Embryoblast entwickelt sich weiter.

In der zweiten Entwicklungswoche differenzieren sich die Zellen des Embryoblasten zu zwei Zelltypen, die in Schichten (Blätter) aufeinanderliegen und so die **zweiblättrige Keimscheibe** bilden. Die Keimscheibe liegt in der Blastozystenhöhle auf der dem Endometrium zugewandten Seite. Die zwei Keimblätter sind Hypoblast und Epiblast. Zellen des Hypoblasten wandern entlang der Blastozystenwand, bis sie diese von innen bedecken, wodurch der **Dottersack** entsteht. Im Epiblasten bildet sich eine Höhle aus, die, wenn sie wächst, **Amnionhöhle** genannt wird. Die dem Hypoblasten abgewandte Seite der Amnionhöhle entwickelt sich zum Amnion, einer schützenden Membran, die im späteren Schwangerschaftsverlauf den gesamten Embryo umgibt.

Am zwölften Tag nach der Befruchtung entwickelt sich ausgehend vom Dottersack Bindegewebe (extraembryonales **Mesoderm**), das den Dottersack und die Amnionhöhle umgibt. In diesem Mesoderm bildet sich wiederum ein Hohlraum aus. Die Keimscheibe mit Amnionhöhle und Dottersack ist nun nur noch über einen Verbindungsstiel (spätere Nabelschnur) aus Mesoderm mit dem Trophoblasten verbunden. Das Mesoderm bildet zusammen mit Zytotrophoblast und Synzytiotrophoblast das **Chorion**. Das Chorion stellt die Grenzstruktur zwischen Mutter und Kind dar. Der Hohlraum, der die Keimscheibe umgibt, wird als **Chorionhöhle** bezeichnet.

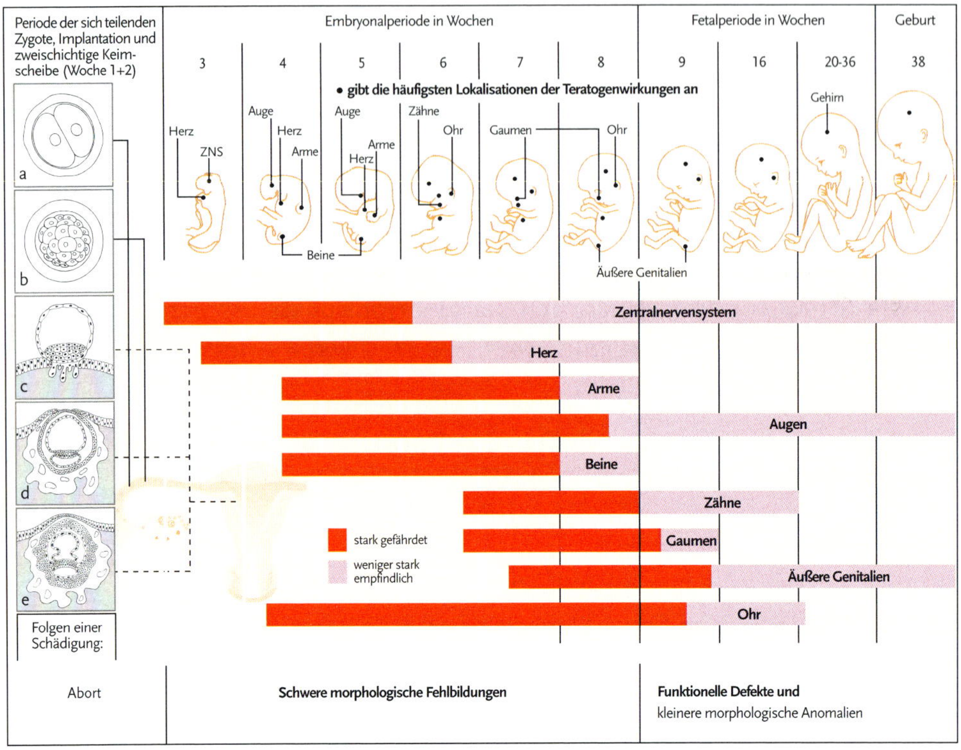

Abb. 14.9: Phasen der Embryonalentwicklung mit Empfindlichkeit für Schädigungen (a: befruchtete Eizelle nach erster Teilung → 2 Blastomere; b: Morula; c: Blastozyste bei der Implantation; d: Embryoplast mit zweiblättriger Keimscheibe: dreiblättrige Keimscheibe)

In der dritten Entwicklungswoche wird die Grundlage für die Organentwicklung von der vierten bis zur achten Entwicklungswoche gelegt (Organogenese). Etwa am 15. Entwicklungstag entwickelt sich aus der zweiblättrigen eine dreiblättrige (dreischichtige) Keimscheibe. Die **drei primären Keimschichten** sind:

- **Ektoderm** (epitheliales Gewebe, früherer Epiblast): Aus ihm entwickeln sich das komplette Nervengewebe, die Epidermis der Haut, verschiedene Sinnesorgane, die Epithelien von Mund- und Nasenhöhle.
- **Mesoderm** (lockeres Bindegewebe): Aus ihm entwickeln sich das gesamte Skelett- und Herzmuskelgewebe, große Teile des glatten Muskelgewebes, Blut, Knochen und Knochenmark, andere Bindegewebe, Dermis der Haut.
- **Entoderm** (epitheliales Gewebe): Aus ihm entwickeln sich die Epithelauskleidung des Magen-Darm-Trakts, der Luftröhre, der Harnblase, der Harnröhre und das Epithel von Schilddrüse oder Pankreas.

Alle drei Keimschichten entstammen dem Epiblasten. Der Vorgang der Entwicklung der dreiblättrigen Keimscheibe wird als **Gastrulation** bezeichnet. Der Hypoblast wird aus der Keimscheibe verdrängt. Durch die Differenzierung und Wanderung der Zellen des Epiblasten wird festgelegt, wo auf der Keimscheibe der Kopf und der Schwanz und wo die rechte und linke Seite des Embryos liegen werden. Es wird die Lage der Oropharyngealmembran und der Kloakenmembran festgelegt und die Grundlage für die Entwicklung des Nervensystems (Bildung des Notochord und Neurulation) und der meisten anderen Strukturen geschaffen. Zudem beginnt die Entwicklung des Herzens und der Blutgefäße (Vaskulogenese) zur Versorgung des Embryos. Die Blutbildung findet jedoch außerhalb des Embryos statt (u. a. im Dottersack).

In der vierten Entwicklungswoche kommt es zur **Embryonalfaltung**. Die flache Keimscheibe verändert dabei ihre Form und wird zu einem Zylinder. Im Zentrum des Zylinders findet sich Entoderm (zukünftig Darm), darum herum befindet sich Mesoderm und außen Ektoderm (zukünftig Epidermis). Am Ende der Faltung ist der Embryo C-förmig. Diese Form ist durch unterschiedliche Wachstumsgeschwindigkeiten der einzelnen sich entwickelnden Strukturen bedingt (unter anderem durch die starke Entwicklung des Neuralrohrs und der Somiten). Daneben sind ab dem 22. Entwicklungstag Kiemenbögen, Kopf und Halsstrukturen und die Anlagen für Auge und Ohr zu erkennen. In der vierten Entwicklungswoche entwickeln sich auch die Gliedmaßenknospen, andere Körpersysteme und der Schwanz des Embryos.

In der fünften bis achten Entwicklungswoche entwickeln sich nach und nach alle Organsysteme zumindest grundlegend. Das Gehirn entwickelt sich stark weiter (aus den primären Gehirnbläschen werden sekundäre). Das Herz wird vierkammrig und die Gliedmaßen entwickeln sich bis zum Ende der achten Woche so weit, dass die einzelnen Abschnitte gut erkennbar werden. Die Nase beginnt sich zu entwickeln und die Augen und Ohren setzen ihre Ausreifung fort, genauso wie viele innere Organe auch. Die Ausbildung von Knochengewebe beginnt (Ossifikation) und die Blutbildung setzt in der Leber ein. Auch die wichtigsten Blutgefäße werden gebildet. Die äußeren Genitalien erscheinen und der Schwanz verschwindet.

Fetalphase

Die Fetalphase beginnt ab der neunten Entwicklungswoche, der heranwachsende Mensch wird als **Fetus** bezeichnet. In dieser Entwicklungsphase wachsen und differenzieren die bisher angelegten Strukturen weiter. Der Fetus legt an Gewicht und Größe stark zu. Nach und nach erreicht er seine endgültigen Proportionen. Mit fortschreitender Entwicklungswoche nehmen die Organe, eines nach dem anderen, ihre Funktion auf. Der Fetus ist robuster gegenüber äußeren Einflüssen als der Embryo.

14.5 Die Geburt

Die Geburt ist das Ende der Schwangerschaft. Der Fetus wird durch Muskelkontraktionen aus der Gebärmutter durch die Vagina ausgetrieben. Ausgelöst wird die Geburt durch verschiedene Hormone, die von Mutter, Plazenta und Kind produziert werden. Eines davon ist **Oxytocin**, das eine wichtige Rolle in der Einleitung der Geburt spielt. Die hohen Estrogenspiegel gegen Ende der Schwangerschaft sorgen am Uterus für eine Zunahme der Oxytocinrezeptoren und die vermehrte Bildung von gap junctions zwischen den Zellen der glatten Muskulatur des Uterus. Oxytocin wird vom Hypophysenhinterlappen ausgeschüttet und stimuliert die Uteruskontraktionen. Man unterteilt den Geburtsverlauf in drei Phasen:

- **Eröffnungsphase:** umfasst den Zeitraum vom Einsetzen der ersten Wehen bis zur vollständigen Eröffnung des Muttermundes. Die Dauer liegt zwischen sechs und zwölf Stunden. Normalerweise liegt der Fetus in Schädellage, das heißt mit dem Kopf Richtung Becken. Der Kopf ist der Teil des Fetus mit dem größten Umfang. Während der Eröffnungsphase wird der Kopf in den Beckeneingang gedrückt. Der Blasensprung, oder Fruchtwasserabgang, kann während der gesamten Eröffnungsphase stattfinden.
- **Austreibungsphase:** Dies ist die Phase zwischen der vollständigen Eröffnung des äußeren Muttermundes und der Geburt des Kindes. Wie der Name sagt, wird das Kind in dieser Phase durch weiter ansteigende Wehentätigkeit der Uterusmuskulatur und aktives Pressen der Mutter ausgetrieben. Die Dauer kann sehr unterschiedlich sein. Bei Erstgebärenden liegt sie im Schnitt zwischen 40 und 65 Minuten, bei Mehrgebärenden zwischen 20 und 30 Minuten. Liegt das Kind in Schädellage, wird zunächst der Kopf geboren, auf den Schultern und der Rest des Körpers rasch folgen. Die Nabelschnur wird gekappt und damit auch die Sauerstoffzufuhr. Das Kind beginnt selbst zu atmen und der fetale Blutkreislauf stellt sich um auf den postfetalen Kreislauf.
- **Nachgeburtsphase:** Diese Phase bezeichnet den Zeitraum von der Geburt des Kindes bis zur Ausstoßung der Nachgeburt, also der Plazenta und der Eihäute. Sie dauert zwischen 5 und 30 Minuten. Durch die Kontraktionen des Uterus werden Blutgefäße im Uterus verschlossen, wodurch Blutungen verringert werden.

14.6 Die Laktation

Die weibliche Brust zählt beim Menschen zu den sekundären Geschlechtsmerkmalen der Frau. Sie dient hauptsächlich der Ernährung des Säuglings.

Die **Brustdrüsen** (Mammae, pl.) der Frau sind die größten Hautdrüsen des Menschen. Sie wachsen erst zu Beginn der Pubertät. Die Brust nimmt dabei eine halbkugelige Form individueller Größe an. Sie besteht aus je einem Drüsenkörper, Bindegewebe und Fett.

Die Brustdrüse setzt sich aus ca. 20 einzelnen Kompartimenten zusammen, die voneinander durch Binde- und Fettgewebe getrennt sind. Jede dieser Drüsen verzweigt sich weiter in alveolare Einzeldrüsen. Die **Alveolen** sind von Myoepithelzellen umgeben, durch deren Kontraktion die Austreibung der Milch unterstützt wird. Von den Alveolen laufen Verbindungsgänge zum **Milchgang** (Ductus lactiferi) des eigenen Kompartiments. In der Nähe der Brustwarze erweitert sich der Milchgang und bildet einen **Milchraum** (Sinus lactiferi). Jedes Kompartiment hat einen **Milchgang**, der in die Brustwarze (Papilla mammaria) mündet. Die Brustwarze ist vom Brustwarzenvorhof (Areola mammae) umgeben. Er enthält Talgdrüsen und ist dunkler pigmentiert.

Die Entwicklung und Funktion der weiblichen Brust ist eng mit den hormonellen Veränderungen während des Zyklus, der Schwangerschaft und nach der Geburt verbunden. Während des monatlichen Zyklus erweitern sich die Milchgänge vor der Menstruation, danach bilden sie sich zurück.

Erst nach einer Schwangerschaft nimmt die Brustdrüse ihre eigentliche Funktion, die Bildung, Sekretion und Ejektion von Milch zur Ernährung des Säuglings, auf. In diesem Zusammenhang spricht man auch von Laktation. Das Hormon **Prolactin**, ein Hormon aus dem Hypophysenvorderlappen, stimuliert nach der Geburt die Milchbildung. Durch das Saugen des Säuglings an der Brustwarze (Saugreiz) wird außerdem **Oxytocin** freigesetzt, das die Milchfreisetzung stimuliert. Es wird vom Hypophysenhinterlappen freigesetzt.

Die alveolaren Drüsen produzieren die Milch durch **apokrine Sekretion**. Dabei schnüren die Drüsenzellen den apikalen Teil der Zelle ab, der Tröpfchen von Neutralfetten, aber auch Teile des Zytoplasmas enthält. Verschiedene Proteine, die in Muttermilch vorkommen, werden zusätzlich durch Exozytose sezerniert.

14.7 Die Sexualhormone

Die weiblichen und männlichen Sexualhormone haben einen nachhaltigen Einfluss auf die Entwicklung des Körpers und steuern die Fortpflanzung. Neben den Fortpflanzungsorganen zeigen sie auch an anderen Stellen im Körper ihre Wirkung.

Ihre Bildung unterliegt einem Regelkreis, zwischen GnRH, FSH, LH und Androgenen, Estrogenen, Gestagenen und Inhibin. Androgene, Estrogene und Gestagene sind Steroidhormone und stammen damit chemisch vom Cholesterol ab.

14.7.1 Weibliche Sexualhormone

Bildungsstätte der weiblichen Hormone sind die **Ovarien**, genauer gesagt, die Follikel und die Gelbkörper (vgl. Abb. 14.6, 14.7). Unter Einfluss der Gonadotropine FSH und LH werden die Epithelzellen des Follikels zur Bildung von Estrogen und das Corpus luteum zur Bildung von Gestagenen stimuliert.

Estrogene

Das wichtigste Estrogen ist das **Estradiol**, das von den Follikelepithelzellen gebildet wird. Estrogene mit geringerer Wirkung sind zum Beispiel Estron, das im Ovar gebildet wird, und Estriol, das aus der Leber und während der Schwangerschaft in hohem Maße aus der Plazenta stammt. Im Blut liegen Estrogene zum großen Teil an Plasmaproteine gebunden vor. Estrogene haben anabole und verschiedene andere Effekte:

- Sie haben Einfluss auf die **embryonale Entwicklung** und das spätere Wachstum der Geschlechtsorgane.
- In der Pubertät sind sie an der Ausbildung der **sekundären weiblichen** Geschlechtsmerkmale beteiligt.
- Sie sind für den **Schluss der Epiphysenfugen** verantwortlich und beenden so das Längenwachstum.
- Im weiblichen **Fortpflanzungszyklus** haben sie essentielle Aufgaben. Diese sind genauer im entsprechenden Abschnitt erläutert.
- Sie wirken, zusammen mit Progesteron, **schwangerschaftserhaltend**.
- Sie **sensibilisieren** das Myometrium der Gebärmutter kurz vor der Geburt **für Oxytocin**.
- Sie **stimulieren Osteoblasten** zum Aufbau von Knochenmasse.
- Sie haben in der **Leber** stimulierende Effekte auf die Biosynthese von Gerinnungsfaktoren und Transportproteinen.
- Sie haben in höheren Konzentrationen einen **wasserrückhaltenden Effekt** auf die Nieren.

Gestagene

Während der zweiten Hälfte des weiblichen Zyklus wird das wichtigste Gestagen, das **Progesteron**, im Corpus luteum gebildet. Die Funktionen, die es dabei erfüllt, sind im Abschnitt über den weiblichen Fortpflanzungszyklus näher erläutert. Im Blut ist es weitgehend an Transportproteine gebunden.

Während einer Schwangerschaft wird die Bildung von Progesteron nach dem Zugrundegehen des Corpus luteum von der Plazenta übernommen. Es ist eines der schwangerschaftserhaltenden Hormone. Weitere Wirkungen von Progesteron sind:

- Beeinflussung der Bildung und Viskosität des **Cervikalsekrets**
- Förderung der Aussprossung von Drüsenalveolen in der **Brustdrüse**
- Steigerung von Atmung Herzfrequenz, Grundumsatz und **Körpertemperatur** (Wird bei der Bestimmung des Zeitpunktes der Ovulation nach der Knaus-Ogino-Methode herangezogen)
- Schwach **natriuretische** Wirkung

14.7.2 Männliche Sexualhormone (Androgene)

Testosteron

Testosteron ist das wichtigste männliche Sexualhormon. Es wird in den **Leydig-Zellen** der Hoden, die unter Einfluss von LH stehen, produziert. Dort ist es zusammen mit FSH an der **Spermatogenese** sowie der **Spermiogenese** beteiligt. Weitere Wirkungen von Testosteron sind:

- Förderung von Wachstum und Entwicklung der **männlichen Geschlechtsorgane** während der Schwangerschaft.
- **anabole Wirkung** während der Pubertät. Es kommt zu einem Wachstumsschub, zu Muskel- und Knochenaufbau. Außerdem wachsen Penis und Bläschendrüse.
- Auslösen des **Stimmbruchs** in der Pubertät.

In verschiedenen männlichen Geschlechtsorganen wird aus Testosteron **5α-Dihydrotestosteron** gebildet; es hat durch eine stärkere Affinität zum zytoplasmatischen Androgenrezeptor auch eine stärkere Wirkung. Im Blut liegt es meist an Proteine gebunden vor. Wirkungen von 5α-Dihydrotestosteron sind:

- Förderung von Wachstum und Entwicklung der **männlichen Geschlechtsorgane** während der Schwangerschaft und Wachstum in der Pubertät.
- Förderung der Entwicklung der männlichen **Körperbehaarung** und der **Talgdrüsensekretion** in der Pubertät.
- der androgenetische **Haarverlust.**
- Bildung der Sekrete der **männlichen Geschlechtsdrüsen.**

Im Gegensatz zu den weiblichen Sexualhormonen haben die Androgene einen nachgewiesenen Effekt auf das **Sexual- und Aggressionsverhalten**.

Abbildungsverzeichnis

Dr. Ilse Zündorf, Frankfurt am Main: Abb. 1.1, 1.3,1.4, 1.8, 2.1, 2.2, 2.3, 2.5, 2.6, 2.7, 2.8, 3.4, 4.4, 4.7, 5.4, 5.5, 5.7, 5.8, 5.9, 5.10, 5.12, 5.18, 6.3, 6.4, 6.5, 6.6, 6.7, 7.4, 7.5, 7.6, 8.7, 8.9, 8.10, 11.4, 12.3, 12.6, 12.8, 13.2

Mathias Wosczyna, Wandlitz: Abb. 1.5, 1.6, 2.9, 2.10, 2.11, 2.12, 3.3, 3.5, 4.1, 4.2, Tab. 4.2, 5.1, 5.2, 5.6, 5.13, 5.14, 5.17, 5.20, 6.2, 7.1, 7.2, 7.3, 8.1, 8.2, 8.3, 8.4, 8.5, 8.6, 8.8, 9.1, 9.3, 9.4, 9.5, 10.1, 10.2, 10.4, 10.5, 10.6, 10.7, 11.1, 11.2, 11.3, 12.1, 12.2, 12.5, 12.7, 13.1, 13.5, 14.1, 14.2, 14.3, 14.4, 14.5, 14.7, 14.8, 14.9

Prof. Dr. H. Hinghofer-Szalkay, Graz: Abb. 1.2, 2.4, 2.13, 2.14, 2.16, 3.1, 3.2, 4.3, 4.5, 4.6, 4.8, 5.3, 5.11, 5.15, 5.16, 5.19, 6.1, 9.2, 10.3, 10.8, 12.4, 13.3, 13.4, 13.6, 14.6

Stephan Spitzer, Frankfurt am Main: Abb. 1.7

Stichwortverzeichnis

A

E

H

I

M

N

O

P

Q

R

S

W

Z